Christine May

Entfessle dein wildes Herz

Christine May

Entfessle dein wildes Herz

Mit Yoga, Breathwork und Ritualen deine Seele beflügeln

IRISIANA

Inhalt

The next phase of growth
will be led by women
who will change the world
with compassion, wisdom and love.

Inspiriert vom Dalai Lama

Remember your magic: Erwecke deine Weiblichkeit

Willkommen, du wunderbare Frau! Dieses Buch ist nicht zufällig in deinen Händen gelandet. Etwas in dir ist bereit, erweckt zu werden: deine weibliche Kraft, deine tiefste Wahrheit, dein Magnetismus. Zu Beginn möchte ich dir eine schöne alte Geschichte erzählen, die die Essenz dieses Buches verkörpert. Mach es dir gemütlich, nimm einen tiefen Atemzug und lausche mit allen Sinnen ...

Die Göttin, die sich selbst vergaß

Es gibt eine Göttin, die einst so voller Leben und Liebe war, dass sie überall sein wollte. In ihrer Sehnsucht, alles zu erleben, verteilte sie sich selbst in Tausende Formen – in jede Blume, jeden Fluss, jede Frau. Doch mit der Zeit vergaß sie, wer sie wirklich war. Sie wurde zur Mutter, zur Liebenden, zur Kriegerin, zur Heilerin, ohne zu erkennen, dass all diese Kräfte aus ihr selbst kamen. Sie schaute nach außen, suchte Bestätigung, passte sich an, funktionierte, gab und gab, bis sie ihre eigene Stimme kaum noch hörte. Erst als die Göttin innehielt, nach innen lauschte, ihren Körper wieder spürte, erinnerte sie sich: Ich bin all das! Sie begann, ihre Wahrheit wieder auszusprechen.

Diese uralte Geschichte spiegelt auch deine eigene Reise wider: Du trägst all diese Qualitäten in dir, sie schlummern in deinen Zellen und warten darauf, dass du dich erinnerst. In jedem Moment, in dem eine Frau ihrer Intuition vertraut, ihren Körper ehrt und ihre authentische Stimme findet, erwacht ein Teil dieser Göttin zum Leben. Immer mehr Frauen spüren eine tiefe Sehnsucht, ihre wahre Natur zu leben, jenseits der Rollen, die uns seit Generationen auferlegt wurden. Dieses Buch ist deine Einladung, diesem Ruf zu folgen und die vielen Facetten deiner weiblichen Kraft zu entdecken, zu zelebrieren und zu leben.

Gemeinsam tauchen wir ein in die Welt von sieben Archetypinnen: Wild Woman, Liebende, Amazone, Königin, Creatrix, weise Frau und Medizinfrau sowie Priesterin. Mythologische Geschichten und Beispiele moderner Frauen zeigen dir, wie vielfältig sich diese Energien ausdrücken können, und spiegeln dir, welche Qualitäten in dir darauf warten, gelebt zu werden. Schattenarbeit und Soul Coaching unterstützen dich dabei, alte Muster zu erkennen und aufzulösen. Durch Yoga, Breathwork und Rituale kannst du die Qualitäten in dir selbst entdecken, sie verkörpern und als lebendige Kraft in deinen Alltag integrieren.

Ich lade dich ein, dieses Buch mit allen Sinnen zu erfahren. Es ist dein Begleiter für deinen Weg zurück in deinen authentischsten Ausdruck. Eine Liebeserklärung an dich, an alle Frauen, unsere Ahninnen und die zeitlose Weisheit, die in uns allen lebt. Bist du bereit? Deine Reise beginnt jetzt.

Was du für diese Reise brauchst

Wie für jede Reise gibt es auch für diese einige Dinge, die dich darin unterstützen können, dich vorzubereiten, für tiefere Einsichten zu öffnen und mehr innere Klarheit zu gewinnen:

- ungestörte Zeit und Raum für dich,
- Mut und Vertrauen in den Prozess,
- ein Journal für deine Gedanken, Träume und Erkenntnisse,
- eine Yogamatte oder ein Lammfell,
- optional: Räucherwerk, ätherische Öle, Kristalle, Elemente wie Steine, Federn, Wasserschale und Kerzen, zeremonieller Kakao, Bilder inspirierender Frauen oder besondere, feminine Kleidung.

Das Wichtigste ist deine Bereitschaft, dich mit jeder Zelle auf diese Reise einzulassen und zu vertrauen, dass du die magnetische, souveräne und weise Frau sein kannst, die schon immer in deinem Inneren wohnte.

Wie dieses Buch aufgebaut ist

Damit du einen Überblick über deine Reise bekommst, eine Idee davon, was dir dort begegnen kann, mache ich dich im Folgenden mit den kraftvollen Elementen vertraut, mit denen ich gern arbeite. Fühle dich frei, in diese Welt einzutauchen und den Prozess zu genießen, dir selbst mit jeder Zeile etwas näherzukommen.

Die Heldinnenreise

Zunächst einmal lade ich dich von Herzen ein, mit mir die sogenannte Heldinnenreise zu erkunden (ab Seite 20). Sie beschreibt einen transformativen Weg, auf dem wir Frauen unsere wahre Natur wiederentdecken, und ebnet den Weg für alles, was anschließend auf dich wartet. Oft beginnt die Heldinnenreise mit einem Erwachen, mit einem Moment des Innehaltens und Hinterfragens. Wenn du dem Ruf folgst, tauchst du tief in deine inneren Welten ein und begegnest vergessenen Aspekten in dir. Auf dem Weg geht es darum, überholte Glaubenssätze loszulassen, die nicht deine sind. Du trennst dich von Altem, damit dein wahres Selbst neu geboren werden kann. Du kehrst schließlich zurück in die Welt, als verwandelte Frau, die ihre Kraft und Weisheit mit anderen teilt. Diese Reise ist zyklisch und kann immer wieder – manchmal auch nur partiell – durchlebt werden.

Anders als die klassische Heldenreise von Joseph Campbell, die sich oft um äußere Ziele und Erfolge dreht, führt die Heldinnenreise nach Maureen Murdock ins Innere – zurück zu dem, was wir verloren oder vergessen haben. Es ist deine heilsame Reise zu dir selbst, in deine weibliche Essenz.

Das weibliche und das männliche Prinzip

Im Anschluss an die Heldinnenreise stelle ich dir die weiblichen und männlichen Prinzipien vor (ab Seite 43), die in uns allen wirken, egal, ob wir Mann oder Frau sind. Ich möchte dich dazu einladen, die Erkenntnisse über deine eigenen weiblichen und männlichen Anteile als Prozess zu verstehen, damit du deinen ganz eigenen Weg findest, wie du deine Weiblichkeit leben möchtest. Dies sind Einladungen und Denkanstöße, die dich deinem ureigenen weiblichen Leadership und deiner innewohnenden Kraft näherbringen, weg von der Opferrolle oder dem Gefühl »nicht gut genug zu sein«, das viele von uns kleinhält. Führung, also Leadership, bedeutet für mich nicht, CEO einer großen Firma zu sein oder Spitzenpolitiker zu werden, es geht vielmehr um ein selbstbestimmtes Leben, in deine authentische Kraft zu kommen und ihr ganzheitlich im Sinne der Gemeinschaft zu dienen – ob in deiner Familie, in deinem Job oder im alltäglichen Leben.

Archetypinnen-Arbeit: Erkunde deine Ganzheit

Wir nähern uns dann dem Herzstück dieses Buches: der Arbeit mit den sieben weiblichen Archetypen (siehe ab Seite 53). Die Archetypinnen sind uralte Seelenbilder, tief im kollektiven Bewusstsein verwurzelt. Du kennst sie aus Mythen, Märchen, Göttinnenbildern und spirituellen Traditionen aus der ganzen Welt. Ob die griechische Aphrodite, die indische Kali, die ägyptische Hathor, die chinesische Kwan Yin oder Maria Magdalena, sie alle sind Ausdruck weiblicher Urkräfte. Es sind keine oberflächlichen Stereotypen, sondern tiefgründige, lebendige Kräfte, die durch uns wirken wollen. Manche dieser Kräfte leben wir bewusst, andere schlummern ungenutzt. Je nach Lebensphase verändert sich, welche Archetypinnen in uns stärker hervortreten. Die Verteilung ist von Frau zu Frau einzigartig. Und doch verbindet uns so vieles, wenn wir in diese Arbeit eintauchen. Wir erkennen gemeinsame Herausforderungen und vor allem, dass wir selbst entscheiden können, wie wir unser Leben gestalten.

Archetypinnen wie die Liebende, die Königin, die weise Frau und Medizinfrau oder die Creatrix geraten oft in Vergessenheit. Sie verschwinden unter endlosen To-do-Listen, äußeren Erwartungen oder hinter unseren Selbstzweifeln. Wir leben in einer Gesellschaft, die Leistung und ständige Geschäftigkeit über alles stellt – ein System, das wenig Raum für unsere weibliche Essenz lässt. Manchmal trauen wir uns nicht, andere Wege zu gehen, doch genau darum geht es, liebe Frau. Die Archetypinnen zeigen dir, dass du deinen einzigartigen Weg gehen darfst. Dann bist du nicht nur selbst am glücklichsten, sondern bereicherst auch die Welt mit deiner Präsenz.

Dein Körper er-innert sich

In der Archetypen-Arbeit erinnern wir uns an die Anteile, die unser Leben bunt und frei machen. Indem sie sichtbar werden, können wir sie bewusst in uns selbst erkennen. Dieses Erinnern geschieht nicht im Kopf, sondern in deinem Körper, deiner Wahrnehmung, durch deine Stimme. Diese Arbeit geht tief, das erlebe ich in meinen Teacher-Trainings und Retreats immer wieder. Urinstinkte erwachen, Tränen fließen, Lachen erfüllt den Raum, eine tiefe Verbindung entsteht. Die Frauen beginnen sich zu verändern, sich selbst zu spüren, zu vertrauen, mutig zu werden. Denn so oft sind es nur unsere eigenen begrenzenden Glaubenssätze, die uns davon abhalten, erfüllende Beziehungen zu führen, einen wichtigen Schritt zu wagen oder das Leben zu leben, das unsere Seele berührt.

Wenn du erfüllt leben willst, dann kommt der Moment, an dem du bereit bist, diese verdrängten Anteile wieder ans Licht zu holen und lebendiger zu werden. Mehr zu strahlen, mehr Freude zu empfinden, deine Sinnlichkeit zu spüren und alle Facetten deines Frau-Seins zu leben. Und da du dieses Buch jetzt liest, vermute ich: Dieser Moment ist JETZT.

Bei dieser Arbeit geht es nicht darum, dir neues Wissen anzueignen, sondern dich zu erinnern. Archetypen-Arbeit geschieht durch Embodiment, indem wir die Qualitäten der Archetypinnen in unserem Körper spürbar machen und ausdrücken. Deshalb nutzen wir Bewegung, Atemarbeit, Rituale und Journaling, um unser Zellgedächtnis zu erwecken. Das Wissen der Archetypinnen ist in deinen Zellen gespeichert. Alle Praktiken in diesem Buch und deine Bereitschaft, ehrlich zu dir selbst zu sein, unterstützen dich in diesem Prozess des REMEMBERING, des Er-innerns.

Du bist viele

Anstatt dich auf eine Version zu beschränken, die dich im permanenten To-do-Modus gefangen hält, erlaubst du dir, wieder mehr wahrzunehmen, dich zu spüren, tiefer zu atmen, dich selbst in den Arm zu nehmen und über manche Alltagssituation einfach zu lachen. Du darfst dir bewusst machen: Du bist so viel größer, weiser und souveräner, als du meinst. Du bist hier, um all das zu meistern, indem du deinen weiblichen Superkräften wieder mehr Raum gibst und die Archetypinnen durch dich wirken lässt.

Erlaube dir, zu spüren: Was brauchst du? Welche Qualitäten möchtest du wieder mehr leben? Wonach sehnst du dich? Was begeistert dich? Nutze dieses Buch, um deinem Seelenweg mit jedem Atemzug näherzukommen. Selbstliebe und Selbstwertschätzung sind der erste Schritt, gefolgt von der Bereitschaft, tief zu gehen. Radikale Ehrlichkeit und Mut sind hier gefragt!

Diese Arbeit führt uns Frauen zurück zu unserer inneren Wahrheit jenseits von Konditionierungen, Rollenbildern und Leistungsmustern. Durch Archetypinnen-Arbeit schaffen wir eine tiefere Verbindung zu unserem eigenen Körper, unserer Intuition und unserer Seele. Du darfst dich erinnern: Du kannst deinen Weg wählen, deinen Ausdruck und dein Leben selbst erschaffen. Es ist Zeit, die Anteile in dir, die du vergessen, ignoriert oder dir nicht zugetraut hast, wieder zurückzuholen und liebevoll willkommen zu heißen. Sie gehören zu dir und unterstützen dich in deiner Tiefe, deiner Weisheit, deiner Lebendigkeit und Schönheit. Das ist die Arbeit mit weiblichen Archetypen.

Jede Archetypin in ihrer ganzen Vielschichtigkeit

In diesem Buch stelle ich dir jede Archetypin aus verschiedenen Blickwinkeln vor. So kannst du selbst dir ein lebendiges und vielschichtiges Bild erschaffen, das all ihre Facetten sichtbar widerspiegelt:

- in einer kurzen Beschreibung ihrer Essenz,
- als zeitlose Kraft in Mythen und mythologischen Figuren,
- verkörpert in modernen Frauen unserer Zeit,
- in persönlichen Erlebnissen und Erfahrungen aus meinem Leben,
- ihre Magie und ihre Schattenseiten,
- und – am wichtigsten – als kraftvoller Anteil in dir, den du mithilfe von Soul-Coaching-Fragen und gezielten Praktiken selbst entdecken und aktivieren kannst.

Die modernen Vertreterinnen, die ich vorstelle, sind meist Frauen, die mich persönlich inspirieren. Sie verkörpern bestimmte Aspekte der Archetypinnen besonders deutlich und auf ihre einzigartige Weise, sind jedoch nie auf nur einen Ausdruck beschränkt. Wir alle leben mehrere Archetypinnen gleichzeitig. Je nach Lebensphase, in der du dich befindest, treten andere Qualitäten in den Vordergrund. Es gibt unzählige Wege, jede Archetypin auszudrücken. Wie du deine Liebende verkörperst, mag sich völlig anders anfühlen als mein Ausdruck davon. Vergleiche etwa Amma, die Hugging Saint aus Indien, mit Aphrodite, der griechischen Liebesgöttin: Beide verkörpern die Liebende, doch mit völlig unterschiedlichem Ausdruck! Darin liegt die Schönheit dieser Arbeit, die Archetypinnen fließen durch uns in ihrer einzigartigen Weise.

Ich lade dich ein, zu reflektieren: Welche Frauen inspirieren dich in deinem direkten Umfeld, in Büchern, Filmen, Kunst oder Wissenschaft? Wer schenkt dir Mut in

Momenten des Zweifels? Welche Archetypin verkörpern sie? Und welche möchtest du stärker in dir selbst erwecken? Ja, wir dürfen Vorbilder haben, nicht, um sie auf ein Podest zu stellen oder zu imitieren, sondern als Spiegel, der uns zeigt, dass auch wir all diese Qualitäten auf unsere eigene Art in uns tragen.

Schattenarbeit

Jede Archetypin hat auch ihre Schatten, das sind Aspekte unserer Persönlichkeit, die wir irgendwann als »nicht akzeptabel« bewertet und verdrängt haben. Diese verdrängten Anteile wirken aus dem Unbewussten weiter und beeinflussen, wie wir denken, fühlen und handeln. Schattenarbeit ist der liebevolle Prozess, diese Anteile zu erkennen, ins Bewusstsein zu holen, anzunehmen und zu integrieren. Das bedeutet, in alltäglichen Situationen innezuhalten und neue, bewusstere Entscheidungen zu treffen.

Oft sind es die kleinen Momente im Alltag, in denen wir spüren, dass sich etwas nicht stimmig anfühlt: wenn wir uns verschließen, uns nicht gehört oder nicht wertgeschätzt fühlen, wenn wir urteilen oder auch bewundern. Genau in solchen Augenblicken heißt es: innehalten! Nimm einen tiefen Atemzug und frage dich: Wie kann ich mir das geben, was ich vom Außen wünsche? Woran erinnert mich diese Situation? Wie kann ich jetzt bewusster handeln, anstatt automatisch zu reagieren?

Ungenutztes Potenzial und verborgene Schätze

Unsere Schatten zeigen sich oft in Momenten, in denen wir emotional reagieren, dort liegen oft verborgene Schätze und ungenutztes Potenzial. Wenn wir diese Trigger erkennen und aus diesem Bewusstsein agieren, entstehen Heilung und Integration.

Es gibt dunkle Schatten, zum Beispiel, wenn die Fürsorglichkeit einer Mutter sich in starke Kontrolle verwandelt oder wenn unser Bedürfnis nach Harmonie dazu führt, dass wir unsere Wahrheit nicht mehr aussprechen. Und es gibt goldene Schatten, Qualitäten und Talente, die wir in uns tragen, aber früh gelernt haben zu unterdrücken, weil sie nicht in unser Umfeld passten. Oft erkennen wir sie daran, dass wir diese Eigenschaften in anderen bewundern, ohne zu realisieren, dass sie auch in uns schlummern.

Ein wichtiges Prinzip in der Schattenarbeit ist: Wenn du etwas in anderen siehst, sei es in Bewunderung oder als Urteil, dann hat das immer etwas mit dir zu tun. Diese Aspekte sind auch in dir zu finden, nur unterdrückt, nicht sichtbar, im Schatten.

Schattenarbeit ist ein Geschenk, denn sie lädt dich ein, dich in deiner Ganzheit zu entdecken. Alles ist willkommen, alles ist Teil von dir, alles darf sein. Auch das, was du lange versteckt hast, was dir peinlich war, darf jetzt behutsam ins Licht treten, in deinem eigenen Tempo. Durch die bewusste Auseinandersetzung verstehst du: Alles gehört zu dir. Und oft gibt es die Möglichkeit, deine verdrängten Schatten in innere Verbündete zu verwandeln. Denn: Es gibt immer zwei Seiten zu jeder Qualität. Du kommst dir selbst näher, lernst dich mehr zu lieben, erkennst deinen Wert und gewinnst innere Freiheit. Du erkennst: Du hast immer die Wahl, und das ist wahres Empowerment.

Soul Coaching

Für jede Archetypin findest du in diesem Buch Soul-Coaching-Fragen. Das sind keine Fragen für deinen Verstand. Sie laden dich ein, mit deinem Körper zu lauschen, zu atmen, zu spüren, innezuhalten und die Antworten aufsteigen zu lassen, ohne sie zu zensieren. Das Soul Coaching ist eine sanfte, aber kraftvolle Einladung, dich mit deiner inneren Weisheit zu verbinden. Durch gezielte Fragen öffnet sich ein Raum, in dem du tiefer mit dir selbst in Kontakt kommst. Denn: Alle Antworten wohnen bereits in dir. Sie zeigen sich über Körperempfindungen, Bilder, Worte oder Stille, du darfst dem Prozess vertrauen.

Dieser Ansatz orientiert sich an Prinzipien aus dem Somatic Coaching, der Embodied Inquiry und der transpersonalen Psychologie. Inspiriert wurde er durch Lehrer wie A. H. Almaas, Richard Strozzi-Heckler, Thomas Hübl und das Focusing nach Eugene Gendlin, und war Teil meiner Ausbildung im Somatic Counseling bei Turiya Hanover und Rafia Morgan, die Begründer des Path of Love. Wenn du mehr darüber lesen willst, findest du im Anhang Literaturtipps dazu.

Die Fragen wirken wie Samen. Manchmal kommt eine Antwort sofort, manchmal braucht es Zeit. Sie kann sich in Träumen zeigen, beim Spazierengehen oder aus dem Nichts in einem stillen Moment auftauchen. Dein Unterbewusstsein spricht in Symbolen, inneren Bildern oder Empfindungen. Erlaube diesem Prozess, sich natürlich ohne Erwartung zu entfalten. Denn genau das ist der weibliche Weg: empfangend, vertrauend, intuitiv. Du kannst immer wieder zu diesen Fragen zurückkehren, denn so, wie du dich veränderst, werden das auch deine Antworten tun.

Magic Tools

Die Arbeit mit den Archetypinnen geht weit über das Verstehen hinaus, sie will erlebt und verkörpert werden. Entsprechend berühren dich die Praktiken in diesem Buch nicht nur mental, sondern auch körperlich, energetisch und seelisch. Denn: Wahre Veränderung geschieht durch deine eigene Erfahrung, durch das Spüren, Bewegen, Sprechen und deinen bewussten Atem. Alles, was du brauchst, trägst du bereits in dir, manches ist nur vergessen. Die Magic Tools unterstützen dich, diese Qualitäten wieder in dir zu erkennen und natürlich anzuwenden. Die Schatzkiste enthält:

Yoga-, Embodiment- und Movement-Rituale

Unser Körper ist ein lebendiges Archiv: Er speichert unsere Geschichten, Muster, Wunden und unser Potenzial. Durch bewusste Bewegungen können wir Blockaden aus unserem Zellgedächtnis lösen und Raum für neues Embodiment schaffen, das unsere inneren Erkenntnisse widerspiegelt.

Diese Praktiken sind inspiriert von verschiedenen Traditionen:

- Prana Flow Yoga, ein energetisch-dynamischer Yogastil von Shiva Rea
- Tantrisches Yoga, das Körper, Atem und Bewusstsein als Einheit betrachtet
- Somatische Therapieformen, die emotionale und mentale Prozesse über den Körper integrieren
- Schamanismus: Schamanisch-inspirierte Bewegungspraxis im Medizinrad
- Lasya Dance Variation, inspiriert von der indischen Odissi-Tanz-Tradition

Dich erwarten:

- Somatisch orientierte Yogasequenzen
- Lasya-Tanz und freier Tanz mit den 5 Elementen
- Incantations – kraftvolle gesprochene Sätze, verbunden mit deinem Atem, Stimme und Gefühl
- Mudra-Movement-Rituale mit energetischen Handgesten
- Rituelle Niederwerfungen nach dem schamanischen Medizinrad
- Einige Praktiken beinhalten Elemente aus dem Hatha Yoga und der Bihar School of Yoga nach Satyananda Saraswati

Breathwork-Rituale

In jedem Atemzug liegt Magie: die Fähigkeit, zwischen allen Dimensionen deines Seins zu reisen. Bewusste Atemarbeit öffnet Türen zu tieferen Schichten deines Bewusstseins, wo du mit längst vergessenen Anteilen von dir in Berührung kommen kannst. Hier begegnest du nicht nur alten Glaubenssätzen, sondern auch deinen Wünschen, Träumen und deiner tiefsten Wahrheit.

Manche Breathwork-Rituale wirken unmittelbar und kraftvoll, andere subtiler. Sie bewegen etwas in dir, bringen dich zur Ruhe oder erlauben dir loszulassen. Du darfst die Kontrolle abgeben und dich von deinem Atem führen lassen. Besonders wirkungsvoll wird diese Praxis, wenn du dir im Anschluss Raum für Integration und die Soul-Coaching-Reflexionen schenkst. Nach der Atemarbeit können die Fragen aus einer tieferen, intuitiveren Ebene beantwortet werden.

Breathwork ist eines der Tools, das mich persönlich meiner Wahrheit immer wieder nähergebracht hat. Es ist wahrhaft ein Magic Tool. Ich habe die Breathwork-Rituale mit großer Sorgfalt ausgewählt, um dir die Facetten der Archetypinnen zugänglich zu machen. Jedes Ritual ist eine Einladung, dir selbst mit jedem Atemzug wieder etwas näherzukommen.

Es gibt kein Ziel. Es geht um das Einlassen, die Hingabe, das Vertrauen. Erlaube dir, die Praktiken zu genießen, ohne Erwartung, als Zeit nur für dich.

Meditation, Empowerment-Rituale und schamanische Reisen
Diese meditativen Praktiken ermöglichen dir, die schlummernden Potenziale in dir zu erwecken und den Archetypinnen auf einer intuitiven Ebene zu begegnen. Hier erkennst du die zeitlose Weisheit und Kraft, die schon immer in dir wohnt und bereit ist, sich durch dich auszudrücken.

Die Rituale in diesem Buch sind tiefgehend, wenn du dich wirklich darauf einlässt. Sie laden dich ein, dich in deiner vollen Kraft zu erkennen, dich selbst zu lieben und deine Erkenntnisse im Alltag umzusetzen.

Wie jede tiefe Beziehung braucht auch diese regelmäßige Zuwendung. Die Verbindung zu den vielfältigen Facetten in dir ist wie eine kostbare Freundschaft – sie wächst durch liebevolle Aufmerksamkeit und regelmäßige Praxis.

Wie du mit diesem Buch arbeiten kannst

Du kannst dem Buch von Anfang bis Ende folgen oder ganz intuitiv mit der Archetypin beginnen, die dich am stärksten ruft. Vertraue deiner inneren Stimme, sie zeigt dir, welche Aspekte gerade in dir lebendig werden möchten. Sei mutig! Zugang findest du manchmal über deine Sehnsüchte, aber auch durch deine Widerstände. Vielleicht belächelst du eine Archetypin oder lehnst sie ab. Genau solche Reaktionen sind Hinweise, dass etwas gesehen werden will, hier findest du oft das größte Potenzial für Wachstum, Integration und innere Freiheit.

Wenn du tiefer eintauchen möchtest, arbeite für 7, 11, 33 oder 66 Tage mit einer Archetypin. Nutze täglich die Magic Tools, notiere deine Erfahrungen oder sprich dir die Rituale selbst ein. Du kannst dir einen kleinen Altar oder Sacred Space einrichten, um deine Praxis durch Bilder und Symbole zu verankern. Du wirst spüren, wann Integration geschieht – nämlich wenn sich dein Verhalten im Alltag verändert. Vielleicht setzt du klare Grenzen, wo du vorher unklar warst, oder sprichst deine Wahrheit aus, auch wenn sie unbequem ist.

Am Ende des Buches (ab Seite 180) findest du außerdem den 21-Tage-Kurs, zusammengesetzt aus drei Magic Tools für jede der sieben Archetypinnen. Du kannst den Inhalten chronologisch oder auch hier deiner Intuition und inneren Stimme folgen und deine eigene Reihenfolge wählen.

Arbeiten mit Zyklen und der Mondin

Ein besonders kraftvoller Weg ist es, die Praktiken auf die natürlichen Zyklen der Mondin auszurichten. Du kannst jede Phase – Neumond (Neubeginn), zunehmender Mond (Wachstum), Vollmond (Fülle, Erkenntnis) und abnehmender Mond (Loslassen, Klärung) bewusst mit der Arbeit mit einer Archetypin verknüpfen. Diese zyklische Orientierung bringt dich tiefer in Kontakt mit deiner weiblichen Weisheit. Auf meiner Website findest du ein kostenloses E-Book zu den Mondphasen (siehe Anhang).

Selbstfürsorge und emotionale Sicherheit

Gerade wenn du mit tiefen inneren Anteilen arbeitest, ist liebevolle Selbstfürsorge essenziell. Sorge gut für dich, nimm dir Zeit zum Nachspüren und halte dich liebevoll, besonders wenn sich alte Themen zeigen. Du kannst jederzeit pausieren. Deine innere Welt darf sich in deinem eigenen Tempo entfalten. Meine Herzensempfehlung: Verbinde dich mit Freundinnen, die das Buch ebenfalls lesen. Tauscht euch aus, bildet einen Frauenkreis zum Buch. Gemeinsam ist es oft leichter, und du wirst spüren: Du bist nicht allein!

Praktische Tipps und Möglichkeiten

Wann immer du dieses Buch zur Hand nimmst, sei dir gewiss: Es gibt kein »Richtig« oder »Falsch«. Folge beim Lesen einfach immer dem Weg, der sich für dich stimmig anfühlt. Du hast viele Möglichkeiten, es zu nutzen:

- Lies das Buch einmal vollständig durch und spüre dann, wo du tiefer eintauchen willst.
- Arbeite systematisch mit jeder Archetypin, zum Beispiel einer pro Mondzyklus.
- Lass dich von deinem Alltag leiten: Wähle eine Archetypin, passend zu einem aktuellen Thema.
- Folge deiner Intuition und arbeite mit der Energie, die dich gerade ruft.

Dieser Ratgeber ist ein lebendiger Begleiter, wie eine gute Freundin, die immer neue Schätze für dich bereithält und dich an deine Größe und Einzigartigkeit erinnert. Vielleicht wird es eines der Bücher, die auf deinem Nachttisch liegen. Ein Buch, das dich inspiriert und dir zeigt, was alles möglich ist, wenn du an dich glaubst und mutig deinen Weg gehst.

Vergiss nicht: Die Archetypen-Arbeit ist zyklisch – du kannst sie immer wieder aufs Neue beginnen und vertiefen. Das Leben verändert sich kontinuierlich, genauso wie wir selbst, du wirst jedes Mal neue Schichten entdecken. Deshalb bleibt die Arbeit mit den Archetypinnen frisch und lebendig.

Warum diese Reise so wichtig ist

Wir leben in einer Zeit, in der die Welt das weibliche Prinzip in seiner kraftvollen Form mehr denn je braucht, um Heilung, Balance und ein neues Miteinander mit dem männlichen Prinzip zu ermöglichen. Es braucht Frauen, die ihren Wert kennen, die sich zeigen, sich verbinden und mutig neue Wege gehen. Frauen, die nicht konkurrieren, sondern kooperieren. Die sich an ihre Kraft erinnern und gemeinsam positive Veränderung in die Welt bringen. Diese Reise ist eine Einladung, tiefer in deine eigene Wahrheit einzutauchen, nicht nur für dich, sondern auch für die Generationen vor und nach dir. Für deine Kinder und deren Kinder. Für Mutter Erde. Mit jedem bewussten Schritt, jeder liebevollen Handlung hilfst du, alte Wunden zu heilen und neue Wege zu öffnen. Es sind die kleinen Dinge, die einen großen Unterschied machen. Wie der Dalai Lama einst sagte: »Die Welt wird von der westlichen Frau gerettet werden.« Viele deuten diese Worte als Aufruf an Frauen weltweit, mit Mitgefühl, Mut und Weisheit den Wandel mitzugestalten. Dieses Buch ist Teil dieser Bewegung und vielleicht auch dein Begleiter auf dieser inspirierenden Reise.

Bist du bereit, dich auf diese Reise zu begeben? Deine Archetypinnen sind bereit. Sie warten auf dich!

Hinweis zu Sicherheit und Körpergrenzen in somatischen Praktiken

Zu guter Letzt noch ein wichtiger Hinweis: Bei allen körper- und atembasierten Praktiken ist es essenziell, auf deine eigenen Grenzen zu hören. Somatische Arbeit kann tiefe emotionale Prozesse anstoßen. Deshalb gilt: Alles ist eine Einladung, nichts ein Muss.

Achte auf dein Tempo, gönne dir Pausen und wähle das, was sich für dich sicher anfühlt. Themen, die tief berühren, dürfen gern durch therapeutische Begleitung unterstützt werden.

Vertraue deinem Körper. Vertraue deinem Atem. Vertraue dir.

Die Heldinnenreise

Die Heldinnenreise, die die amerikanische Psychologin, Autorin und Therapeutin Maureen Murdock in ihrem Werk *Der Weg der Heldin* (siehe Anhang) als weibliche Antwort auf die klassische Heldenreise entwickelte, folgt einer völlig anderen Dynamik. Sie ist kein bloßes »weibliches Pendant« zur Heldenreise, sondern ein eigenständiger, zyklischer Prozess, der sich weniger auf äußere Siege konzentriert als vielmehr auf eine innere Transformation. Und sie lädt ein, uns mit unseren oft vergessenen Träumen und Sehnsüchten zu verbinden, mit dem, was uns wirklich am Herzen liegt.

Jede Reise beginnt mit einem Ruf. Sowohl der Held als auch die Heldin folgen diesem Ruf, doch ihre Wege könnten unterschiedlicher nicht sein. Ich werde dir nun von meinem Ruf und dem Beginn meiner Reise erzählen ...

Der Sprung ins Unbekannte: Meine Heldinnenreise

Mit 22 Jahren lebte ich in Berlin und arbeitete bei einer der renommiertesten Unternehmensberatungen der Welt: gut bezahlter Job, tolle Freunde, coole Stadt. Von außen sah alles super aus, doch innerlich war da diese leise, aber deutliche Stimme, die mir immer wieder zuflüsterte: Das ist es nicht! Mein Weg ist ein anderer.

Dann kam ein Roadtrip mit Freundinnen in die USA: New York, San Francisco und Los Angeles, eine unvergessliche Zeit voller guter Laune, Inspiration und mit vielen Abenteuern. Auf unserer letzten Etappe, als wir auf einer riesigen mehrspurigen Stadtautobahn in Los Angeles einfuhren, hatte ich eine klare Eingebung, die in jeder Zelle meines Körpers spürbar war: »Hier werde ich leben. Das ist meine Stadt«, sagte ich zu Simone, die auf dem Beifahrersitz saß. Sie grinste, sagte »Ja, klar« und nahm mich nicht ernst. Für mich war jedoch sonnenklar: Das ist mein nächster Schritt. Los Angeles ist meine nächste Etappe. Ohne Zweifel.

Zurück in Berlin, tat ich das, was viele für verrückt hielten: Ich suchte mir einen Job in Los Angeles, sicherte mir ein 18-monatiges Visum durch die Carl Duisberg Gesellschaft, kündigte meinen angesehenen Job und meine Wohnung und machte mich auf ins Unbekannte. Die »City of Angels« wurde mein neues Zuhause. Bestimmt kennst du solche Momente auch, Situationen, in denen du ganz klar bist: Das ist der richtige Schritt, jenseits aller Vernunft. Mein neuer Job in den USA war weniger anspruchsvoll und deutlich schlechter bezahlt als mein vorheriger in Deutschland, doch das spielte keine Rolle. Es ging mir nicht um Geld oder Karriere, es ging mir um mich. Dieser Schritt war der Beginn einer Reise, die mein Leben für immer verändern sollte. Und eins ist klar: Hätte ich auf die Stimme der Vernunft gehört, wäre ich diesen Weg nie gegangen.

Und was hat das nun mit dir zu tun?
Bestimmt kennst du auch Momente, in denen sich nichts mehr stimmig anfühlt. Die alten Wege funktionieren nicht mehr und es kommt dir vor, als würdest du in einer Sackgasse stecken. Doch vielleicht ist dieser scheinbare Stillstand das Tor zu einem neuen Anfang, die Möglichkeit, deinen Weg aus einer neuen Perspektive zu sehen. In solchen Momenten, wenn der Weg nicht mehr klar ist, wird die Heldinnenreise zu deinem inneren Leuchtturm, der dir auch im Sturm den Weg weist. Worum es dabei geht und wie du dieses Wissen für dich und deinen Lebensweg nutzen kannst, will ich auf den folgenden Seiten mit dir teilen.

Heldenreise und Heldinnenreise: Ein Ruf, zwei Wege

Stell dir einen klassischen Helden vor: einen Ritter, der ins Ungewisse zieht. Eine Kriegerin in einem Actionfilm. Einen Unternehmer, der ein Imperium aufbaut. Sein Weg folgt einem klaren Muster. Er verlässt das Vertraute, sucht Lehrer und Verbündete, besiegt den Drachen und kehrt mit seiner Errungenschaft zurück. Herausforderung – Überwindung – Erfolg. Alles ist messbar, greifbar, sichtbar. Jede große Geschichte erzählt von einer solchen Held*innenfigur, die sich mutig auf eine Reise voller Abenteuer, Hindernisse und Triumphe begibt. Für die universelle Struktur, die diesen Geschichten zugrunde liegt, hat der amerikanische Mythologe, Autor und Dozent Joseph Campbell in seinem Buch *Der Heros in tausend Gestalten* (siehe Anhang) die Bezeichnung »Heldenreise« gewählt.

Die Heldenreise: Vom Aufbruch bis zum Ruhm

Die Heldenreise beschreibt einen linearen Pfad des äußeren Erfolgs. Der Held verlässt seine vertraute Welt, stellt sich Prüfungen, bezwingt das Böse und kehrt als triumphierende Figur zurück. Es ist ein Weg des Sieges, der Eroberung und der Leistung. Mut, Durchhaltevermögen und die Fähigkeit, Hindernisse zu überwinden, stehen im Mittelpunkt. Unterstützung erhält er oft durch einen weisen Mentor, treue Verbündete oder magische Hilfsmittel. Am Ende bringt er seine Errungenschaft – sei es Wissen, eine neue Fähigkeit oder ein heilendes Elixier – zurück in die Gemeinschaft.

Die Heldenreise zieht sich nicht nur durch Mythen, Märchen und Legenden aus allen Kulturen – sie begegnet uns auch in unserem eigenen Leben immer wieder auf vielfältige Weise. Die Etappen einer klassischen Heldenreise, Schule, Studium, Karriere, Heirat, Kinder, Haus oder sportliche Leistungen passen oft in gesellschaftliche Normen und versprechen uns Anerkennung, Erfüllung und ein glückliches Leben. Viele von uns haben das Narrativ der Heldenreise verinnerlicht: Sei stark. Halte durch. Sei ein Gewinner. Dann bist du wertvoll. Doch sind wir wirklich alle für diesen Weg bestimmt? Führt uns das Erreichen dieser Ziele tatsächlich zu innerem Glück? Was, wenn du irgendwann spürst, dass dieser Weg nicht deiner ist? Wenn der Drachenkampf, der äußere Erfolg oder das Erreichen eines Ziels nicht das ist, wonach du dich wirklich sehnst? Und wenn deine Sehnsucht nicht nach einem Aufstieg ruft, sondern nach einer Rückkehr zu dir selbst?

Die Heldinnenreise: Der Weg zurück zu dir

Anstatt Drachen, Feinde oder Konkurrenten zu besiegen, begegnen wir auf der Heldinnenreise unseren Ängsten, Schattenanteilen und den tief verankerten Konditionierungen, die wir oft unbewusst von unserem Umfeld oder der Gesellschaft übernommen haben. Diese Reise folgt keinem geradlinigen Pfad. Sie bewegt sich spiralförmig, mal vorwärts, mal rückwärts, mal tief nach innen. Manchmal fühlt es sich an, als würdest du wieder am Anfang stehen, doch in Wahrheit bist du auf einer neuen, tieferen Ebene angekommen. Du wächst. Du entwickelst dich. Dein Herz ruft nicht nach äußeren Errungenschaften, sondern danach, deine tiefste Wahrheit zu leben. Du willst deine einzigartigen Qualitäten mit der Welt teilen und mit Leidenschaft leben.

Auf der Heldinnenreise erkennst du, dass alles miteinander im Einklang ist wie in einem großen Orchester. Du siehst das große Ganze und kommst zurück in die Verbindung mit dem weiblichen Prinzip: den Rhythmen der Natur, den Mondzyklen, dem beständigen Entstehen und Vergehen. Du erinnerst dich daran, dass Transformation kein fixes Ziel beinhaltet, das du erreichen musst, sondern aus einem fortwährenden Tanz zwischen Loslassen und Neubeginn besteht.

Wie Helden- und Heldinnenreise sich ergänzen

Und welches Konzept ist nun das passende für dich, für deinen eigenen Weg? Zum Glück brauchst du dich nicht zu entscheiden, denn beide Wege sind Teil deiner Geschichte. Wahrscheinlich kennst du beide, hast Momente des Aufbruchs erlebt, aber auch Zeiten der Einkehr. Vielleicht hilft dir der Gedanke, dass wir alle, egal, wo wir leben, in welcher Kultur oder Gesellschaft, ähnliche Herausforderungen durchlaufen. Die Themen, die uns prägen, sind universell. Doch es macht einen Unterschied, ob wir unsere Reise bewusst gestalten oder ob wir uns von den Wellen des Lebens treiben lassen. Es sind nicht unsere Errungenschaften, die uns wachsen lassen, sondern die Art und Weise, wie wir mit den Tiefen unseres Lebens umgehen. Jede Herausforderung lädt dich ein, noch mehr in deine Wahrheit einzutauchen, dich neu zu entdecken und zu erkennen, was wirklich zählt.

Kennst du dieses Gefühl, dass aus deinen tiefsten Momenten der Verzweiflung etwas Wunderbares entsteht? Die schwierigsten Zeiten halten oft die größten Geschenke für dich bereit, wenn du offen bist, sie zu erkennen. Genau hier treffen sich die Helden- und die Heldinnenreise: Beide führen uns zu Wachstum, Weisheit und Erkenntnis, auf ganz eigene, doch gleichermaßen wertvolle Weise.

Die Heldin in dir erwacht

Wie sieht es bei dir aus? Fällt dir spontan eine deiner Heldinnenreisen ein? Vielleicht eine, die du längst vergessen hast, obwohl sie wichtig war? Eine, die das Drehbuch deines Lebens komplett verändert hat? Oder eine kleine subtile, die dich nachhaltig berührt hat? Lass die folgenden Soul-Coaching-Fragen auf dich wirken, sodass du deine Heldinnengeschichte mit allen Sinnen und mit jeder Zelle deines Körpers erspüren kannst.

Soul Coaching

Erzähle eine Heldinnengeschichte deiner Wahl, die du selbst erlebt hast. Wähle die, die dir spontan einfällt, egal ob groß oder klein. Vielleicht hast du deiner Stimme vertraut, warst mutig oder hast etwas in deinem Leben positiv verändert.

Wie fühlt sich die Geschichte jetzt in deinem Körper an? Was hat sich dadurch verändert? Nimm dir fünf bis zehn Minuten in freiem Schreibfluss Zeit und lass all deine Eindrücke, Gedanken, Erinnerungen und Gefühle ohne Zensur aufs Papier oder in deinen Computer fließen. Im Soul Coaching geht es darum, aus deinem tiefsten Gefühl und deiner Wahrnehmung heraus zu schreiben, um jenseits deines kognitiven Verstandes mit den tieferen Ebenen deines Seins in Kontakt zu kommen.

> Wie fühlt es sich nun nach dem Schreiben an? Gibt es etwas, das in dir nach Veränderung ruft? Einen Traum, den du auf später verschoben hast, weil der Zeitpunkt nie der richtige ist?

Allein die Vorstellung, etwas zu verändern, ist bereits der Beginn deiner Reise. Spüre in das Gefühl hinein, das mit deiner Vision oder Sehnsucht verbunden ist, und wage einen ersten kleinen Schritt. Veränderung entsteht immer im Hier und Jetzt. Der erste Schritt mag herausfordernd sein, doch wenn du weißt, dass jeder Schritt dich näher zu dir selbst und in deine Wahrheit führt, fühlt es sich vielleicht schon ein wenig leichter an.

In unserer modernen Welt sind die Hindernisse nicht mehr die Drachen, die besiegt werden müssen, wie in Joseph Campells Heldenreise, sondern unsere Ängste und Zweifel, die sagen: Das kannst du nicht. Sei vernünftig. Das ist zu riskant. Hör auf zu träumen. Doch wie würde es sich anfühlen, wenn du auf die Stimme deines Herzens hörst anstatt auf die Stimme der Angst? Dein Schritt muss nicht so groß sein wie mein Umzug über den Atlantik. Wenn du also wieder die leise Stimme in dir hörst, die sagt: »Das ist es nicht«, dann frage zurück: »Was ist es dann?«

Deine Heldinnenreise beginnt hier

Möglicherweise kennst du auch diesen Moment, in dem du spürst, dass die äußeren Erfolge dich nicht nachhaltig glücklich machen: Die vierte Beförderung, der dritte Marathon oder die zweite Ehe, all die Errungenschaften, die von außen so bedeutend wirken, fühlen sich am Ende irgendwie leer an. Das Glücksgefühl verblasst und eine leise Stimme in dir fragt: War das alles? Was kommt jetzt? Das ist der Beginn deiner Heldinnenreise, ein Moment des Innehaltens, ein Hinterfragen des Gewohnten. Es ist der Moment, in dem du mutig deiner inneren Stimme und deinem Gefühl vertraust, selbst wenn der nächste Schritt noch unklar ist. Du richtest deinen Kompass neu aus, lässt dich weniger von äußeren Stimmen leiten und beginnst, ein Leben zu gestalten, das dich mit Freude und Sinn erfüllt. Du begibst dich auf eine tiefe und heilende Reise, zurück zu dir und in deine weibliche Essenz.

Vielleicht klingt es banal, aber der erste Schritt ist oft: Akzeptiere, wo du gerade bist! Widerstand und Willenskraft sind meist nicht die richtigen Werkzeuge. Wenn du annimmst, was gerade ist, entspannt sich dein Nervensystem. Der Druck, sofort eine Lösung finden zu müssen, löst sich auf und plötzlich können sich neue Wege von ganz allein zeigen. Was, wenn du in diesem Moment der Unklarheit sogar ein Gefühl der Dankbarkeit spüren könntest? Dankbarkeit dafür, dass dein Körper dir zeigt, wenn etwas nicht im Einklang ist, als liebevolle Erinnerung, dass dein inneres Navigationssystem jederzeit für dich da ist. Die Phasen, die du durchlebst, sind kein Zeichen dafür, dass du »ein hoffnungsloser Fall« bist. Ganz im Gegenteil: Sie gehören zur Reise des Lebens. Die herausfordernden Momente kommen mit den besten Absichten und sind essenziell für deine Reise. Sie zeigen dir genau, wo du noch wachsen kannst. Und das Schöne ist: Du bist immer genau da, wo du gerade sein sollst.

Der Beginn deiner Heldinnenreise

Nimm einen tiefen Atemzug ein durch die Nase und aus durch den Mund. Wiederhole das drei Mal und komme ganz zu dir. Lege dabei gern die Hände auf dein Herz. Dann lies dir die folgenden Fragen durch und beginne für zehn bis 15 Minuten zu schreiben. Lass deine Eindrücke, Gedanken und Gefühle aufs Papier oder in deinen Computer fließen. Halte nicht inne, um zu überlegen, zu korrigieren oder zu bewerten. Vertraue dem Prozess!

- Was ist die treibende Kraft hinter meinem Streben und Kämpfen?
- Was brauche ich, um wirklich glücklich zu sein?
- Wann fühlt sich mein Leben sinnvoll und erfüllt an?
- Was kann ich jetzt tun, das mir guttut?

Deine authentische Stimme (wieder)finden

Zur Heldin deines Lebens wirst du, wenn du Zeitfenster schaffst, um dich selbst wieder zu spüren, dich besser kennenzulernen und deiner echten, inneren Stimme – deiner Intuition – zu lauschen. Doch wie kannst du sie von den konditionierten Stimmen, die du im Laufe deines Lebens übernommen hast, unterscheiden? Letztere sind oft Überzeugungen, die dir vermittelt wurden, meist früh in deiner Kindheit durch deine Eltern oder dein Umfeld. Es sind Stimmen, die sagen: »Du bist nicht richtig, so wie du bist« oder »Du musst dich verändern, um geliebt zu werden«. Wenn du diesen Stimmen folgst, fühlst du früher oder später eine leise Unzufriedenheit, ein seltsames Gefühl, dass etwas nicht stimmt.

Der einzige Weg, zu deiner eigenen Stimme zurückzufinden, ist, wieder mehr auf die Signale deines Körpers zu hören. Mit der folgenden Praxis bekommst du ein wertvolles Werkzeug an die Hand, mit dessen Hilfe du bei wichtigen Entscheidungen deinen Körper als Wegweiser nutzen kannst.

Grounding Breath-Praxis

Such dir ein Thema, bei dem du gerade eine Entscheidung treffen möchtest. Nimm dir drei bis fünf Minuten Zeit und halte Stift und Papier bereit, um deine Erkenntnisse festzuhalten. Lass dich ganz auf die Praxis ein.

Folge der nachfolgenden Anleitung in deinem eigenen Rhythmus:

- Lege inspirierende Musik auf und spüre deine Füße fest verwurzelt auf der Erde.
- Atme tief ein, als würdest du die Energie der Erde in dein Becken ziehen. Spüre die Stabilität der Erde und bitte sie um Unterstützung.
- Mit jeder Ausatmung lasse überschüssige Gedanken und mentale Energie bildlich oder farblich in die Erde fließen – über dein Becken und deine Füße. Spüre, wie du mit jedem Atemzug klarer und stabiler wirst.

Nun spüre in dich hinein: Wie fühlt sich die Entscheidung an, wenn du dich für Möglichkeit A entscheidest?

- Spürst du Freude oder Pflicht?
- Inspiration oder Überforderung?
- Fühlst du dich körperlich und emotional magnetisch angezogen oder eher nicht?

Falls du dir unsicher bist, wiederhole die Übung mit Möglichkeit B oder einem alternativen Szenario. Schreibe deine Erkenntnisse auf und notiere dir kleine, machbare Schritte, um das zu realisieren, was sich für dich richtig anfühlt. Vertraue deinem Gefühl und geh mutig den ersten Schritt –, dann den nächsten und den übernächsten.

Die Einladung ist: Lerne dich so gut kennen, dass du ein klares Ja oder Nein in deinem Körper spüren kannst. Fange klein an, übe in alltäglichen Situationen und sammle Erfahrungen. Es geht nicht darum, die »perfekte« Entscheidung zu treffen, sondern darum, zu erkennen, ob du deinem wahren Weg folgst. Jede Erfahrung hilft dir, klarer zu sehen.

Die zehn Etappen der Heldinnenreise

Stell dir vor, die Heldinnenreise ist wie ein innerer Kompass, eine Landkarte für deine Seele. Sie zeigt dir nicht nur die Landschaft deines Lebens, sondern erleuchtet dir die dunklen Pfade und führt dich durch unwegsame Wälder, wenn du das Gefühl hast, verloren zu sein. Sie zeigt dir auch die vielen Abzweigungen, die du in deinem Leben bereits genommen hast, Entscheidungen, die du basierend auf deinen Prägungen und Glaubenssätzen getroffen hast. Zum Beispiel kann eine frühere Entscheidung, in einem Job zu bleiben, der dich nicht erfüllt, aus dem Glauben entstanden sein, dass Sicherheit wichtiger ist als persönliches Wachstum. Diese Prägungen formen sich oft bereits im Kindes- oder Jugendalter durch deine Familie oder dein enges Umfeld.

Mit jeder dieser Abzweigungen hast du dich entweder von deinem wahren Weg entfernt oder bist ihm nähergekommen. In jedem Fall kannst du die Wirkung deiner Entscheidungen spüren, denn dein jetziges Leben ist die Summe aller Entscheidungen, die du jemals getroffen hast. Mit jeder Entscheidung, auch den nicht-stimmigen, lernst du mehr über dich und deine wahren Werte kennen und kannst dein inneres Navigationssystem besser verstehen. Diese wertvollen Erfahrungen erlauben dir mehr und mehr, deinem Weg der Freude und Inspiration zu folgen. Und manchmal musst du dich selbst erst verlieren und wiederfinden, um den richtigen Weg klarer zu sehen.

Mit der Heldinnenreise nach Maureen Murdock (siehe Literaturempfehlungen im Anhang: *Der Weg der Heldin*) stelle ich dir einen Prozess der Trennung, Suche und Wiedervereinigung vor, bestehend aus zehn Phasen. Dabei kommt es nicht darauf an, die Phasen der Reise nach Plan zu durchlaufen. Vielmehr geht es darum, dir selbst in jeder Etappe mit Mitgefühl, Neugier und Offenheit zu begegnen.

1. Phase: Die Heldin erlebt eine Trennung vom Weiblichen

In dieser ersten Phase löst du dich von dem, was dir bisher als weiblich oder vertraut vorgelebt wurde. Ein prägendes Ereignis oder vielleicht eine Reihe von Erfahrungen bringen dich oft unbewusst dazu, deine weibliche Essenz und Werte abzulehnen. Vielleicht spürst du klar, dass du nicht wie deine Mutter sein möchtest oder dass traditionelle Rollenbilder, die oft mit Weiblichkeit assoziiert werden, nicht zu deinen Werten passen. Vielleicht empfindest du auch Ablehnung gegenüber deinen inneren weiblichen Qualitäten wie deiner Intuition, deinen Gefühlen, deinem Gemeinschaftssinn.

In unserer leistungsorientierten Welt werden diese Werte nicht immer geschätzt, oft sogar belächelt. Um Verletzungen, Ablehnung oder das Gefühl, nicht genug zu sein, zu vermeiden, entwickelst du unbewusst Schutzmechanismen. Du passt dich mehr an männlich geprägte Strukturen an, mit ihren Werten wie Leistung, Kontrolle und Durchsetzungskraft. Doch diese Anpassung hat ihren Preis: Sie trennt dich von einem Teil deiner wahren Natur. Diese Phase bringt oft eine Entfremdung mit sich – von deinem Körper, der Freude und Leichtigkeit, deinen Grenzen. Der Zugang zu deiner inneren Stimme, Intuition und emotionalen Tiefe verblasst. Doch diese Phase ist auch der Anfang deiner Reise. Sie fordert dich heraus, hinzuschauen, was wirklich zu dir gehört, und loszulassen, was nicht zu dir gehört, um dich selbst zu finden.

Soul Coaching: Deine Glaubenssätze und Überzeugungen

Nimm dir Zeit, um in Ruhe die folgenden Fragen zu reflektieren. Schreibe alles, was kommt, ohne Zensur in dein Journal – ein liebevoller Weg, um dich wieder mit dir selbst zu verbinden. Lass deinen Gedanken freien Lauf und spüre bewusst nach. Es gibt kein Richtig oder Falsch, alles, was kommt, ist genau richtig.

Welche Erfahrungen haben mich von meiner Weiblichkeit getrennt?

- Denke an Momente, in denen du deine weibliche Energie unterdrückt hast. Gibt es Situationen, in denen du dich angepasst oder zurückgenommen hast, um den Erwartungen anderer zu entsprechen?
- Wie zeigt sich das heute?
- Gibt es Bereiche in deinem Leben, in denen du deine weiche, intuitive oder kreative Seite zurückhältst oder nicht mehr spüren kannst?

Wann habe ich mich nicht gut genug gefühlt, so wie ich bin?

- Erinnere dich an eine Situation in deiner Kindheit oder Jugend, die dich hat glauben lassen, dass du anders sein musst, um dazuzugehören.
- Gibt es solche Situationen auch heute noch?
- Was hat sich verändert und wo findest du immer noch ähnliche Muster?

Welche Glaubenssätze habe ich in Bezug auf Weiblichkeit und Erfolg übernommen?

- Liste die Überzeugungen auf, die du über Weiblichkeit und Erfolg übernommen hast.

- Welche fühlen sich nicht mehr stimmig an? Zum Beispiel: »Anerkennung und Erfolg sind für Frauen nur durch noch mehr harte Arbeit, Kontrolle oder Anpassung möglich.«

- Welche neuen, stärkenden Glaubenssätze möchtest du stattdessen für dich erschaffen?

Ein Brief an mein jüngeres Ich

- Schreibe einen liebevollen Brief an dein jüngeres Ich, an das Mädchen, das sich unsicher, falsch oder fehl am Platz fühlte.

- Was würdest du ihm heute sagen?

- Welche Worte der Ermutigung, Trost und Liebe braucht es von dir?

2. Phase: Identifikation mit dem Männlichen und der Wunsch nach Anerkennung

Kennst du das Gefühl, dass du stark sein musst, um all den Anforderungen der Welt gerecht zu werden? In solchen Momenten verlässt du dich vielleicht auf Eigenschaften wie Willenskraft, Durchsetzungsvermögen oder Rationalität. Es scheint, als wären sie zwingend erforderlich, um erfolgreich zu sein und Anerkennung zu finden. Auch die Vater-Tochter-Beziehung kann hier eine spannende Rolle spielen. Wenn du dich von ihm geliebt und akzeptiert fühlst, gibt dir das oft das Vertrauen, dass auch die Welt dich so annimmt, wie du bist.

In dieser Phase entsteht oft noch ein anderer Impuls: Du bist entschlossen, unabhängig zu sein, deinen Weg zu gehen und deinen Platz in der Welt zu finden. Tatsächlich erreichst du viel, und trotzdem fühlt sich dieser Weg irgendwie leer und freudlos an. Aufgeben ist für dich dennoch keine Option. Du ignorierst deine Erschöpfung und die Impulse deines Körpers. Auf subtiler Ebene spürst du allerdings bereits, dass dabei deine weichen, intuitiven Seiten auf der Strecke bleiben. Das, wonach du suchst, findest du nicht im Außen, sondern nur in der Verbindung mit dir selbst.

Diese Phase führt leicht in die Überforderung oder direkt in einen Burn-out. Du überschreitest deine natürlichen Grenzen und ignorierst sowohl deine Gefühle als auch die Signale deines Körpers.

3. Phase: Die Heldin wird geprüft und stellt sich ihren Drachen

Fühlt es sich manchmal an, als würden die Herausforderungen auf deinem Weg immer größer werden, je weiter du gehst? Du bist voller Elan und mit einem klaren Ziel losgegangen, doch plötzlich tauchen Zweifel, Unsicherheiten oder unerwartete Widerstände auf? Maureen Murdock beschreibt diese Phase als Begegnung mit den »Drachen«. Die Drachen können alles Mögliche sein – von längst überholten Glaubenssätzen und tief sitzenden Ängsten bis hin zu äußeren Widerständen wie Kritik aus dem Umfeld oder unerwarteten Stolpersteinen, die uns plötzlich im Weg liegen. Doch genau hier liegt die wahre Kraft dieser Etappe, denn sie ist nicht das Ende deines Weges, sondern ein Tor zu einer neuen Dimension.

Dein Weg

In dieser Phase taucht immer wieder die Frage auf:

- Was ist eigentlich mein Weg und was darf ich jetzt loslassen oder verändern, damit sich das Weitergehen wieder gut anfühlt?

Es geht hier nicht darum, sofort die perfekte Lösung zu finden. Erlaube dir vielmehr selbst, dich auf den Prozess einzulassen und ihm zu vertrauen. Drachen, also die Herausforderungen, kommen nicht, um dir zu schaden, sie laden dich ein, innezuhalten, zu erkennen, wo du gerade stehst, dich mit deinen Themen auseinanderzusetzen, klarer zu spüren, was dir wirklich wichtig ist und in deine eigene Stärke hineinzuwachsen.

4. Phase: Die Illusion von Erfolg

Du kennst das vielleicht: Du hast ein Ziel erreicht, das dir wichtig war, die angestrebte Beförderung, die langersehnte Partnerschaft oder den Traum vom eigenen Haus verwirklicht. Und plötzlich spürst du in dir eine leise, aber hartnäckige Frage: »War das alles?« Es mischt sich ein Hauch von Leere in den Moment, der dir eigentlich pure Freude und Zufriedenheit versprochen hat. Willkommen in der Phase der Illusion von Erfolg.

In dieser Phase hast du bewiesen, dass du eine Menge geschafft hast in deinem Leben. Du fühlst dich selbstbewusst und stark. Doch ist dieses Selbstbewusstsein in der Tiefe echt oder ist es abhängig von äußeren Ereignissen und der Anerkennung von außen? Manchmal fühlt sich Erfolg an wie eine wunderschöne Torte: Sie sieht prachtvoll aus, doch beim Essen merkst du, dass sie nicht wirklich nährend ist.

Dein innerer Kompass

Diese Phase lädt dich dazu ein, innezuhalten und deinen inneren Kompass neu auszurichten. Statt Anerkennung im Außen zu suchen, darfst du dich mit deiner Wahrheit, mit deiner Essenz verbinden. Und statt direkt zum nächsten Meilenstein zu eilen, kannst du dich fragen:

- Was bedeuten wahres Glück und tiefe Erfüllung für mich?
- Was lässt mein Herz leuchten?

Es ist wichtig zu wissen, dass sich diese Antworten immer wieder verändern dürfen, genauso wie wir uns stetig weiterentwickeln.

5. Phase: Die Heldin fühlt innere Leere

Diese Phase deiner Heldinnenreise ist ein Wendepunkt. Vielleicht hast du jahrelang darauf hingearbeitet, stark, unabhängig und erfolgreich zu sein – und nun fühlst du dich leer und ausgebrannt. Maureen Murdock beschreibt diesen Moment als eine tiefe spirituelle Dürre, die sich einstellt, wenn wir zu lange gegen unser inneres Wesen gearbeitet haben. Du funktionierst noch, aber die Freude ist versiegt. Es bleibt diese leise Sehnsucht nach einem Leben, das dich auch tief im Inneren erfüllt.

Manchmal müssen wir genau diesen Tiefpunkt erreichen. Vielleicht fühlt sich dieser Moment an wie Stillstand. Es ist oft die Leere selbst, die uns wachrüttelt. Dieses Empfinden, dass etwas Grundlegendes fehlt, markiert nicht das Ende, es ist der erste Schritt in eine neue Richtung. Diese Phase ist keine Sackgasse. Im Gegenteil: Sie ist ein Weckruf, eine Gelegenheit, dich wieder auf eine tiefere Verbindung mit dir selbst einzulassen.

Der Wendepunkt

Ich möchte dich jetzt einladen, innezuhalten und dich ehrlich zu fragen:

- Welche Gewohnheiten und Erwartungen hast du in deinem Leben unbewusst übernommen, sei es durch Familie, Gesellschaft oder andere frühe Erfahrungen?
- Welche davon fühlen sich beim genauen Hinspüren nicht wirklich stimmig für dich an?

- Will ich den eingeschlagenen Weg überhaupt weitergehen?
- Und wer bin ich, wenn ich ihm nicht mehr folge?

Lass dich nicht unter Druck setzen, sofort eine Antwort finden zu müssen. Manchmal ist das größte Geschenk, das du dir in dieser Phase machen kannst, einfach mit dem zu sein, was ist. Alles zu fühlen, alles zuzulassen. Erlaube dir, neugierig und gleichzeitig liebevoll mit dir zu sein, so, als würdest du eine gute Freundin in einer schwierigen Zeit begleiten.

6. Phase: Initiation – dein Abstieg zur Göttin

Wenn du spürst, dass dein bisheriger Weg dich nicht wirklich erfüllt, ist das oft der Beginn dessen, was Maureen Murdock als Abstieg zur Göttin bezeichnet. Häufig ist es ein einschneidendes Lebensereignis, das diese Phase auslöst: ein Unfall, eine Krankheit, eine Trennung, eine Kündigung oder ein Burn-out. Vielleicht fühlst du dich jetzt, als würde dir der Boden unter den Füßen weggezogen. Alte Mechanismen lösen sich auf, etwas geht zu Ende.

Diese Zeit ist geprägt von Verzweiflung, Schmerz, Trauer oder Wut, manchmal auch von einem Gefühl völligen Verlorenseins. Du ziehst dich zurück, da es jetzt um die essenziellen Themen deiner Seele geht. Es ist gewissermaßen eine Reise in die Dunkelheit, die dich mit deinen tiefsten Ängsten und Traumata konfrontiert. Aber es ist auch ein Reinigungsprozess, in dem du Schicht für Schicht alte Identitäten und Muster abtragen und im Feuer der Transformation verbrennen kannst.

Diese dunkle Phase ist wichtig, um dich mit allem Verdrängten auseinanderzusetzen und mit den verborgenen Schätzen deiner Seele in Kontakt zu kommen. Es ist ein tiefer, oft herausfordernder Prozess, der Transformation und Wiedergeburt mit sich bringt. Es ist eine Zeit, um alte Identitäten und Muster loszulassen, um dich zurück mit deiner Körperweisheit und deinen weiblichen Urinstinkten zu verbinden. Wenn du diesen Prozess ohne Abkürzungen durchläufst, wird er zu einem wichtigen Schritt auf deinem Weg der Heilung und Ganzwerdung.

7. Phase: Die Heldin spürt eine tiefe Sehnsucht nach der Wiederverbindung mit dem Weiblichen

Nach dem Abstieg zur Göttin wird dir bewusst, wie sehr dich der maskulin-orientierte Weg, den du eingeschlagen hast, geprägt hat. Das Streben nach klaren Zielen, ständige Betriebsamkeit und der Druck, immer »funktionieren« zu müssen, haben nicht nur deine Freude und Kreativität gedämpft, sondern auch die natürliche Verbindung zu dir selbst.

Auch ich habe lange gebraucht, diese Muster zu erkennen und die Meinungen anderer nicht länger über meine eigenen Bedürfnisse zu stellen. Anfangs war das schwierig, und mehr als einmal bekam ich Sätze wie »Du bist ja egoistisch« zu hören. Dennoch erlaube ich mir heute viel öfter, meinen eigenen Weg zu gehen und mir zu vertrauen, anstatt zu versuchen, allen anderen gerecht zu werden. In dieser Phase erkennst du vielleicht, dass etwas Wesentliches in deinem Leben fehlt, etwas, das dich mit Lebendigkeit und Natürlichkeit erfüllt. Es ist der Moment, in dem deine Seele dich ruft – zurück zu einem Ort innerer Freiheit, kreativen Ausdrucks und hinein in deine ursprüngliche, zyklische Natur.

Ich erlebe diese Verbindung oft wie das Betreten eines heiligen, rituellen Raumes, der mich mit den tieferen Aspekten meines Seins und meiner Weiblichkeit verbindet und mich daran erinnert, dass alles miteinander verwoben ist. In solchen Momenten fühle ich mich getragen, als ob eine unsichtbare Kraft mich liebevoll hält. Wenn ich in dieser Verbindung bin, spüre ich, dass das Leben ein sich stetig wandelnder Fluss ist und ich vertrauen darf, dass alles seinen Sinn hat, selbst die Herausforderungen, die mich dabei unterstützen, meiner ureigenen Essenz wieder näherzukommen.

Rückkehr zu deiner Weiblichkeit

- Wie erlebst du solche Momente, in denen deine Seele dich ruft und du dich an deine ureigene Essenz erinnerst?
- Welchen natürlichen Aspekten deiner Weiblichkeit möchtest du wieder mehr Raum geben?

Jetzt ist die Zeit, all deine Gefühle zu fühlen, sie zu durchleben und dann loszulassen, um weiterzugehen. Denn dafür sind wir gemacht.

8. Phase: Die Heldin heilt die Mutter-Tochter-Wunde

Diese Phase der Heldinnenreise ist eine der tiefgreifendsten und herausforderndsten für viele Frauen, mich selbst eingeschlossen. Sie markiert den Moment, in dem wir beginnen, die Trennungen und Konflikte mit unserer Mutter oder der weiblichen Ahnenlinie zu heilen.

Vielleicht fragst du dich, welche Rolle die Beziehung zu deiner Mutter in deinem Leben spielt. War sie ein Ort der Nähe und Fürsorge? Fühlte sich die Verbindung distanziert, kritisch oder ambivalent an? Selbst in den besten Beziehungen gibt es oft subtile Verletzungen, die unser Selbstbild und den Bezug zu unserer Weiblichkeit prägen. Unsere Mütter gaben uns meist das, was sie konnten. Und häufig übersehen wir, dass auch sie von den Traumata ihrer eigenen Kindheit und Ahnenlinie geprägt sind. Wenn du die Menschlichkeit deiner Mutter anerkennst, entsteht ein Raum für Heilung. Das bedeutet nicht, alles zu tolerieren, sondern gesunde Grenzen zu setzen und die Projektionen von Schuld oder Unzufriedenheit zurückzunehmen und Verantwortung für dich zu übernehmen. Maureen Murdock beschreibt die Heilung der Mutter-Tochter-Wunde als die »Integration der Mutter in uns«. Es geht darum, anzuerkennen, dass die weibliche Kraft, nach der wir suchen, bereits in uns lebt. Du darfst die Aspekte, die du an deiner Mutter ablehnst oder bewunderst, als Spiegel sehen, um zu erkennen, wer du wirklich bist.

Diese Phase der Heldinnenreise ist eine Einladung, die Beziehung zu deiner Mutter und zu dir selbst neu zu gestalten, zu vergeben und sowohl deine Menschlichkeit als auch die deiner Mutter anzuerkennen. Spüre die Klarheit, das Mitgefühl und die tiefe Gewissheit in dir, dass wahre Heilung immer in dir beginnt. Vertraue darauf, dass du genau dort bist, wo du sein sollst, und erlaube dir, diese Reise in deinem ganz eigenen Tempo zu gehen.

Heilung der Mutter-Tochter-Wunde

- Welche Dynamiken und Muster in deiner Mutter-Tochter-Beziehung bist du bereit zu heilen und zu integrieren?
- Wo kannst du dir oder deiner Mutter vergeben?
- Wo darfst du klare Grenzen setzen, bei dir bleiben und Frieden in dir finden in Bezug auf die wichtigen weiblichen Figuren in deinem Leben?

9. Phase: Die Heldin heilt das verletzte Maskuline in sich

In dieser Phase der Heldinnenreise wenden wir uns einem Aspekt unserer inneren Welt zu, den wir oft seit langer Zeit übersehen, missverstanden oder sogar unterdrückt haben: unserem verletzten Maskulinen. Vielleicht kennst du das Gefühl, ständig leisten zu müssen, immer stark sein zu wollen oder deinen Wert über äußere Erfolge zu definieren. Das verletzte Maskuline zeigt sich in übermäßiger Kontrolle, Perfektionismus oder einer strengen inneren Stimme, die dich antreibt, immer mehr zu tun. Auch steht diese Phase oft in Verbindung mit der Heilung unserer Vaterwunde, die sich in Form von mangelndem Selbstwertgefühl, dem Gefühl, nicht gut genug zu sein, oder durch die tiefe Überzeugung zeigt, dass finanzieller Wohlstand für uns nicht erreichbar ist.

Diese Muster sind Schutzstrategien, die du vielleicht übernommen hast, um dich in schwierigen Situationen sicher zu fühlen – eine innere Abspaltung, die entstanden ist, weil es damals für uns keine andere Möglichkeit gab. Oft entsteht das verletzte Maskuline, wenn wir in unserer Kindheit gelernt haben, dass Liebe und Anerkennung an Bedingungen geknüpft sind: an Leistung, Anpassung oder das Erfüllen von Erwartungen. Doch das verletzte Maskuline hat nicht nur mit individuellen Erfahrungen zu tun. Es ist auch tief in den Werten und Strukturen unserer patriarchalen Gesellschaft verwurzelt, die Leistung, Kontrolle und Wettbewerb über alles stellt. Maureen Murdock beschreibt diese Phase der Heldinnenreise als eine Einladung, die maskulinen und femininen Anteile in uns wieder in eine gesunde Balance zu bringen.

Ein erster Schritt zur Heilung ist, dir bewusst zu machen, dass diese Muster aus alten Prägungen stammen und nicht zwingend deine heutige Realität bestimmen müssen. Indem du alte Überzeugungen liebevoll hinterfragst und erkennst, dass sie oft nicht der Wahrheit entsprechen, kannst du sie nach und nach durch neue stärkende Gedanken ersetzen. Du schaffst Raum für ein neues Erleben deiner Realität und kannst spüren, dass dein Wert unabhängig von deiner Leistung und deinem Einsatz ist.

In jedem von uns existieren sowohl die Schattenseiten als auch die positiven Qualitäten des Maskulinen. Unser verletztes Maskulines zeigt sich oft in ständiger Selbstkritik, Misstrauen oder einem unermüdlichen inneren Antreiber. Gleichzeitig birgt es auch kraftvolle positive Aspekte: Klarheit, Stabilität, Struktur und Zielgerichtetheit. Die Arbeit mit deinem verletzten Maskulinen ist eine Einladung, Frieden mit allen Anteilen in dir zu schließen. Ganzheit entsteht, wenn wir sowohl unsere Schatten als auch unser Licht liebevoll annehmen. Unser Ziel ist es nicht, immer perfekt oder stark zu sein, sondern menschlich, vielschichtig und authentisch.

Heilung der Vaterwunde

- Welche maskulinen Eigenschaften in dir, die zu dominant geworden sind und dir nicht guttun, bist du bereit, in eine gesunde Balance zu bringen?

- Welche neuen Glaubenssätze dürfen dich dabei unterstützen, dich selbst wertzuschätzen, wie du bist, deine Fähigkeiten anzuerkennen und dir und deinem Weg zu vertrauen?

10. Phase: Die Heldin integriert das Maskuline und das Feminine

In dieser Etappe deiner Heldinnenreise darfst du den Weg zurück in deine Ganzheit finden. Vielleicht hast du bis jetzt männliche Qualitäten wie Klarheit, Struktur oder

Entscheidungsfreude eher im Außen gesucht, in Partnern, Chefs oder Autoritätsfiguren. Oder du hast stattdessen das Maskuline verurteilt. Vielleicht hast du aber auch, wie so viele Frauen, deine weiblichen Qualitäten ignoriert und dich hauptsächlich über deine maskulinen Anteile definiert, du hast funktioniert, organisiert und dich dabei immer wieder über deine Grenzen hinweggesetzt. Der Schlüssel zur Integration liegt darin, deine inneren männlichen Qualitäten anzuerkennen und dich gleichzeitig tiefer mit deiner weiblichen Essenz zu verbinden.

Weibliche Archetypen als Brücke zur Ganzheit

In meinen Ausbildungsgruppen habe ich immer wieder erlebt, dass die Arbeit mit weiblichen Archetypen, also den tief in unserem kollektiven Unbewussten verwurzelten Urbildern, die der Schweizer Psychiater und Psychoanalytiker C. G. Jung erforscht hat, eine wunderbare Unterstützung sein kann, um deine innere Balance wiederzufinden. Diese Archetypinnen helfen uns, verlorene oder vergessene Qualitäten wieder in unser Bewusstsein zu holen und diese authentisch zu verkörpern.

Alle Archetypinnen sind für uns durch das kollektive Unbewusste zugänglich. Die Königin zum Beispiel lädt dich ein, deine Souveränität und Selbstführung zu verkörpern. Die Priesterin verbindet dich mit den höheren Ebenen des Seins, der spirituellen Dimension und deiner göttlichen Verbindung. Und die weise Frau und Medizinfrau zeigt dir, dass deine wahre Kraft nicht in Kontrolle und Dominanz liegt, sondern im Vertrauen in deine tiefe innere Weisheit und deine Fähigkeit, mit dir und dem Wissen deiner Ahnen inmitten von Chaos und Ungewissheit verbunden zu bleiben.

Die Archetypinnen erinnern dich daran, dass deine wahre Stärke nicht darin liegt, männliche Qualitäten überzubetonen, sondern deine authentische, weibliche Essenz vollständig auszudrücken und mit deinen männlichen Anteilen zu verbinden. Wie tief und vielfältig diese Arbeit sein kann, wirst du im Kapitel über die sieben Archetypinnen (ab Seite 53) selbst entdecken.

Soul Coaching: Maskulin und Feminin

Nimm dir dein Journal. Spüre in dich hinein und beantworte die folgenden Fragen frei und ohne Zensur im intuitiven Schreibfluss. Lass die Worte fließen und vertraue darauf, dass sich das genau Richtige zeigt.

Der Tanz der maskulinen und femininen Qualitäten

- Wo spürst du Widerstand gegen das Maskuline oder das Feminine in dir oder in anderen?

- Was hält dich davon ab, eine bestimmte Qualität, die du vielleicht in anderen bewunderst, in dir zu finden, oder auch anzuerkennen, dass die negativen Aspekte wie Dominanz, Strenge und Besserwisserei auch in dir zu finden sind?

- Welche positiven und negativen maskulinen und femininen Qualitäten kannst du bereits in dir anerkennen, willkommen heißen und wertschätzen?

Deine Projektionen

- Wo in deinem Verhalten erkennst du Anteile einer schwachen oder übermäßigen Identifikation mit dem Maskulinen?

- Gibt es Momente, in denen du dich in Kontrolle, Perfektionismus oder Härte verlierst – oder erkennst du Muster der Überanpassung und Zurückhaltung?

- Welche kleinen, liebevollen Schritte kannst du unternehmen, um diese Muster anzuerkennen, sie anzunehmen und dich aus ihnen zu befreien? Welche Qualitäten unterstützen dich dabei, in eine natürliche Balance zu finden?

Tägliches Integrationsritual

Dieses einfache Ritual kann dich dabei begleiten, immer feiner wahrzunehmen, was du wirklich brauchst – und vor allem diese Qualitäten in dir selbst zu entdecken und zu verkörpern.

- Schließe deine Augen und stelle dir vor, dass du in einem Kreis stehst, in dessen Mitte das Symbol von Yin und Yang leuchtet.

- Spüre deinen Atem, komm zur Ruhe, schenke dir einen Moment der Stille, um wirklich ins Spüren zu kommen. Vielleicht möchtest du deine Hände auf Bauch und Herz legen, um noch mehr mit dir in Kontakt zu kommen und deinen Atem wahrzunehmen.

- Frage dich:
  - Welche Qualitäten möchte ich in meinen inneren Kreis – und damit in mein Leben – einladen?

- Ist es Fokus oder eher Hingabe? Stabilität oder Sinnlichkeit? Klarheit oder Vertrauen?

- Welche Qualität kann dich genau jetzt am besten unterstützen?

Vertraue den Antworten, die kommen, verankere sie in dir, atme tief durch die Nase ein und durch den Mund aus und gehe mit dieser Verbindung in deinen Tag.

Die Heldinnenreise: Deine Rückkehr zur Ganzheit

Jede Frau erlebt die Heldinnenreise auf ihre Weise. Vielleicht haben dich einige der zehn Etappen besonders berührt, während andere kaum spürbar an dir vorbeigezogen sind. Das ist genau richtig so, denn keine Reise gleicht der anderen. Bücher, Worte – und selbst die Heldinnenreise – sind letztlich nur Landkarten. Der wahre Weg entsteht erst, wenn du ihn gehst. Und du allein bestimmst, wohin er dich führt. Erlaube dir, deiner Sehnsucht zu folgen, deine Ängste anzusehen und dich mit jedem Schritt tiefer mit dir und deiner Essenz zu verbinden. Vor allem aber: Erlaube dir, aus der Reihe zu tanzen. Geh Wege, die noch niemand vor dir gegangen ist. Sei eine Rebellin, eine Visionärin, eine Pionierin. Du musst nicht in bestehende Muster passen – im Gegenteil. Die Welt braucht Menschen, die anders denken, die mutig sind, spielerisch experimentieren, sich neu erfinden.

Löse deine Fesseln

Diese Reise darf dich unterstützen, zurück in die Freude, deine Leidenschaft und zur Liebe für dein einzigartiges Sein zu kommen. In der Ganzheit dürfen alle Gegensätze existieren und kokreieren. Du findest hier Leichtigkeit ebenso wie Tiefe, Verbundenheit ebenso wie Freiheit, Authentizität ebenso wie Selbstermächtigung. Es ist Zeit, all deine alten Begrenzungen abzulegen und dich ganz auf das Abenteuer Leben einzulassen. Es ist Zeit, die Fesseln der Anpassung zu lösen und nichts mehr zurückzuhalten. Jeder Schritt, jede Erfahrung und auch die Tiefen dürfen jetzt von einem klaren Ja begleitet sein, denn alles ist Teil deines Weges. Wir dürfen erkennen, dass wir Teil eines größeren Netzes sind, eines Netzes aus Verbundenheit, das uns hält, nährt und trägt.

Erlaube dir, deine weibliche Essenz ohne Zurückhaltung zu leben und zu zelebrieren. Visionärinnen, Change Maker und Frauen, die inspirieren, entstehen nicht, indem sie sich in der Mittelmäßigkeit verlieren, sondern indem sie ganz sie selbst sind. Trau dich, mit jeder Entscheidung an jeder Weggabelung mutig deinen eigenen Weg zu wählen. Erlaube dir, zu fallen, dich zu verirren, wieder aufzustehen und dich neu zu sortieren. Liebe auch deine Schatten, denn sie sind Teil deines Weges. Und erkenne dein Licht. Es ist Zeit, meine Liebe, es in die Welt zu strahlen.

Und was nun?

- Erinnere dich daran, dass Integration Zeit braucht. Sei sanft mit dir, sei geduldig. Es gibt kein Ziel, der Weg ist das Ziel.

- Bleibe im Dialog mit dir selbst, mit deinem Körper, deinen Gefühlen und deiner inneren Stimme. Nutze die Soul-Coaching-Reflexionen jederzeit wieder – wir sind zyklische Wesen und viele Themen zeigen sich nicht nur einmal.

- Wiederhole Praktiken, die dich besonders genährt oder inspiriert haben. Schreib sie dir auf, markiere sie in diesem Buch oder lass dich kreativ inspirieren, um deine Erkenntnisse zu verankern.

- Und vor allem: Vertraue. Vertraue darauf, dass du alles in dir trägst, was du für deine Reise brauchst. Lausche deiner inneren Stimme, bis du sie so gut kennst, dass du ihr jederzeit folgen kannst.

Denke immer daran: Du bist genau richtig, so wie du bist. Nichts an dir muss repariert oder verändert werden. Es geht nicht darum, eine »bessere Version« von dir zu erschaffen, sondern dich zu erinnern und zu integrieren, was du längst in dir trägst. Du bist ein Geschenk für diese Welt!

Genieße den Weg

Du hast nun eine Menge über die Heldinnenreise gehört und fragst dich vielleicht: Wie sieht so eine Reise eigentlich im Alltag aus? Die Wahrheit ist: Jede Heldinnenreise ist so einzigartig wie du selbst. Manche Etappen nimmst du kaum wahr, während andere dich tief berühren, erschüttern und für immer verändern. Es gibt keine festen Regeln oder Vorgaben. Denn: Du bist eine wundervolle, einzigartige Frau und genauso einzigartig ist deine Heldinnenreise.

Die verschiedenen Etappen der Heldinnenreise erinnern dich daran, dass du nicht verloren bist, auch wenn es sich manchmal so anfühlt. Sie laden dich ein, jede Phase bewusst zu durchleben, dich ihr hinzugeben und dich vollständig auf den Prozess einzulassen. Vielleicht verweilst du in einer Phase länger oder du fliegst durch andere hindurch. Das ist völlig okay, denn Heilung und Integration geschehen immer in deinem eigenen Tempo. Das Timing entfaltet sich ganz von selbst, während du deinen Weg gehst.

Wenn wir die zugrunde liegenden Muster auf unserer inneren Reise erkennen, die uns von unserer tiefsten Wahrheit entfernt haben, können wir uns wieder mit unserer Essenz verbinden, mit dem, was uns wirklich ausmacht. Jede Herausforderung ist ein Tor zurück zu uns. Nimm dir Zeit, den Weg zu genießen, es geht hier nicht wie bei der Heldenreise um das Ziel. Sieh dir liebevoll jeden Schritt an, den du bereits gegangen bist, und wertschätze jede Veränderung, die du durchlebt hast. Erinnere dich: All das führt dich zurück in deine Kraft, deinen Mut, deine Resilienz und deine natürliche Schönheit.

Eine Lebenserfahrung

Die Heldinnenreise erinnert dich daran, dass jedes Tief, jede Herausforderung und jedes Ende der Anfang von etwas Neuem sein kann. Dunkle Phasen sind nichts, wovor du dich fürchten musst – sie gehören ebenso zu dir wie die Momente des Lichts. Die Heldinnenreise zeigt dir, dass du nicht allein bist. Wir alle begegnen auf unserem Weg Widerständen, Unsicherheiten und Zweifeln. Doch genau durch sie hindurchzugehen, statt sie zu vermeiden oder zu ignorieren, ermöglicht uns Wachstum, innere Stärke und echte Transformation. Jede Herausforderung ist eine Einladung, immer wieder zurückzukehren zu dir selbst und auf deinen authentischen Weg.

In unserem Leben durchlaufen wir unzählige Heldinnenreisen – bewusst oder unbewusst. Jeder große Übergang, sei es eine Trennung, eine Geburt, ein Neuanfang, eine Krankheit oder ein beruflicher Wandel, ist eine eigene Reise mit ihren Prüfungen und Erkenntnissen. Am Ende dieser Reise bist du nicht jemand anderes geworden. Im Gegenteil: Du bist mehr denn je die Frau, die du in deiner Essenz immer warst, authentisch, kraftvoll und mit dir selbst verbunden.

Die Heldinnenreise kann dich dein ganzes Leben lang begleiten und dich leiten. Sie hilft dir, die tiefen Fragen zu stellen, die wir manchmal nicht zu fragen wagen und die doch der Schlüssel zu einem erfüllten, leidenschaftlichen Leben sind:

- Wer bin ich jenseits von Erwartungen und Rollen?
- Was will sich durch mich ausdrücken?
- Was erfüllt mich zutiefst?
- Wie fühlt sich ein ekstatisches, leidenschaftliches Leben für mich an?
- Was möchte ich mit der Welt teilen?
- Was hält mich (noch) zurück?
- Welches Geschenk trage ich in mir, das die Welt bereichern kann?
- Was darf noch mehr Raum bekommen? Was darf ich zelebrieren?
- Was ist mein kraftvollster Beitrag an die Welt?

Und vergiss nicht: Du gehst diesen Weg nicht allein. Du bist Teil eines Netzwerks von Frauen, von Ahninnen, von unzähligen Seelen, die vor dir gegangen sind und nach dir gehen werden. Frauenkreise, Retreats oder Trainings zeigen uns, wie heilsam es ist, nicht nur auf unsere eigene Geschichte fixiert zu sein, sondern auch für andere da zu sein, ihnen zu lauschen, mitzufühlen und gemeinsam zu wachsen. Wenn wir uns erlauben, in Freude und Ekstase ebenso gesehen zu werden wie in Schmerz und Zweifel, entsteht ein kraftvoller unerschütterlicher Raum, in dem wir alle liebevoll gehalten und willkommen sind.

Bist du bereit für deine Heldinnenreise? Oder bist du vielleicht schon mittendrin?

When the feminine and masculine
meet in sacred union,
we no longer seek love,
we become it.

Anaiya Sophia

Das weibliche und das männliche Prinzip leben: Rückkehr zur Ganzheit

Eine weise Frau wurde einmal gefragt: »Was ist der Sinn der weiblichen und männlichen Kräfte in uns?« Sie lächelte sanft und antwortete: »Das Weibliche ist wie ein Fluss, lebendig, fließend, voller Ausdruck und Tiefe. Das Männliche ist das Flussbett: Es gibt dem Wasser Halt, Richtung und Sicherheit.« Sie nahm einen tiefen Atemzug und fuhr fort: »Ohne das Männliche würde sich das Wasser verlieren, es hätte keine Form, keinen Weg zu fließen. Und ohne das Weibliche bliebe das Flussbett trocken: leer und ohne Leben. Erst gemeinsam erschaffen sie Bewegung, Schönheit und wahre Kraft.«

Tief in uns und in allem Lebendigen wirken zwei ursprüngliche Kräfte, zwei sich ergänzende Prinzipien: das Weibliche und das Männliche. Diese archetypischen Energien trägst du in dir, ganz unabhängig davon, wie du dich selbst definierst. Die weiblichen und männlichen Kräfte in dir gleichen einem Tanz. Wenn du gute Tango-Tänzer oder Eiskunstlaufpaare beobachtest, spürst du diese natürliche Dynamik, dieses Sprechen ohne Worte, die Verbindung zweier Kräfte durch Körper und Bewegung. Genauso können diese Prinzipien auch in uns wirken.

Die Essenz des Weiblichen und Männlichen

Das Weibliche wird mit unseren nährenden, empfangenden, fühlenden Qualitäten in Verbindung gebracht und ist die schöpferische Kraft, aus der alles Leben entsteht. Es lauscht nach innen, folgt dem Rhythmus der Zyklen, ist tief verbunden mit unserem Körper, unseren Emotionen und dem Leben selbst. In ihm wohnen Intuition, Hingabe, Kreativität, Sinnlichkeit, Mitgefühl und die Fähigkeit, Raum zu halten für Wachstum und Heilung.

Das Männliche zeigt sich als zielgerichtete, strukturgebende Kraft. Es schenkt uns Klarheit, Richtung, Präsenz und einen sicheren Container. Wie ein Flussbett dem fließenden Wasser Struktur gibt, erschafft das Männliche einen Rahmen, in dem sich kreative Energie entfalten kann. Es unterstützt uns, Entscheidungen zu treffen, Verantwortung zu übernehmen und unsere Visionen in die Welt zu bringen.

In der Yogaphilosophie symbolisieren Shakti und Shiva dieses heilige Zusammenspiel. Shakti verkörpert deine weibliche Urkraft: lebendig, ausdrucksstark und schöpferisch. Shiva repräsentiert das männliche Prinzip: klares Bewusstsein, stille Präsenz und innere Ausrichtung. Ohne Shiva verliert sich Shakti in alle Richtungen. Ohne Shakti verweilt Shiva in ewiger Meditation. Diese göttliche Vereinigung erinnert uns daran, dass wahre Kraft aus dem Einklang dieser Polaritäten entsteht. Viele Frauen fühlen sich mit dem weiblichen Prinzip verbunden, die meisten Männer mit dem männlichen. Doch es gibt auch Ausnahmen. Wichtig ist, dass du für dich herausfindest, welche Verteilung sich natürlich anfühlt. Diese innere Landkarte ist einzigartig, nur du kannst sie für dich entdecken. Erlaube dir, alles zu hinterfragen und die Wahrheit in deinem eigenen Körper zu finden.

Die verlorene Verbindung zur weiblichen Essenz

Wir leben in einer Welt, die stark von männlichen Werten geprägt ist, Leistung, Ziele, Kontrolle, Erfolg. So haben viele von uns verlernt, dem Weiblichen zu vertrauen, und unbewusst übernommen, dass männliche Kraft mehr wert ist. Oft braucht es ein einschneidendes Ereignis, um diesen Lebensstil zu hinterfragen: Burn-out, eine gescheiterte Beziehung oder grundlegende Unzufriedenheit. Dann beginnen wir, darüber nachzudenken, wie wir leben und was uns wirklich wichtig ist. Das ist meist der Beginn der Rückkehr zu unseren weiblichen Wurzeln. Immer mehr Frauen spüren, dass sie nicht länger in einem rein leistungsorientierten System leben möchten. Wir verlieren unsere Leichtigkeit, unsere Freude und manchmal uns selbst. Viele von uns gehen bewusste Schritte, um unserer inneren Stimme wieder mehr zu folgen.

Der Weg zurück in deine Weiblichkeit

Die Einladung an dich, liebe Frau, ist, dir bewusst zu werden: Wann brauchst du deine männliche Energie? Wenn du planst, organisierst oder präsentierst? Und wann darf deine weibliche Energie fließen? In Beziehungen, kreativen Projekten oder in deiner Zeit für dich? Je mehr dir diese inneren Polaritäten bewusst werden, desto klarer spürst du, was in jedem Moment gebraucht wird, für dich selbst, in deinen Beziehungen und im Leben. Um deine weibliche Essenz wieder zu spüren, brauchst du dich nur zu erinnern. Sie ist bereits da, Teil deines Wesens. Reflektiere, welche Widerstände du gegenüber deiner weiblichen Seite hegst. Das beinhaltet meist auch dein Verhältnis zu deiner Mutter oder anderen wichtigen weiblichen Figuren in deiner Kindheit.

Deine weibliche Essenz drückt sich einzigartig aus. Du musst weder Kleider noch High Heels tragen, außer, du liebst es. Für dich mag es deine Fähigkeit sein, Menschen liebevoll zu begegnen, achtsam zuzuhören oder Herzenswärme in Gespräche zu bringen. Vertraue deinem Gefühl, du wirst gebraucht in der Welt. Dein innerer männlicher Anteil unterstützt dich dabei, denn er hält den Raum, in dem sich dein weibliches Sein entfalten kann. Wenn beide in Balance sind, entsteht wahre innere Kraft. Du begegnest der Welt aus deiner Ganzheit heraus.

Die Magie gelebter Ganzheit: Wenn Weibliches und Männliches in dir tanzen

Falls du bemerkst, dass du oft im »Machen-Modus« bist, frage dich: Wie kann ich meinen weiblichen Qualitäten mehr Raum schenken? Und wenn du dich in Gefühlen verlierst: Wie kann ich mir selbst mehr Struktur geben? Deine weibliche Essenz lädt dich ein, vom Kopf in den Körper zu kommen und die Schönheit im Alltäglichen zu entdecken. Sie führt dich aus einem Leben auf Autopilot in lebendige Verbindung und lässt dich deinen Körper als heiligen Tempel erkennen. Sie zeigt dir, dass Beziehungen das Fundament des weiblichen Prinzips bilden.

Wahre weibliche Kraft erwächst aus der Verbindung mit deinem Innersten, durch das mutige Zulassen deiner Verletzlichkeit, das Lauschen auf deine Intuition und das Vertrauen in die Weisheit deines Körpers. Je tiefer du diese Verbindung in dir selbst verwurzelst, desto lebendiger kannst du deine Essenz leben und diese Tiefe in all deine Beziehungen einbringen. Das ist dein kostbares Geschenk für die Welt.

Wie du deine männlichen und weiblichen Anteile verkörperst, beeinflusst auch deine romantischen Beziehungen. Viele Paare verlieren ihre Anziehung, weil beide zu sehr die gleichen Qualitäten leben. Wenn du als Frau permanent im Organisations- oder Kontrollmodus bist und dein Partner ebenfalls stark männlich agiert, geht die magnetische Spannung verloren. Es braucht das Rezeptive, das Spielerische und Verbindende in der Person, die den weiblichen Part übernimmt, um die Polarität immer wieder herzustellen.

Weibliche Spiritualität und deine Reise zur heiligen Weiblichkeit

Was in unserer modernen Welt oft übersehen wird: Männer und Frauen brauchen meist auch unterschiedliche spirituelle Wege. Wenn ich von Frauen spreche, meine ich Menschen, die sich im Weiblichen zu Hause fühlen, bei Männern jene, die sich stärker mit dem Männlichen identifizieren. Die US-amerikanische Schriftstellerin Elizabeth Gilbert beschreibt, dass es für Männer auf dem spirituellen Weg traditionell darum geht, ihr Ego loszulassen und mehr Bewusstsein für Verbindung zu entwickeln. Sie brauchen den entscheidenden Perspektivwechsel, da ihre natürliche Tendenz oft auf Zielerreichung und Erfolg ausgerichtet ist. Uns Frauen liegt es hingegen in der Natur, für andere da zu sein und fürsorglich zu handeln, sofern wir mit unserer weiblichen Essenz verbunden sind. In der weiblichen Essenz stehen Verbindungen immer vor persönlichem Erfolg. Viele Frauen auf spirituellen Wegen praktizieren jedoch denselben Ansatz wie Männer und streben danach, noch mehr Ego loszulassen. Dabei brauchen weiblich dominierte Menschen oft das Gegenteil, nämlich ihr Ego wiederzuentdecken.

Grenzen setzen und Heimkehr in die Ganzheit

Als Frau darfst du dich von der Idee verabschieden, dich aufopfern zu müssen. Das bedeutet nicht, deine warmherzigen Qualitäten zu ignorieren, sondern eine gesunde Balance mit deinen männlichen Anteilen zu finden. Du darfst lernen, Nein zu sagen, klare Grenzen zu setzen und deine eigenen Bedürfnisse ebenso zu nähren wie die anderer. Dieses Nein ist nicht gegen andere gerichtet, sondern ein kraftvolles Ja zu dir selbst. Dieses bewusste Grenzen-Setzen ist wie eine Heimkehr in deine Ganzheit, in deinen heiligen inneren Raum, wo sowohl das Weibliche als auch das Männliche seinen Platz findet. Denn: Wenn du nur gibst, ohne dich um dich selbst zu kümmern, bist du irgendwann leer und kannst weder dir noch der Welt dienen.

Ich lade dich ein zu spüren: Bist du eine Frau mit der Tendenz, zu viel zu geben? Dann erlaube dir, ein gesundes Ego zu kultivieren und mehr auf dich zu hören. Lebst du bereits eine Balance zwischen deinen Anteilen? Dann hast du sicher einen Weg gefunden, zu erkennen, was für dich stimmig ist. Falls bei dir die männlichen Qualitäten dominieren, könnten klassische spirituelle Praktiken des Ego-Loslassens genau das sein, was deine Seele jetzt braucht.

Wir befinden uns auf einer spannenden Reise, auf der es darum geht, wach zu bleiben und zu spüren, was wir gerade brauchen. Praktiziere den Tanz der Polaritäten, genieße und zelebriere ihn, denn beide Kräfte sind wertvoll. Du darfst lernen, sie bewusst einzusetzen und eine stimmige Balance zu finden. So kannst du mit den Herausforderungen des Lebens wahrhaft tanzen.

Matriarchale Weisheit in früheren Kulturen

Archäologische Funde und überlieferte Mythen zeigen uns frühe Kulturen, in denen Fürsorge, Gemeinschaft und tiefes Vertrauen in die zyklische Natur das Leben prägten. Diese sogenannten matrifokalen Kulturen stellten das Leben, geboren aus dem weiblichen Körper, ins Zentrum ihres Weltbilds. Die Göttin war nicht nur Symbol, sondern Ursprung, Sinnbild der Erde und Rhythmusgeberin für alles Lebendige. Der weibliche Körper und die Erde galten als heilige Orte der Schöpfung, verbunden mit den Zyklen der Natur. In diesen Gesellschaften wurden die großen Übergänge im Leben einer Frau geehrt, wie die erste Menstruation, Geburt, Mutterschaft, das Älterwerden. Frauen, die diese Schwellen selbst durchschritten hatten, führten durch die Zeremonien. Geburt war ein spiritueller Akt, eine Öffnung zwischen den Welten. Tod wurde als Rückkehr zur Großen Mutter verstanden. Die Erde galt als lebendiges Wesen und dein Körper als heiliger Tempel.

Diese Kulturen waren matrilinear, das heißt, die Abstammung verlief über die Mutter, das soziale Leben war weiblich geprägt. Frauen waren Heilerinnen, Priesterinnen und Hüterinnen der Rituale, der Heilkünste und Weisheit. Männer lebten Seite an Seite mit ihnen als Partner, Väter und Handwerker. Es gab keine Unterscheidung zwischen »wichtigen« oder »nachrangigen« Rollen, sondern ein gemeinschaftliches Miteinander. Der Archäologin Marija Gimbutas und ihren Werken wie *Die Sprache der Göttin* (siehe Anhang) verdanken wir unser heutiges Wissen über diese frühen Kulturen.

Mit den Einwanderungen indoeuropäischer Nomadenkulturen wandelte sich das Bild der Frau radikal. Die Göttin wurde zur Ehefrau degradiert, das zyklische Weltbild durch lineare Fortschrittslogik ersetzt. Aus der verehrten Priesterin und Heilerin wurde die gefürchtete Hexe: eine Projektion patriarchaler Angst vor weiblicher Macht. Es begann eine Trennung von Körper und Geist, von Natur und Kultur, von weiblich und männlich. Dieser Übergang veränderte nicht nur äußere Strukturen, sondern auch unsere innere Wahrnehmung. Viele von uns Frauen haben den Zugang zu Intuition, Körperwissen und unserer zyklischen Natur verloren, weil diese über Jahrhunderte nicht wertgeschätzt wurden.

Was wir aus matriarchaler Weisheit lernen können

Es geht um eine Rückverbindung, um ein kraftvolles Frau-Sein im Hier und Jetzt. Wenn wir in Führung, Partnerschaft, Bildung und Heilung wieder mehr Fürsorge, Gemeinschaftssinn und emotionale Intelligenz einfließen lassen, entsteht eine Welt, in der weibliche und männliche Prinzipien sich nähren und ergänzen. Für mich bedeutet authentisches Leadership, also wahrhaft menschliches Führen, meinem tiefsten Ruf zu folgen, mit Integrität und Bewusstsein für das große Ganze. Das Fundament bilden Werte, die über persönlichen Nutzen hinausreichen und allen dienen. Die kraftvollste Form, zu führen, ist für mich aus der Liebe heraus, statt durch Dominanz oder Hierarchie. Leadership ist demnach nichts, was wir tun, es ist etwas, das wir verkörpern. Es drückt sich durch unsere Präsenz aus und berührt andere durch Echtheit und eine klare innere Absicht.

Speziell in herausfordernden Zeiten liegt es in unserer gemeinsamen Verantwortung, unsere Führungsqualitäten zu leben. Moderne Bewegungen wie zyklische Lebensweisen, Gemeinschaftsbildung, ökologische Heilung, somatische Heilungsansätze, Archetypenarbeit und das Zelebrieren von Ritualen spiegeln die Verbindung zur Natur der alten Kulturen wider. Denn: Viele von uns sehnen sich nach

Ganzheit, nach gemeinsamen Wegen im Einklang mit der Natur. Für uns Frauen geht es also um ein Erinnern und eine kraftvolle Rückkehr in unsere Weiblichkeit mit all unseren Anteilen. Wenn du beginnst, diese Werte wieder bewusst zu leben, entsteht Heilung in dir selbst, in deinen Beziehungen, unserer Gesellschaft und für Mutter Erde – die große Göttin selbst.

Was ist Leadership? Eine Einladung an dich

Wenn ich fünf Frauen und fünf Männer nach ihrer Definition von Leadership frage, erhalte ich vermutlich zehn völlig verschiedene Antworten. Es gibt integriertes, ganzheitliches Leadership und jenes, was wir täglich in Politik und Wirtschaft erleben. Lass uns gemeinsam eine inspirierende Entdeckungsreise zu diesem Thema beginnen. Mehr über weibliches Leadership und seine tiefe und wichtige Bedeutung erfährst du auch im Abschnitt über die Archetypin der Königin (siehe ab Seite 109).

Wie ist es mit dir, du Liebe: Was bedeutet echte Führung für dich? Wann spürst du, dass jemand wirklich inspirierend führt? Welche Qualitäten berühren dich bei einer Führungspersönlichkeit? Ein Satz von Monty Moran, Autor und Filmemacher, hat mich tief bewegt: »Ein wahrer Leader ist jemand, bei dem das Team am Ende sagt: Wir haben das gemeinsam geschafft.« Es geht also nicht um eine Person im Rampenlicht, sondern um jemanden, dessen Vision andere so sehr inspiriert, dass alle mit vollem Herzen mitwirken. Mir ist wichtig, dass in diesem Prozess alle genährt werden – jeder Mensch, jedes Lebewesen, unsere Erde und auch ich. So können wir gemeinsam positive Veränderung erschaffen. Wir alle tragen eine einzigartige Medizin in uns, die wir mit der Welt teilen dürfen. Unsere Leidenschaft, unsere Vision, unsere Hingabe sind dabei unsere wichtigsten Wegweiser.

Erinnerst du dich an Situationen, in denen du einer Führungspersönlichkeit vollkommen vertraut hast? Und an jene besonderen Augenblicke, als jemand ohne offizielle Position so authentisch war, dass du ihm oder ihr ohne Zögern gefolgt wärst? In solchen Momenten fühlst du dich meist selbst gestärkt, denn diese Person hat dir gespiegelt, dass auch du kraftvoll und fähig bist. Wir alle können führen, unabhängig von Ausbildung oder Herkunft. Vielleicht liegt deine Führungsqualität im achtsamen Zuhören, im Erschaffen tiefer Verbindungen, in deiner Inklusivität oder in einer liebevollen Geste zur richtigen Zeit. Es ist Zeit für eine neue Form von Leadership – jenseits von Dominanz, Gier und starren Hierarchien. Bist du bereit, gemeinsam etwas Neues zu erschaffen? Die folgenden Inhalte dienen als Impulse und laden dich ein, deine eigenen, tiefen Antworten zu entdecken.

Weibliches versus männliches Leadership

Die weiblichen und männlichen Qualitäten in dir prägen jeden Aspekt deines Lebens und damit auch deine Art zu führen. Führung zeigt sich auf allen Ebenen: im Beruf, in der Familie, in unserer Gemeinschaft und vor allem in der Selbstführung. Wenn du jedoch die Tiefe dieser unterschiedlichen Ausdrucksformen verstehst, eröffnet sich dir eine völlig neue Dimension von Führung.

Weibliche Führung entspringt der Verbindung mit dir selbst, mit deinem Körper, deiner inneren Klarheit und Integrität. Sie wurzelt in tiefem Einfühlungsvermögen, intuitiver Weisheit, Kooperation und einer ganzheitlichen Weltsicht. Diese Führung betrachtet Menschen als kostbare Teile eines lebendigen Organismus, in dem jeder seine einzigartigen Gaben einbringen kann. Sie erschafft Räume, in denen alle sich frei entfalten können. Männliche Führung zeigt sich durch Klarheit, Zielstrebigkeit, Durchsetzungskraft und Struktur. Sie trifft klare Entscheidungen, trägt Verantwortung und weist bestimmt den Weg. Präsenz und kristallklare Intention bilden das Fundament.

Beide Führungsweisen besitzen ihre Berechtigung und Schönheit. Dennoch galt jahrhundertelang fast ausschließlich das männliche Modell als Maßstab. Heute zeigt uns die Forschung: Jene Fähigkeiten, die lange als »Soft Skills« belächelt wurden, wie emotionale Intelligenz, achtsames Zuhören oder inspirierende Zusammenarbeit, erweisen sich als Kernkompetenzen außergewöhnlicher Führungspersönlichkeiten (interessante Quellen dazu findest du im Anhang). Sie bilden das Herz einer neuen Führungskultur. Ich möchte dir im Folgenden einige Wege für ein neues Leadership vorstellen, damit du spüren kannst, was dich anspricht und inspiriert.

Indigenes Leadership: Führen aus Beziehung, Spiritualität und Verantwortung

In indigenen Kulturen ist Führung kein Statussymbol, sondern heiliger Dienst. Diese Führung wurzelt im tiefen Wissen um die Verbundenheit allen Lebens – Menschen, Tiere, Pflanzen, Ahnen und die Erde selbst. Führung bedeutet hier: im Gleichgewicht sein mit dir selbst, deiner Gemeinschaft und dem großen Ganzen.

Wahkohtowin ist ein zentrales Prinzip der Cree, eines der größten indigenen Völker Nordamerikas, und betrachtet alle Lebewesen als verwandt. Daraus entsteht spirituelle und soziale Verantwortung für ein Leben in Balance und gegenseitiger Fürsorge. Wer so führt, achtet darauf, dass jede Entscheidung sieben Generationen in die Zukunft wirkt – ein Prinzip, das in indigenen Weisheitstraditionen als Goldstandard für Leadership gilt. Diese Führung ist tief spirituell verankert. Es geht nicht darum, dein Ego zu verwirklichen, sondern als Kanal zu dienen für das, was gerade gebraucht wird. Es ist ein Leadership aus dem Herzen, eine zutiefst weibliche, gemeinschaftliche Form der Führung.

Embodied Leadership: Die Weisheit deines Körpers als Führungsquelle

In einer Welt, die Denken über Fühlen und Kontrolle über Intuition stellt, bringt Embodied Leadership einen radikal neuen und zugleich uralten Ansatz in die Führungskultur: die Verbindung mit deinem Körper. Embodied Leadership bedeutet, nicht nur mit deinem Kopf zu führen, sondern mit deinem ganzen Sein. Die Weisheit deines Körpers wird zum inneren Kompass. Diese Führungsform beruht auf Achtsamkeit, somatischer Intelligenz und dem Mut, dich selbst tief zu spüren. Leadership-Coaches und Somatics-Trainerinnen wie Staci K. Haines, Resmaa Menakem oder Melissa Michaels arbeiten mit diesen Ansätzen: Sie bringen Traumaheilung, Regulation des Nervensystems und Körperbewusstsein in Führungstrainings ein und eröffnen damit Räume für ganzheitliche Transformation.

Embodied Leadership ist gelebte Präsenz. Und Präsenz ist eine der stärksten Führungsqualitäten überhaupt. Denn: Wenn du mit dir selbst verbunden bist, kannst du auch andere wirklich sehen, halten, inspirieren und führen.

Emotionale Intelligenz: Mit dem Herzen führen

Emotionale Intelligenz wird in patriarchalen Modellen oft als Schwäche abgetan, aber erweist sich heute als zentral für effektive, nachhaltige und ganzheitliche menschliche Führung. Emotionale Intelligenz bedeutet, dich wahrnehmen und regulieren zu können, während du zugleich die Gefühle, Bedürfnisse und Stimmungen anderer wahrnimmst und in eine gesunde Dynamik übersetzt. In weiblich geprägtem Leadership ist emotionale Intelligenz das Fundament. Ein Team wie einen lebendigen Organismus führen, empathisch Grenzen setzen, Feedback mit Würde geben, offen kommunizieren: Das sind die Qualitäten, die neue Leadership-Kulturen nicht nur stärken, sondern tragen.

Inklusives und transformatives Leadership: Räume für Entfaltung schaffen

Inklusives Leadership erkennt: Wahre Führung gelingt nur, wenn alle Stimmen gehört, gesehen und wertgeschätzt werden. Es öffnet Räume für Unterschiedlichkeit, ohne Einigkeit zu erzwingen. Jede Perspektive hat ihre Berechtigung. Führung wird zur Kunst des Einladens, des Verbindens, des Ermöglichens. Transformatives Leadership geht noch einen Schritt weiter. Es ist die Kunst, durch Präsenz, Vision und Authentizität nicht nur Strukturen zu verändern, sondern auch Menschen. Eine solche Führungskraft sieht das Potenzial in anderen, lange bevor es sich zeigt. Transformativ zu führen heißt, an etwas Größeres zu glauben, an die Wandlungsfähigkeit jedes Menschen, an die Heilkraft eines tieferen Sinns und an die schöpferische Kraft kollektiver Visionen.

Inklusive und transformative Führung sind zwei Seiten derselben Medaille: Die eine schafft Räume, die andere entzündet das Feuer. Beide gemeinsam bringen eine zutiefst weibliche Führung hervor, eine, die nährt statt kontrolliert, verbindet statt trennt und transformiert statt dominiert.

Weibliche Archetypen und Leadership

Leadership gemäß der Archetypenarbeit wurzelt in Selbstkenntnis und innerer Vielfalt. Archetypen wirken wie innere Landkarten, die Orientierung in Zeiten des Wandels schenken. Sie geben dem Unsichtbaren eine Sprache und verbinden das Getrennte. Wenn du lernst, dich bewusst mit verschiedenen Aspekten in dir zu verbinden, mit deiner innewohnenden Kraft und Weisheit, deinem schöpferischen Ausdruck, deinem Instinkt, deiner Souveränität, entsteht ein ganzheitliches Führungsbewusstsein. Führung wird zur Kunst, dich selbst zu halten und Raum für andere und ihre Talente und Entwicklung zu schaffen.

Weibliche Archetypenarbeit lässt deine vielfältigen Facetten lebendig werden. Du verkörperst die Königin, die Wild Woman, die weise Frau und Medizinfrau oder die Amazone und erweckst genau die Energie, die für ganzheitliche Führung gebraucht wird. Diese Arbeit verbindet dich wieder mit deinen natürlichen Führungsqualitäten. Sie führt dich zurück zu deinem zyklischen Wissen, deiner schöpferischen Kraft und einer tiefen inneren Weisheit, die weit über rationale Konzepte hinausreicht. Leadership wird so zu einer kraftvollen Einladung an dich selbst und andere, ihre authentische Kraft zu leben. Wenn du dir erlaubst, dich in deiner ganzen Vielfalt zu zeigen, in deiner Schönheit, deiner Kraft und Verletzlichkeit, und die Archetypinnen durch dich wirken lässt, wirst du zu einer der Visionärinnen und Change Maker einer neuen Ära. Eine Pionierin eines integrierten und ganzheitlich verkörperten Leaderships.

Wenn du Leadership neu betrachtest, darfst du dich von matriarchalen Kulturen, indigenem Wissen, verkörperter Präsenz und emotionaler Intelligenz inspirieren lassen. Du darfst dich erinnern: Zeremonien waren einst Orte politischer Entscheidung. Träume gaben Hinweise, wie die Reise weitergeht. Führung bedeutete, sich der Erde, der Gemeinschaft und dem Leben selbst verpflichtet zu fühlen, mit Demut, Weisheit und einem offenen Herzen.

Diese andere Art des Führens ist nicht neu. Sie ist uralt. Sie ist in dir angelegt – als archetypisches Wissen, als Erinnerung in deinen Zellen, als Sehnsucht nach einem Miteinander, das nährt statt ermüdet, heilt statt spaltet, aufrichtet statt ausbeutet.

»Lead with Love« ist keine Strategie. Es ist ein Ruf, der dich erinnert: Die Führung der Zukunft ist weiblich geprägt, mehr in Balance mit dem männlichen, weise im Herzen und verbunden mit der Erde. Und sie beginnt genau dort, wo du jetzt gerade bist: in deinem Körper, in deinem Herzen, in deiner Präsenz. Bist du bereit, liebe Frau?

Sieben weibliche Archetypen: Sieben Facetten deines Ausdrucks

Dein Abenteuer kann beginnen – Trommelwirbel! Die Arbeit mit weiblichen Archetypen ist viel mehr als nur ein Konzept. Sie ist ein tiefes Eintauchen in deine Essenz, ein Erinnern an deine innere Weisheit und eine Einladung, dein volles Strahlen zu entfalten. Hier geht es um Lebendigkeit, Freude und das Vertrauen in deine ureigene Kraft. Es ist ein Weg für Frauen, die sich nicht länger zurückhalten, sondern mit Leidenschaft, Tiefe und Liebe ihr Leben gestalten wollen. So schön, dass du da bist, das bedeutet, dass dieser Weg dich gerufen hat. Die Arbeit mit den Archetypinnen braucht auch Mut: Sie fordert dich heraus, alte Grenzen zu sprengen und Verantwortung für dein Leben zu übernehmen. Manchmal wird es unbequem, vielleicht sogar herausfordernd, aber genau dort, jenseits deiner Komfortzone, wartet die Magie. Es sind Momente, in denen du Facetten von dir erkennst, von denen du nicht einmal wusstest, dass sie Teil von dir sind.

Durch die sieben Archetypinnen, die Wild Woman, die Liebende, die Amazone, die Königin, die Creatrix, die weise Frau und Medizinfrau sowie die Priesterin, kommst du in Kontakt mit deinen tiefsten Sehnsüchten und kannst verlorene oder vergessene Anteile wieder mehr leben. Dieser Weg lädt dich ein, kompromisslos und mutig du selbst zu sein.

Bist du bereit für dieses Abenteuer? Dann nimm dir einen Moment Zeit, um alles, was nicht mehr zu dir gehört, sanft von dir abzustreifen. Streiche mit deinen Händen über deinen Körper und begleite die Bewegung mit einem befreienden »Schhhhhh«-Ton. Stelle dir vor, wie du Ballast loslässt und Platz für neue Energie schaffst. Wiederhole das so oft, wie es sich für dich gut anfühlt – drei, sechs oder neun Mal.

Atme tief ein. Spüre die Vorfreude und lass uns beginnen!

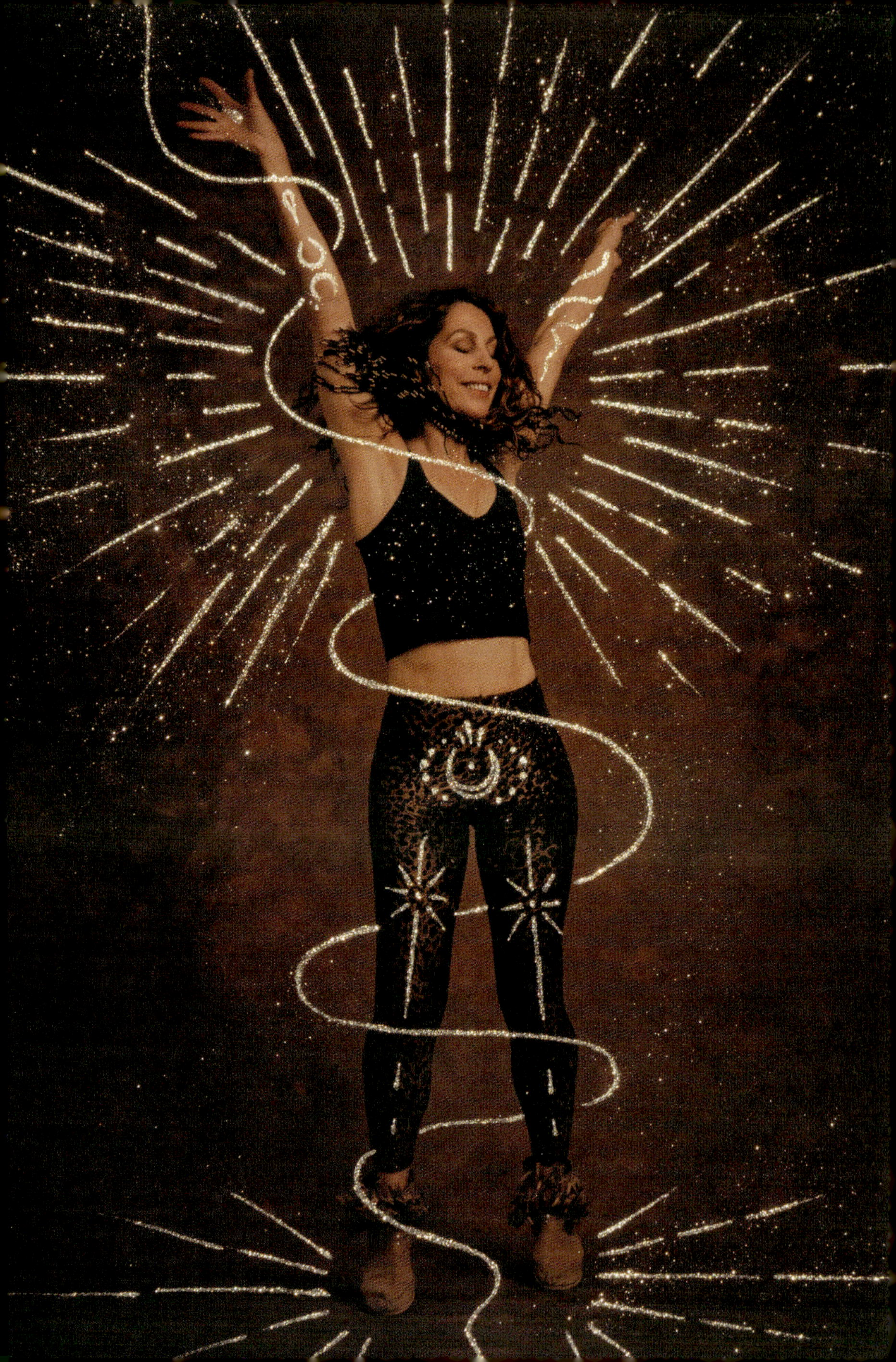

Wild Woman

I am a wild woman,
I dance to the rhythm
of my own drum.

Tara Isis Gerris

Deine ungezähmte Essenz

Die Wild Woman repräsentiert den instinktiven, naturverbundenen und lebensbejahenden Anteil in jeder Frau – eine Kraft, die uns mit unserer tiefsten Wahrheit verbindet. Wenn du dich an deine Wild Woman erinnerst, beginnst du zu strahlen. Du bist in deiner Kraft: authentisch, wach, verbunden. Die Wild Woman ist nicht nur ein Archetyp, sie ist unsere Uressenz, der Urgrund, aus dem alle anderen Facetten unserer Weiblichkeit entspringen. Sie ist der Teil in uns, der unser wahres Wesen bewahrt. Wenn wir gezähmt wurden, uns angepasst haben und leise geworden sind, ruft sie uns zurück in unsere ungebändigte, ursprüngliche Natur.

Deine innere Visionärin

Eine Frau, die mit ihrer Wild Woman verbunden ist, ist nicht »außer Kontrolle«, im Gegenteil. Sie ist verbunden mit sich selbst, ihrem inneren Wissen und den natürlichen Rhythmen des Lebens. Sie hört auf ihre Intuition, folgt dem, was wesentlich ist, und bewegt sich durch die Welt mit einer natürlichen Selbstverständlichkeit. Diese Verbindung ist wie ein innerer Kompass, eine innere Stimme, eine innere Visionärin, die ihr den Weg weist und sie lebendig und frei sein lässt. In unserer modernen Welt wird diese innere Stimme allzu oft von To-do-Listen, Geldsorgen und der Angst davor übertönt, was andere über uns denken könnten. Das Leben ist oft laut, doch die Wild Woman hört auf das, was wirklich zählt: die tiefe Sehnsucht ihrer Seele, die sie immer wieder zu dem zurückführt, was sie liebt, was sie erfüllt und wofür sie in dieser Welt bestimmt ist.

Die Wild Woman ist lebendig in uns allen. Und vielleicht ist die einzige wahre Definition einer Wild Woman, dass sie sich nicht definieren lässt. Sie lässt sich nicht in eine Schublade pressen, nicht zähmen und auch nicht auf eine Rolle reduzieren. Sie ist frei. Sie ist echt. Sie ist instinktiv. Du bist sie.

Die Wild Woman in der Mythologie

Die Kraft der Wild Woman ist so alt wie die Menschheit selbst. Sie zeigt sich in den Mythen und Geschichten vieler Völker und Religionen auf der ganzen Welt, verehrt unter zahlreichen Namen. Egal, wie sie genannt wird, sie repräsentiert immer dieselbe Urkraft, die uns zu uns selbst zurückführt. Sie ist die, die uns ruft, wenn wir uns verloren haben. Die, die uns erinnert, wenn wir vergessen haben, wer wir sind.

Eine von ihnen ist **La Loba**, die Wolfsfrau, eine Figur aus der mexikanischen Folklore. Sie lebt verborgen in der Weite der Wüste, eine Alte, die Knochen sammelt, vor allem die von Wölfen. Und wenn sie spürt, dass die Zeit gekommen ist, beginnt sie zu singen. Durch ihren Gesang erweckt sie das, was verloren schien, wieder zum Leben. Die Legende von La Loba ist eine kraftvolle Erinnerung daran, dass nichts wirklich abhandenkommt, dass selbst die Teile in uns, die wir vergessen, verdrängen oder verleugnen, zurückkehren können. Sie ruft uns auf, unsere ursprüngliche, wilde Natur wiederzuentdecken.

In Tibet ist es **Dakini**, die tanzende Kraft, die in Frauen das klare Sehen hervorbringt. In tantrischen Traditionen gelten die Dakinis als Verkörperungen der höchsten Weisheit – ungezähmt und voller ekstatischer Energie. Sie tanzen am Rand des Bekannten, durchbrechen Illusionen und brennen alles weg, was nicht echt ist. Die Dakini ist keine sanfte Göttin, sie ist eine Kraft, die uns rüttelt, aufweckt, uns den Spiegel vorhält und uns auffordert, unser wahres Wesen zu leben.

Eine weitere faszinierende Frauenfigur der Mythologie ist **Lilith**: kraftvoll, unabhängig und selbstbestimmt. In der jüdischen Überlieferung war sie die erste Frau Adams, ihm ebenbürtig und gleichwertig erschaffen. Doch als Adam verlangte, dass sie sich ihm unterordne, weigerte sie sich und verließ das Paradies. Ihre Entscheidung, lieber allein als unterworfen zu sein, machte sie zur Zielscheibe patriarchaler Mythen, die sie als Dämonin darstellten. Sie ist auch eine der bekanntesten »Dark Goddesses«. Sie war die erste Frau, die klar und selbstbewusst »Nein« sagte und damit »Ja« zu sich selbst.

Wild Women: Geschichten, die das Leben schreibt

Lass uns gemeinsam eintauchen in die inspirierenden Geschichten einiger Wild Women. Mit diesen kurzen Einblicken in die Geschichten außergewöhnlicher Frauen möchte ich dir einen kleinen Vorgeschmack geben auf die unendliche Vielfalt, in der sich die Wild Woman manifestieren kann. Manchmal zeigt sie sich in großen, weltbewegenden Momenten, und manchmal in den stillen, aber nicht weniger kraftvollen Gesten des Alltags.

Da ist **Elizabeth Gilbert**, die Autorin von *Eat, Pray, Love* (siehe Anhang): eine Frau, die den Mut hat, alles loszulassen und ihrer inneren Stimme zu folgen. Nach einer Zeit der Herausforderungen begibt sie sich auf eine spirituelle Reise der Selbstfindung, die sie nach Italien, Indien und Bali führt. Ihre zutiefst berührende Geschichte von Heilung und Authentizität hat unzählige Menschen auf der ganzen Welt inspiriert.

Die amerikanische Umweltaktivistin **Julia Butterfly Hill** verkörpert die pure Kraft der Wild Woman in ihrer ursprünglichsten Form. Zwei Jahre lang wurde ein Redwood-Baum in einem kalifornischen State Park zu ihrem Zuhause. Sie setzte damit ein kraftvolles Symbol für ihren unerschütterlichen Einsatz für Mutter Erde. Mit ihrer bedingungslosen Hingabe und ihrem kompromisslosen Engagement bewegte sie Menschen weltweit, ihre Herzen zu öffnen für den Schutz unserer heiligen Natur.

Und dann ist da **Brené Brown**, die als Forscherin und Autorin den Mut hatte, die akademische Welt in ihren Grundfesten zu erschüttern. In ihrem bewegenden TEDx Talk (Link im Anhang) und ihren tiefgründigen Büchern (siehe Anhang) enthüllte sie eine zeitlose Wahrheit: Unsere Verletzlichkeit und die liebevolle Annahme unserer Unvollkommenheit sind der Schlüssel zu einem authentischen, erfüllten Leben und wahrhaftigen Beziehungen.

Meine Wild Woman spricht zu mir

Ich möchte eine kleine Geschichte meines persönlichen Weges mit dir teilen, in der meine Wild Woman in mir gewirkt und ich ihr vertraut habe: Als ich nach zwei Jahren in meiner Wahlheimat Los Angeles wegen Visa-Bestimmungen zurück nach Deutschland musste, gab ich meinen Traum, weiterhin dort zu leben, nicht auf. Jedes Jahr nahm ich an der Green Card Lottery teil und eines Tages gewann ich sie tatsächlich. Das war meine Gelegenheit, in die USA zurückzukehren. Doch mir war klar: Ich wollte auf keinen Fall mehr in Bürojobs arbeiten, auch wenn es mir Erfolg und ein sicheres Leben bescheren würde. Allein der Gedanke daran ließ mich innerlich eng werden. Kennst du dieses Gefühl? Du spürst ein klares Nein in dir, auch wenn alle Logik der Welt sagt, dass es der richtige Weg ist. Ich traf damals für mich die Entscheidung, dass ich lieber etwas tun würde, wofür ich keine meiner Qualifikationen brauchte, aber Freiheit und Leichtigkeit spürte, als für längere Zeit zurück in die alten Strukturen eines Vollzeit-Bürojobs zu gehen.

Nachdem ich zur Überbrückung einige Monate für einen renommierten deutschen Verlag und für ein Shakespeare-Theater in Downtown Los Angeles gearbeitet hatte, wagte ich den nächsten Sprung: Ich kündigte und fand über Freunde einen ungewöhnlichen Nebenjob: Ich wurde »Valley Girl« und parkte auf großen Hollywood- und Malibu-Partys Autos. Mit anderen tollen Frauen, Schauspielerinnen, Künstlerinnen, Träumerinnen, verdiente ich meinen Lebensunterhalt, bekam gute Trinkgelder und hatte die Freiheit, mich auf meine wahre Berufung zu konzentrieren. Beim Valley-Parken lernte ich viele inspirierende Menschen kennen. Mit einigen von ihnen bin ich bis heute eng befreundet. Zur gleichen Zeit begann ich, mich intensiv mit Yoga zu beschäftigen. Ich war geradezu besessen davon, jede Zelle meines Körpers war erfüllt mit Leidenschaft für die Praktiken, die Philosophie, die ganzheitliche Wirkung auf meinen Körper und Geist, und es veränderte meine Sicht auf die Welt.

Dieser Weg war für mich so viel erfüllender, als der vermeintlichen Vernunft und den Ratschlägen anderer zu folgen. Jenseits jeder Logik hatte ich ein Gefühl von tiefem Vertrauen in mir, dass Yoga Teil meines weiteren Weges ist, obwohl es in einer Stadt wie Los Angeles, wo es Yogalehrer*innen wie Sand am Meer gab, irrational erschien. Doch meine Wild Woman war unbeirrbar, und ich folgte meiner inneren Stimme. Wäre ich ihr nicht gefolgt, hätte mein Leben sich vermutlich in eine ganz andere Richtung entwickelt. Durch diesen mutigen Schritt habe ich viele unglaublich tolle und inspirierende Erfahrungen gemacht, die mich geprägt und zu der Frau gemacht haben, die ich heute bin. Hinzu kam: Durch meinen großen Erfahrungsschatz als Yogalehrerin in Los Angeles zu einer Zeit, in der Yoga in Deutschland noch nicht so populär war, wurde ich nach meiner Rückkehr schnell zu einer sehr bekannten und über die Grenzen von Deutschland hinaus gefragten Yogalehrerin. Mein Herzensweg hatte begonnen.

Wenn ich eine Essenz aus dieser Erfahrung ziehen kann, dann diese: Du wirst belohnt, wenn du deiner Intuition folgst, auch wenn alles dagegenspricht und dich die Welt für verrückt oder naiv erklärt. Und genau das ist für mich ein zentraler Aspekt der Wild Woman: Sie hört mehr auf sich selbst als auf die Stimmen im Außen. An welche Situationen erinnerst du dich, in denen deine Wild Woman auf diese Art deutlich mit dir kommuniziert hat? Hast du auf sie gehört?

Die Magie der Wild Woman

Du hast inzwischen einen guten Eindruck davon bekommen, auf wie viele verschiedene Arten sich die Kraft der Wild Woman zeigen kann. Hier habe ich dir noch einmal die in meinen Augen wichtigsten Qualitäten zusammengefasst.

Instinkt und Unabhängigkeit

Eine ihrer größten Gaben ist, dass sie auf ihr Bauchgefühl und ihren Instinkt hört, statt der Masse zu folgen. Sie weiß, dass »weil man das halt so macht« kein guter Grund ist, irgendetwas zu tun. Die Wild Woman spürt, dass der Weg zu einem erfüllten Leben nicht darin liegt, es allen recht zu machen. Sie folgt dem Takt ihres eigenen Trommelschlags, auch wenn das bedeutet, manchmal aus der Reihe zu tanzen. Und das ist großartig.

Körperweisheit, Intuition und Authentizität

Die innere Stärke der Wild Woman nährt sich aus der tiefen Verbindung zu ihrem Körper, ihren Gefühlen und ihrer Intuition. Sie hat gelernt, dass wahre Weisheit nicht nur im Verstand zu finden ist, sondern in ihrem ganzen Wesen, in der Sprache ihres Körpers, in den Zeichen der Natur, in den Rhythmen des Mondes und in den Zyklen des Lebens. Sie erlaubt ihren Gefühlen, sie zu leiten. Ihre Emotionen sind für sie keine Schwäche, sondern wertvolle Wegweiser, die ihr helfen, in herausfordernden Zeiten klar und authentisch zu bleiben.

Instinktive Intelligenz und Resilienz

Die Wild Woman ist nicht unerschütterlich, weil sie nie fällt, sondern weil sie immer wieder aufsteht. Herausforderungen sind für sie keine Hindernisse, sondern Einladungen, noch tiefer in ihre innere Wahrheit einzutauchen. Sie besitzt den Mut, ihren Weg weiterzugehen, auch wenn das Ziel noch nicht sichtbar ist. Diese Fähigkeit, trotz Unsicherheiten im Vertrauen zu bleiben, macht sie zu einer Quelle der Inspiration für andere. Mit ihrer tiefen Verbindung zu ihrem Körper und ihrem Instinkt erinnert sie uns daran, dass wir alle die Kraft in uns tragen, aufzustehen und weiterzugehen.

Tribal Consciousness und Verbundenheit

Obwohl sie unabhängig, selbstbewusst und in sich stark ist, weiß die Wild Woman, dass wahre Stärke auch in der Verbindung liegt, in der Verbindung mit sich selbst, mit anderen Frauen, mit der Natur. Eine Wild Woman empfindet sich als Teil eines größeren Ganzen. Sie spürt, dass ein »Tribe« mehr ist als die Summe seiner Teile und dass es für uns Frauen essenziell ist, uns auszutauschen, gemeinsam Projekte ins Leben zu rufen oder uns einfach nur zuzuhören. Und sie versteht: Die Gemeinschaft mit anderen Frauen und die Verbindung zur Natur lassen uns gleichermaßen die uns innewohnende Kraft und Körperweisheit spüren. Die Wild Woman ist eine Pionierin, die andere ermutigt, in ihre eigene Kraft zu kommen. Sie zeigt uns, dass es möglich ist, die Masken abzulegen und authentisch, kraftvoll und frei zu leben.

Die Schatten der Wild Woman

Jede Archetypin trägt jedoch auch Schattenaspekte in sich. Oft sind sie entstanden, als dein freier Ausdruck in der Kindheit nicht willkommen oder wertgeschätzt war. Vielleicht hieß es, deine Abenteuerlust oder klare Stimme sei »zu viel«. Heute zeigen sich die Schatten meist darin, wie du auf Frauen reagierst, die die Wild Woman gesund ausdrücken. Du weißt ja, meine Liebe: All ihre Anteile leben auch in dir, manche ein wenig verborgen, manche überbetont. Die Arbeit mit der Wild Woman unterstützt dich, unterdrückte Wild-Woman-Anteile zu erkennen und ihre verborgenen Gaben ans Licht zu holen und wieder zu integrieren. Hier sind einige der häufigsten Schattenaspekte, die mir in meiner Arbeit mit Frauen immer wieder begegnen:

Entfremdung von deinem Körper

Deine Wahrnehmung, dein instinktives Wissen und die Signale deines Körpers erreichen dich nur noch gedämpft oder du nimmst sie erst wahr, wenn es zu spät ist, wenn du erschöpft oder krank bist.

Integration: Erschaffe im Alltag bewusst Momente der Stille, um dich mit dir und deinem Körper zu verbinden. Diese Verbindung ist das Fundament, um mit deiner Wild Woman in Kontakt zu kommen. Wann immer es dir möglich ist, gehe dazu in die Natur: Das bewusste Sehen, Hören, Riechen, Schmecken und Tasten kann deinen Weg zurück in die Körperweisheit kraftvoll unterstützen.

Schließe sanft deine Augen, verbinde dich mit deiner Wahrnehmung und stelle dir vor, dass warmes Sonnenlicht in deinen Körper strömt. Wo findest du Räume der Weite, wo ist es eng, taub oder blockiert? Lasse deinen Atem wie eine sanfte Welle diese Stellen berühren und nähren. Lege deine Hände als Zeichen der Wertschätzung auf Körperregionen, die nach Aufmerksamkeit und Liebe rufen. Finde deinen Weg zurück in den lebendigen Dialog mit deinem Körper. Erschaffe Momente der Verbindung, sei es durch freien Tanz, Yoga oder Berührung. Jeder Atemzug, jede Bewegung ist eine Einladung, deiner Wahrnehmung wieder Raum zu geben und die Brücke zu deiner körperlichen Weisheit neu zu bauen.

Angst vor Verletzlichkeit

Du wirkst nach außen stark, doch in dir stürmt manchmal ein Tornado an unterdrückten Gefühlen. Ich weiß, wie verlockend es ist, die Fassade der Unverwundbaren aufrechtzuerhalten, denn sie scheint dich vor Schmerz zu schützen. Doch fühlst du dich hinter dieser Fassade nicht auch oft einsam? Vielleicht, weil genau diese Verletzlichkeit der Schlüssel zu echter, authentischer Verbindung mit dir selbst und mit anderen ist.

Integration: Lass deine Gefühle da sein, ohne Bewertung und ohne den Drang, etwas verändern zu müssen. Du brauchst nicht permanent stark zu sein oder zu funktionieren. Beginne mit kleinen Schritten: Ein ehrliches Wort, was du fühlst, ein offener, authentischer Blick, ein Moment, in dem du dich in deiner ganzen Menschlichkeit zeigst. Erinnere dich: Deine Wild Woman ist verbunden mit sich und ihren Gefühlen – das ist eine ihrer Superkräfte.

Übertriebene Unabhängigkeit und Rebellion

In diesem Schattenmuster zeigt sich deine Wild Woman durch ein ständiges Aufbegehren gegen jede Form von Struktur und Ordnung. Das Bedürfnis, anders zu sein und gegen den Strom zu schwimmen, wird zu deiner automatischen Reaktion. Vielleicht war dein natürlicher, freier Ausdruck in deiner Kindheit nicht willkommen. Nun erscheint dir das rebellische Verhalten als einziger Weg, deine Authentizität zu bewahren.

Integration: Es geht nicht darum, deine wilde Seite zu zähmen, um Himmels willen, nein! Aber wie wäre es, wenn du dir einen kleinen Moment schenkst und in deinen Körper spürst, bevor du automatisch in dein Reaktionsmuster springst? Atme tief ein, spüre in dich hinein und frage dich: Worum geht es mir wirklich? Bin ich tatsächlich überzeugt vom Gegenteil oder reagiere ich nur aus Gewohnheit? Was ist das Bedürfnis, das hier ausgedrückt werden will? Denn: Du kannst absolut unabhängig und frei sein UND trotzdem mit anderen verbunden bleiben und gemeinsam Lösungen finden. Du musst dich nicht für eines von beiden entscheiden!

Selbstzweifel und schwache Grenzen

In diesem Schattenaspekt ruht deine Wild Woman in einem tiefen Dornröschenschlaf. Du hast die Verbindung zu deinem Instinkt, deinem Körper und deiner intuitiven Weisheit verloren, sie sind dir fremd geworden. Deine natürlichen Grenzen, die dich eigentlich schützen und halten sollten, sind kaum noch spürbar. Stattdessen orientiert sich dein Leben an den Erwartungen der äußeren Welt und du versuchst, es allen recht zu machen. Deine authentische Stimme, einst wild und kraftvoll, ist zu einem sanften Flüstern geworden, und du überlässt anderen die Führung über deinen Lebensweg oder begibst dich in eine Opferrolle, indem du andere für dein Leben oder bestimmte Situationen verantwortlich machst.

Integration: Lausche ganz bewusst deiner inneren Stimme: Wie sprichst du mit dir selbst? Welche Worte weben sich durch deine Gedanken? Sammle achtsam alle Sätze, die dich von deiner unabhängigen, ursprünglichen Wild-Woman-Kraft und deinem Instinkt trennen. Erforsche deine Worte mit den vier Fragen aus dem berühmten Buch *The Work* von Byron Katie (siehe Anhang): Ist das wahr? Ist das wirklich wahr? Wer bin ich, wenn ich diesem Gedanken Glauben schenke? Wer könnte ich sein ohne diese Begrenzung?

Verbinde dich mit deinem Körper und atme tief in deinen Bauch. Transformiere die limitierenden Sätze in Worte der Ermutigung. Wie sprichst du mit dir, wenn du mit deinem Instinkt und deiner wilden Natur verbunden bist? Lausche deiner integrierten Wild Woman und erschaffe ein kraftvolles inneres Bild von dir in dieser neuen Energie. Lasse alle Sinne daran teilhaben: Spüre, höre, sehe, schmecke und fühle deine ursprüngliche Essenz und verankere sie durch Bewegung und den Klang deiner Stimme, in deiner persönlichen Incantation. Incantations, bei denen wir mit unserem Körperausdruck den Satz in jeder Zelle unseres Körpers spüren, indem wir ihn aussprechen, rufen, schreien oder singen, sind ein kraftvoller Weg, um Veränderung auf zellulärer Ebene zu erschaffen. Wenn deine alten limitierenden Glaubenssätze sich wieder melden, verbinde dich mit deinem inneren Bild deiner inneren Wild Woman in ihrer natürlichen Ungezähmtheit: Nutze deinen Körper und deine Stimme, um sanft deine schlummernde Wild Woman aus dem Dornröschenschlaf zu wecken.

Soul Coaching:
Verbinde dich mit deiner Wild Woman

Nimm dir einen ruhigen Moment mit deinem Journal. Verbinde dich mit deinem Atem und deinem Körper und lasse die Worte deiner Wild Woman aus der Tiefe deiner Seele zu dir sprechen.

Welche Bedeutung hat die Wild Woman in deinem Leben?

- Welche ihrer kraftvollen Qualitäten möchtest du (wieder) mehr leben?
- Wie kannst du heute, in diesem Moment, einen ersten Schritt tun, um ihre Energie in deinem Alltag zu erwecken?

Welche inneren Überzeugungen halten deine freie, unabhängige Natur noch im Verborgenen?

- Wie könnte sich dein Leben wandeln, wenn du beginnst, alle Facetten deiner Wild Woman, ihre Licht- und Schattenseiten, in dein Sein zu integrieren?
- Welche authentische Version von dir wartet voller Vorfreude darauf, sich zu entfalten?

In welchen Momenten spürst du bereits die Essenz deiner Wild Woman?

- Wann fühlst du dich ganz in deiner Unabhängigkeit, deiner Kreativität, deiner Körperweisheit und Verbundenheit mit Mutter Erde?
- Wann pulsiert Leidenschaft durch deine Adern und dein authentischer Ausdruck fließt ungezähmt und frei?

Welche verborgenen Schattenaspekte deiner Wild Woman rufen danach, gesehen zu werden?

- Wo zeigt sie sich übermächtig oder zurückhaltend?
- Was macht dir an ihrer ungezähmten Kraft vielleicht noch Angst?
- Welche Themen deiner Wild Woman dürfen geheilt oder integriert werden?

Welche Visionen erscheinen, wenn du deine Wild Woman rufst?
Male ein lebendiges Bild mit allen Sinnen: die Farben, die dich umgeben, die Düfte in der Luft, die Gefühle und Wahrnehmung in deinem Körper.

- Wo befindest du dich?
- Wie drückst du dich aus?
- Welche Energie strahlt von dir aus?
- Was will sie dir sagen?

Nimm dir Zeit für diese Fragen, meine Liebe. Lass deinen Gedanken freien Lauf und spüre bewusst nach. Es gibt keine falschen Impulse, alles, was kommt, ist genau richtig.

Magic Tools: Die Wild Woman in dir erwacht

Eine der kraftvollsten Qualitäten deiner Wild Woman ist ihre tiefe, intuitive Verbindung zu ihrer Körperweisheit und ihr natürliches Embodiment. Sie bewohnt ihren Körper nicht nur – sie feiert ihn als heiligen Tempel ihrer Seele. Ihr Körper ist ihr Instrument, durch das sie sich mit sich und dem Leben selbst verbindet. Mit den folgenden Magic Tools kannst du in deine Körperweisheit eintauchen und deine Wild Woman wiedererwecken.

Wild Woman Dance: Dancing the Elements

In diesem »Fünf-Elemente-Tanz« darfst du alle gewohnten Strukturen und Muster loslassen und dich mit der ursprünglichen, instinktiven Essenz deiner Wild Woman verbinden.

Vorbereitung
Suche dir einen Ort, an dem du ganz bei dir sein kannst, vielleicht draußen unter freiem Himmel mit Kopfhörern oder in deinem Sacred Space zu Hause. Wähle Musik, die du mit deiner Wild Woman verbindest. Ich liebe Trommeln, schamanische Klänge oder Natursounds. Wähle gerne ein Outfit, in dem du dich frei, inspiriert und lebendig fühlst. Und dann gib dich deinen ganz eigenen Bewegungen hin.

Element Erde

- Stelle dich aufrecht hin und spüre deine Füße auf der Erde.
- Atme durch die Nase in deinen Bauch ein und durch den Mund mit einem Sound oder Seufzen aus.
- Mit jeder Einatmung nimm die nährende Kraft der Erde in dein Becken, dein Herz und jede Zelle deines Körpers auf. Mit jeder Ausatmung lasse los und verwurzle dich. Gib alles an die Erde ab, das dich trennt und kleinhält.

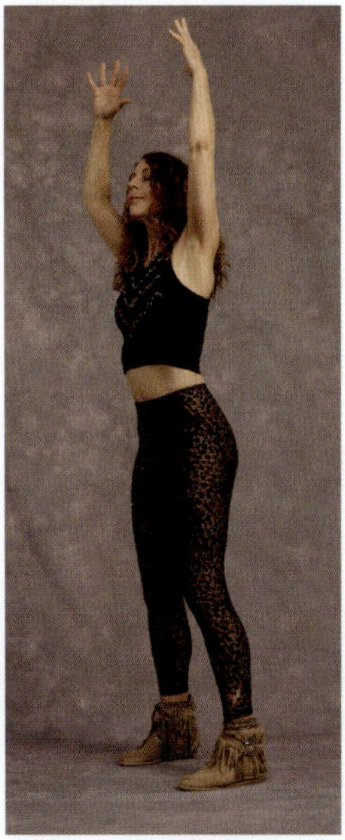

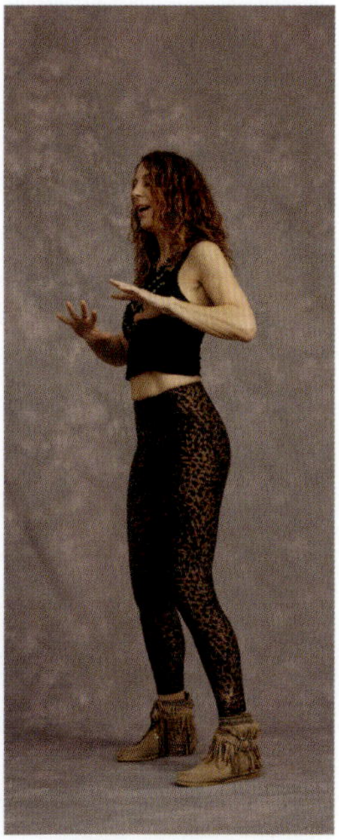

- Lass die Erdenergie dich tragen, stark, pulsierend, urweiblich. Spüre dich im Einklang mit deinem Herzschlag. Du bist ganz: ungezähmt. Frei. Geerdet.

Element Wasser

- Bewege dich weich, fließend, sinnlich. Hier gibt es keine Ecken und Kanten – nur Wellen, Kreise und Spiralen.

- Welche Bewegungen bringen dich ins Fließen? Gib dich der Bewegung hin, werde zum Wasser. Lache, töne, werde spielerisch und frei, löse alle Grenzen auf.

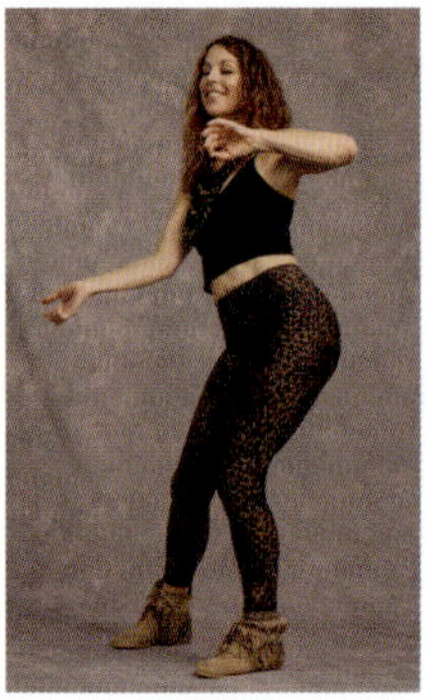
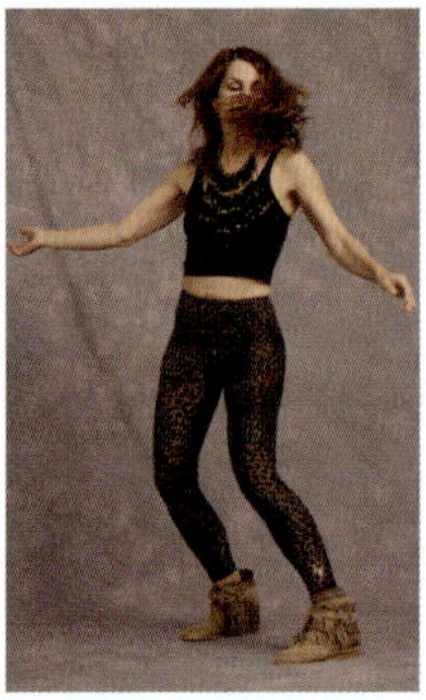
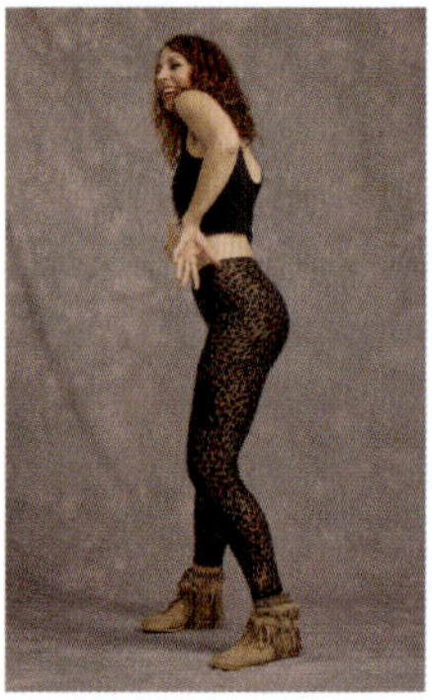
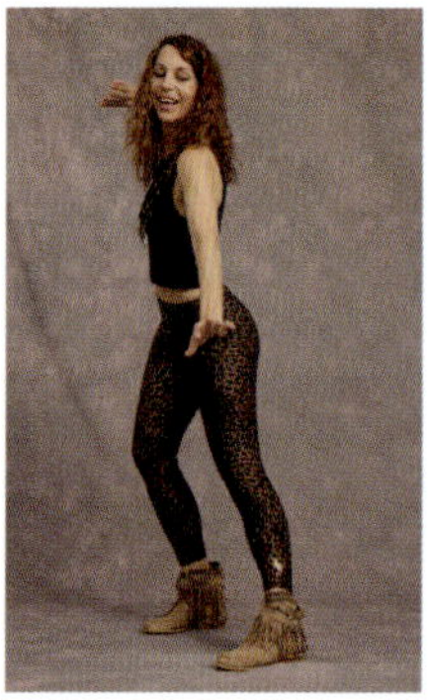

Element Feuer

- Erwecke das Feuer in dir. Wie bewegst du dich, wenn pure Leidenschaft durch dich fließt?

- Werde zur kraftvollsten Version deiner Wild Woman, ungezähmt und strahlend. Spüre mit jeder Bewegung das flackernde Feuer in deinem Solarplexus pulsieren.

Mit jeder Ausatmung aktiviere das Feuer in deinem oberen Bauch. Schüttle dich, tanze frei und ekstatisch, finde deinen kraftvollsten Ausdruck, ungezähmt in deinem Körper und Geist. Werde zur Flamme, werde unaufhaltbar.

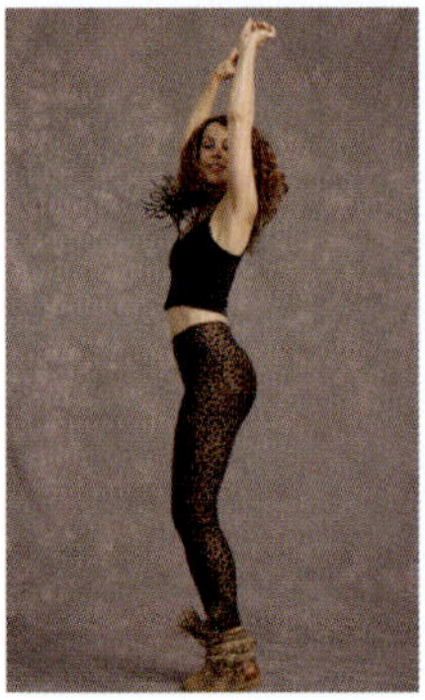
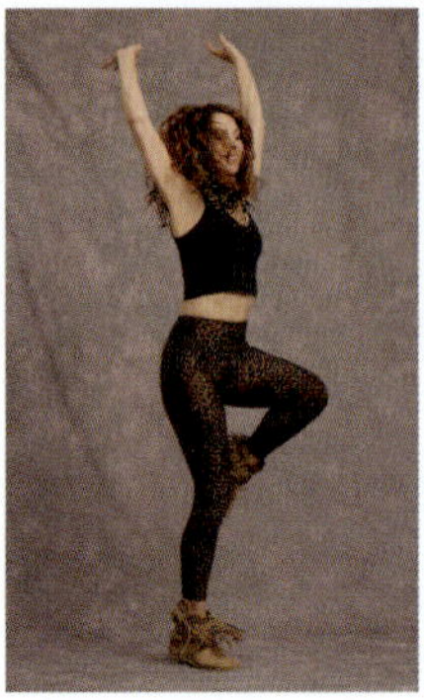
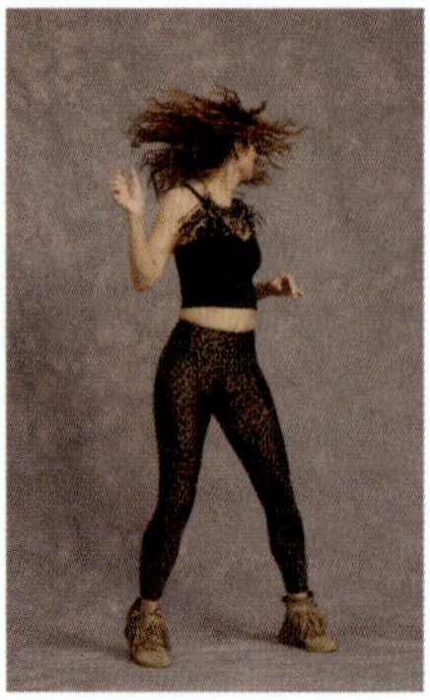
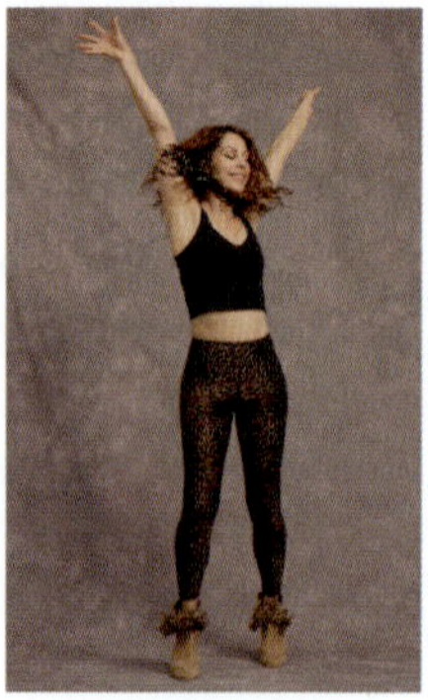

Element Luft

- Lass los und werde frei wie ein Vogel, schwerelos und intuitiv, als würdest du kaum die Erde berühren. Öffne deine unsichtbaren Flügel, sieh die Welt aus der Vogelperspektive und lasse dich vom Wind tragen.

- Dein Atem führt, inspiriert und setzt dich in Bewegung. Er pulsiert von deinem Herzen in jede Zelle deines Körpers. Spüre Leichtigkeit, Freiheit, Ekstase und pure Freude.

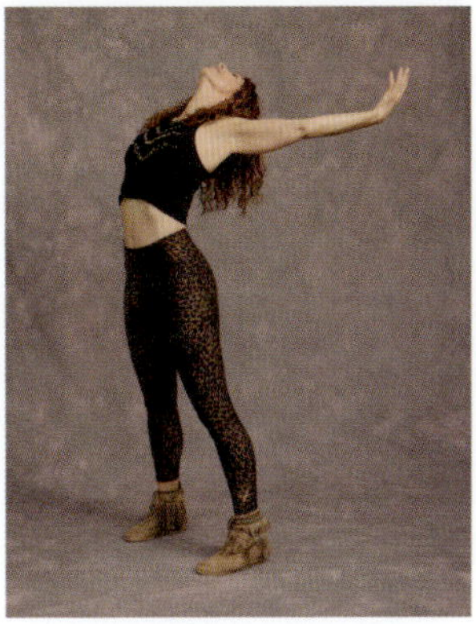

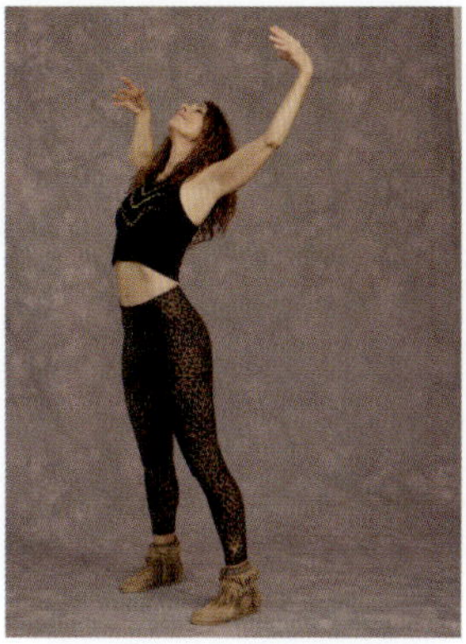

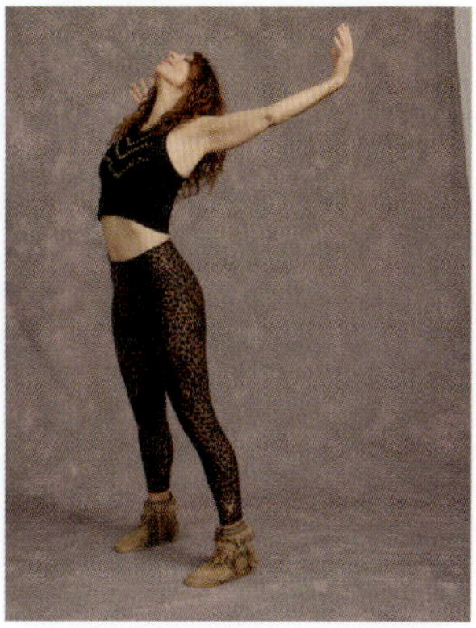

Element Raum

Wenn dein Tanz langsam ausklingt, kehre zurück zur Erde und in die Stille. Lege die Hände auf Herz und Bauch oder auf deine Knie. Spüre die pulsierende Kraft in dir, die Essenz deiner Wild Woman. Lausche ihrer Stimme und der tiefen Verbindung zu ihr. Schreibe all deine Erkenntnisse und Inspirationen auf. Wähle eine Qualität, die dich durch den Tag begleitet.

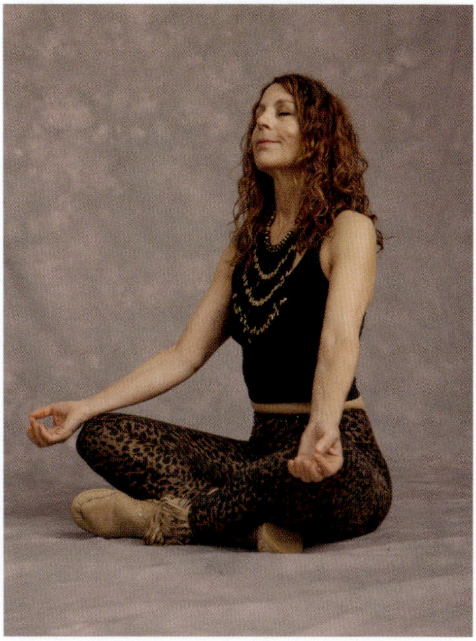

Tanze mit deiner Wild Woman, wann immer du dich tiefer mit ihrer Frequenz verbinden willst. Sie ist jederzeit für dich da!

Breathwork Ritual für die Wild Woman: Somatic-Release-Praxis

Finde einen Ort, der dich nährt, sei es in der Natur oder in deinem Zuhause. Dimme das Licht. Reibe zwischen deinen Händen einige Tropfen eines ätherischen Öls, das dir Freiheit und Unabhängigkeit schenkt. Bade in diesem heilsamen Duft. Wiederhole es bewusst, genieße dieses klärende Ritual mit allen Sinnen.

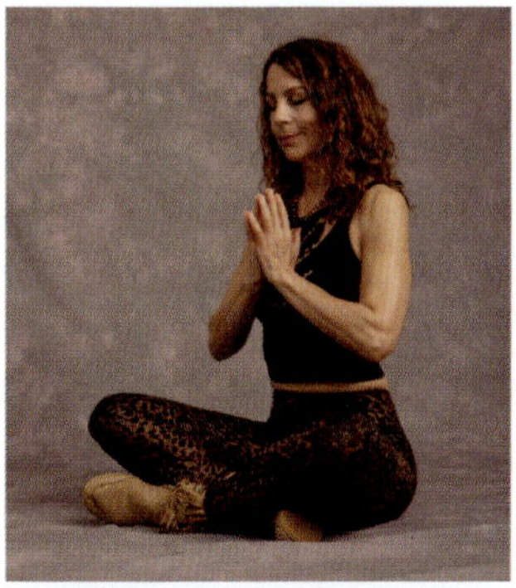

- Setze dich auf die Erde, einen Felsen, eine Wiese oder deine Yogamatte. Spüre, wie Mutter Erde dich trägt und nährt.

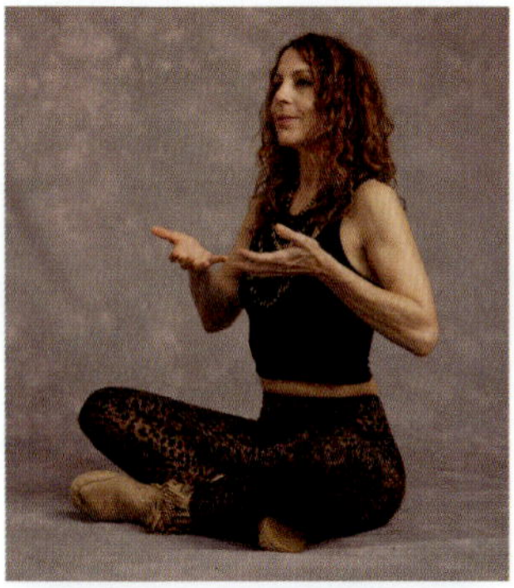

- Atme mit tiefer Zwerchfellatmung durch die Nase in deinen Bauch, die Seiten des Körpers und den Herzraum ein.

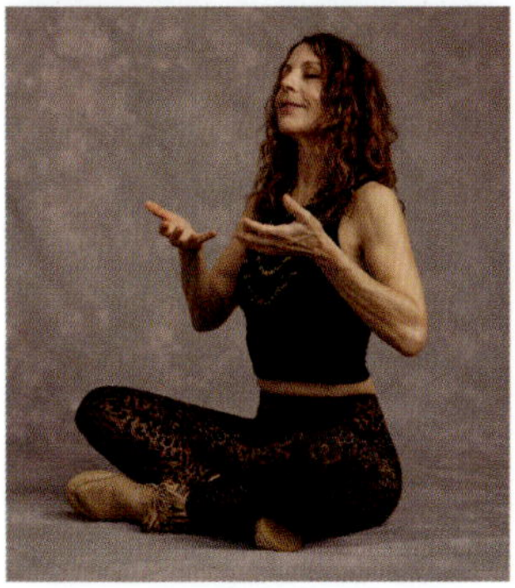

- Am Ende der Einatmung halte den Atem kurz in der Fülle.

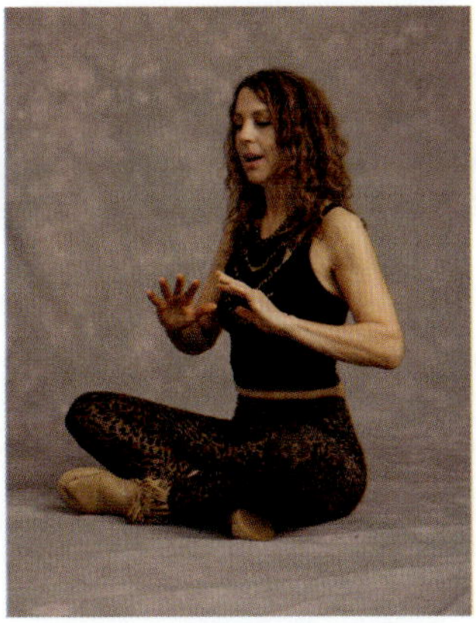

- Lasse den Atem langsam durch den Mund ausströmen.
- Deine Ausatmung ist hörbar: als ein sanftes Rauschen oder ein befreites Seufzen, so wie es sich für dich natürlich anfühlt.
- Zähle langsam bis 4 mit der Einatmung und bis 4 mit der Ausatmung. Verlängere dann langsam deine Ausatmung in deinem Rhythmus, zum Beispiel: auf 4 einatmen, auf 6 ausatmen, oder auf 4 einatmen und auf 8 ausatmen.
- Visualisiere einen heiligen Kreis, der Ein- und Ausatmung verbindet.
- Jede Einatmung bringt nährende Urenergie aus dem Herzschlag der Erde. Sie verbindet dich tiefer mit den Qualitäten deiner Wild Woman.
- Atme ein und sprich innerlich: »Ich bin eine Wild Woman: unabhängig, verbunden und frei. Ich vertraue meinem Körper und folge meinem eigenen Rhythmus.«
- Mit jeder Ausatmung löst sich, was du nicht mehr brauchst: Stress, Zweifel, Sorgen, lasse sie in die Erde fließen.
- Atme aus und wiederhole innerlich: »Ich lasse alle Begrenzungen los, die mich davon abhalten, frei, authentisch und mutig zu sein.« Du kannst auch deinen eigenen Satz finden.
- Spüre, wie du Schicht um Schicht klarer wirst. Mit jedem Atemzug wächst die Verbindung zu dir und deiner Wild Woman.

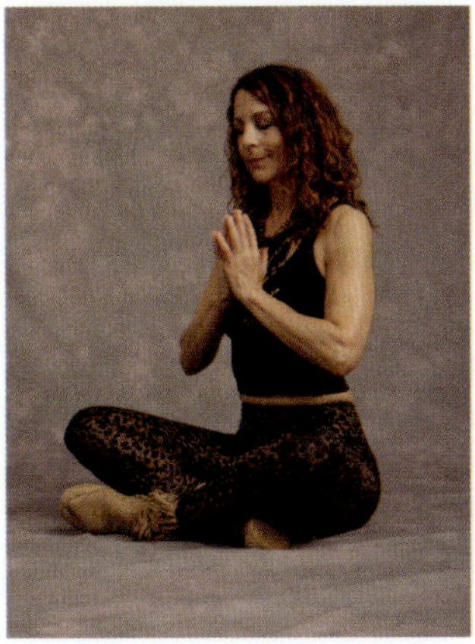

- Zum Abschluss nimm deine Hände sanft in Anjali Mudra, der Gebetshaltung, vor dein Herz.
- Lausche der Botschaft deiner Wild Woman. Vielleicht ist es eine Ermutigung, ein Wort, ein Satz oder ein Bild. Lasse sie in deinem Körper schwingen, in deinem Herzen. Sprich die Botschaft gern laut aus, schreibe sie auf und nimm sie mit in deinen Tag.

Diese simple Somatic-Release-Praxis kannst du täglich einbauen – mal kurz, mal länger. Sie schenkt dir Klarheit und vertieft stetig die Verbindung zu dir und deiner Wild Woman.

Dein Wild Woman Medicine Walk

Der Wild Woman Medicine Walk lädt dich ein, die Natur als Spiegel deiner Wild Woman zu erleben. Der Begriff »Medicine Walk« stammt ursprünglich aus den Traditionen der indigenen Völker Nordamerikas. In diesen Kulturen dient der Medicine Walk als spirituelle Praxis, bei der sich Personen mit einer bestimmten Absicht in die Natur begeben, um durch die Beobachtung und Interaktion mit ihrer Umgebung Einsichten und Heilung zu erfahren. Diese Praxis unterstützt uns, Antworten auf persönliche Fragen zu finden und unsere Verbindung zur natürlichen Welt zu stärken, eine Qualität, die wir in unserer modernen Welt bewusst kultivieren müssen, um uns immer wieder an die uns innewohnende Kraft und instinktive Weisheit zu erinnern.

- Schaffe einen heiligen Raum für deine Wild Woman. Vielleicht ist es ein kleiner Altar oder eine liebevoll gestaltete Ecke.

- Zünde eine Kerze an, räuchere mit Palo Santo und spüre in dich hinein:

Was bewegt dich gerade?
Welche Fragen hast du an deine Wild Woman?

Mit welchen Qualitäten deiner Wild Woman möchtest du dich mehr verbinden? Lade sie bewusst ein – und lasse dann alle Erwartungen los. Vertraue darauf, dass genau das zu dir kommt, was du brauchst.

- Blase die Kerze aus, verbinde dich mit deinem Herzen und gehe hinaus in die Natur. Falls du keinen Park oder Wald in der Nähe hast, dann nutze diese kraftvolle Praxis für einen bewussten Ausflug in die Natur, lege eine Hand auf deinen Bauch und eine auf dein Herz, um deinen Medicine Walk zu beginnen.

- Gehe mit allen Sinnen: Spüre den Boden unter deinen Füßen, lausche den Geräuschen, rieche die Erde, spüre den Wind auf deiner Haut, sieh die Farben und Formen im Wald.

- Werde mit jedem Atemzug langsamer, stimme dich ein auf den Rhythmus der Erde. Lasse dich von deiner Intuition führen, vertraue deinem Instinkt. Vielleicht verweilst du länger bei einem Baum, vielleicht ruft dich ein Fluss. Bewege dich ohne Eile, ohne Ziel. Sei offen und empfange. Die Natur ist dein Wegweiser, um dich mit deiner ursprünglichen Kraft und deinem inneren Wissen zu verbinden.

- Wenn dich ein Stein, eine Feder oder ein Blatt besonders berührt, halte es als dein Kraftobjekt in den Händen: Was ist die Botschaft, die du spürst?

- Öffne dich für die Weisheit der Natur, lausche mit deinem Herzen, lass dich von deinem Instinkt führen. Nimm die kraftvollsten ein bis drei Objekte gern mit. Jedes davon ist ein Botschafter, der dich an eine Qualität deiner Wild Woman erinnert.

- Zu Hause lege deine Kraftobjekte auf deinen Altar. Nimm dir Zeit. Halte jedes Objekt in deinen Händen. Frag es leise: »Welche Wild-Woman-Qualität oder Nachricht trägst du für mich?« Dann lausche mit deinem Herzen. Vielleicht hörst du »Ursprünglichkeit«, »Freiheit«, »authentische Kraft« oder eine ganz spezifische Botschaft. Spüre, wie die Qualität in dir erwacht.

- Nimm nun deine Objekte einzeln ans Herz, bedanke dich bei Mutter Erde und sprich laut: »Ich wertschätze die Verbindung zu mir, zur Natur, zu den Elementen und zu meinem instinktiven Ausdruck. Ich bin eine Wild Woman – kraftvoll, instinktiv, verbunden und frei. Aho.« Das Wort »Aho« stammt aus indigenen Traditionen Nordamerikas. Es wird als kraftvoller Ausdruck der Zustimmung, des Dankes oder der Segnung verwendet, ähnlich wie »Amen«, und dient dazu, eine Wahrheit oder Weisheit zu bekräftigen.

- Schreibe dir gern deine Botschaften auf und wiederhole sie regelmäßig. Lasse sie bewusst in dein Leben einfließen. Wie genau könnte es aussehen, diese Qualität in spezifischen Situationen zu integrieren?

Wiederhole deinen Wild Woman Medicine Walk oder visualisiere ihn vor deinem inneren Auge und praktiziere das Abschlussritual, wann immer dir danach ist und du dich mit deiner Wild Woman verbinden möchtest.

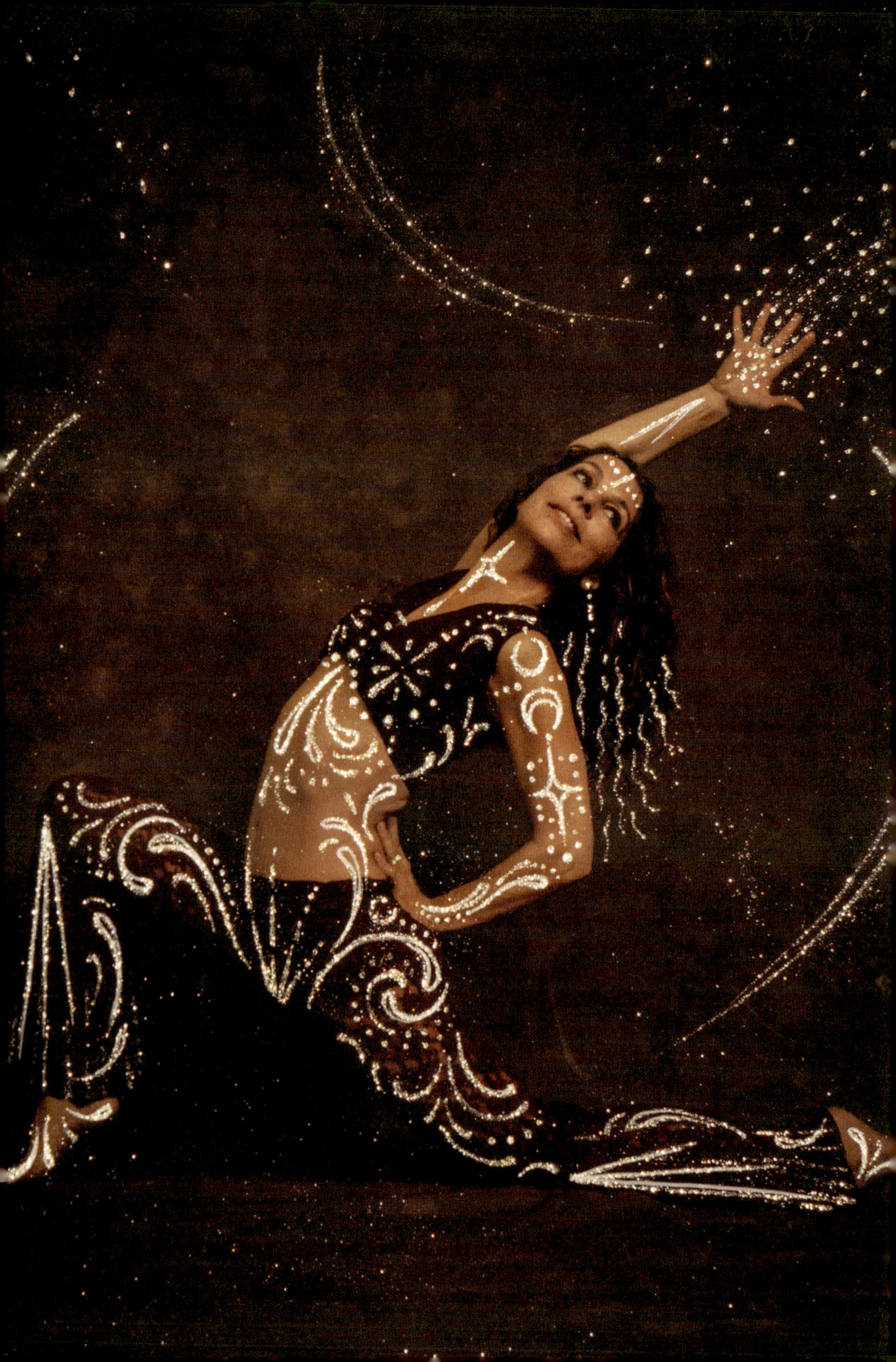

Die Liebende

The greatest love is not found,
it is awakened.
Eros is the key that unlocks
the soul's remembering.

Unbekannt

Weiblicher Magnetismus, Eros und die Kunst, du selbst zu sein

Die Liebende ist eine der kraftvollsten und gleichzeitig oft am meisten missverstandenen Archetypen des Weiblichen. Sie steht für Sinnlichkeit, Hingabe, pure Präsenz und Genuss ebenso wie für eine tiefe Verbindung zur kreativen Energie des Lebens. Sie inspiriert und öffnet Räume für Liebe und Leidenschaft in all ihren Facetten. Sie verkörpert nicht nur die Verführerin oder die romantische Liebende, sie ist die, die das Leben mit jeder Zelle fühlt, die Welt mit allen Sinnen erlebt, die Schönheit sieht, wo andere achtlos vorbeigehen, und die in der Verbindung mit sich selbst und anderen aufblüht. In ihrer integrierten Version besitzt die Liebende eine unwiderstehliche Anziehungskraft. Attribute wie Erotik, weiblicher Magnetismus und sexuelle Energie werden in unserer Gesellschaft noch immer oft mit Scham in Verbindung gebracht und verdrängt. Dabei wird übersehen, dass die Energie der Liebe ebenso wie unsere sexuelle Energie für jede Form des kreativen Ausdrucks genutzt werden kann.

Die kreative Kraft von Eros

Vielleicht hast du in deiner Yogapraxis schon mal den Begriff »Kundalini rising« gehört, symbolisiert durch eine schlafende Schlange an der Basis der Wirbelsäule. Diese Kundalini-Shakti-Energie steht für das weibliche Prinzip und unsere Schöpferinnenkraft. Sie kann durch verschiedene Praktiken aktiviert werden und steigt dann entlang unserer Wirbelsäule auf, um unterschiedliche Ebenen unseres Bewusstseins zu erwecken. Diese kreative Kraft ist nichts anderes als unsere sexuelle Energie, die wir gezielt lenken können: in ein kreatives Projekt, eine sinnliche Verschmelzung oder tiefe spirituelle Bewusstseinszustände.

Die Liebende zeigt sich in einem Gespräch, in dem echte Verbindung stattfindet, in einem Lächeln für einen Fremden auf der Straße, in einem Projekt, das mit Leidenschaft ins Leben gerufen wird, oder in einem Kunstwerk, das mit Herzblut entsteht. Sie ist die Kraft, die uns verbindet, inspiriert und das Leben mit Schönheit, Tiefe und Intensität erfüllt. All das, die Leidenschaft, die Kreativität, die tiefe Verbindung zum Leben, entspringt einer uralten, ursprünglichen Kraft: Eros. Eros ist so viel mehr als Begehren oder romantische Anziehung. Es ist die lebendige Kraft, die uns mit allem verbindet – mit anderen Menschen, mit der Natur, mit uns selbst.

Eros strebt nach dieser allumfassenden Verbundenheit, die wir einst im Bauch unserer Mutter gespürt haben – eins mit dem Kosmos. Wenn Eros in uns wirkt, durchdringt diese verbindende, nährende Energie jeden Aspekt unseres Seins.

Die Liebende erinnert uns daran, dass wahre Lebendigkeit nicht im Kopf, sondern in unserem Körper entsteht. Sie ist eine magische Kraft, die sich unserem Verstand entzieht, und eine der kraftvollsten Energien, die wir Frauen in uns tragen. Und du? Spürst du den Ruf, deine innere Liebende wieder mehr zu leben, dich mit weit geöffnetem Herzen der ganzen Schönheit des Lebens hinzugeben? Die Liebende ist bereit für dich, bist du es auch für sie?

Die Liebende in der Mythologie

Die weibliche Sinnlichkeit wurde schon in den ältesten Kulturen als eine der machtvollsten Energien verehrt. In den antiken Hochkulturen Ägyptens spielten Tempelpriesterinnen eine zentrale Rolle als Hüterinnen des Heiligen, als Mittlerinnen zwischen der physischen und der göttlichen Welt. Sie verkörperten weit mehr als nur eine heilige Geliebte: Sie waren Heilerin, Künstlerin, Tänzerin und weise Lehrerin zugleich, galten als Frauen von beeindruckender Tiefe und Weisheit, mit einem feinen Gespür für die nährende Kunst der Liebe. Besonders in den Kulten der Göttinnen Hathor und Isis waren sie die Verkörperung weiblicher Sinnlichkeit, spiritueller Weisheit und heilender Kräfte.

Hathor, die Tochter des Sonnengottes Ra, war die Göttin der Liebe, Fruchtbarkeit, Heilung, Musik, des Tanzes und der puren Lebensfreude. In ihren Tempeln huldigten ihr Priesterinnen, die meist als Musikerinnen, Tänzerinnen und Heilerinnen dienten. Diese sogenannten Hathor-Priesterinnen waren für heilige Rituale zuständig, in denen Musik, Gesang und Tanz genutzt wurden, um einen Zustand der Trance zu erreichen und eine Verbindung zur göttlichen Welt herzustellen. Diese Praktiken wurden nicht nur zur Verehrung der Göttin eingesetzt, sondern auch zur Heilung von Körper, Geist und Seele.

Hathor erinnert uns daran, dass Musik älter ist als die Sprache, als universelle Sprache des Herzens, die uns durch ihre Schwingungen sanft daran erinnert, wer wir wirklich sind. Genau das ist der Weg der Liebenden: Ihr Magnetismus und ihre Ausstrahlung entspringen einer tiefen, verkörperten Sinnlichkeit, die sich jenseits von Worten im kreativen Ausdruck entfaltet. Sie lehrte eine zeitlose Wahrheit: Das Leben besteht nicht nur aus Pflichten, sondern auch aus Genuss, Sinnlichkeit und Freude. Wahre Erfüllung liegt in der Balance, im bewussten Meistern unseres Lebens, ohne Inspiration und Leichtigkeit zu verlieren.

Spüre in dich hinein: Wie steht es um deine Verbindung zu diesen Aspekten? Dürfen kreativer Ausdruck, Sinnlichkeit und natürliche Lebensfreude wieder mehr Raum in deinem Leben einnehmen? Was ist in letzter Zeit vielleicht zu kurz gekommen?

Die Tempelpriesterinnen verkörperten eine tiefe Weisheit: Sinnlichkeit, Spiritualität und Heilung sind untrennbar miteinander verbunden. Ihre Rituale erinnerten daran, dass der Körper nicht von der Seele getrennt werden kann und dass wahre Lebenskraft in der bewussten Verehrung der eigenen Sinnlichkeit liegt. Als moderne Frauen dürfen wir diese uralte Wahrheit wieder in unser Leben einladen, sie als kraftvolle Ressource anerkennen und ihr Raum geben. Die Welt braucht mehr Liebe, echte Verbindung und spielerische Leichtigkeit. Und es liegt an uns, diese Qualitäten in unser Leben und unser Umfeld zu tragen.

Die Liebende: Geschichten, die das Leben schreibt

Wie du dir vorstellen kannst, wird der Archetyp der Liebenden in jeder Frau in unterschiedlichsten Facetten und mit sehr verschiedener Intensität gelebt. Ich möchte dir einige der Frauen vorstellen, die mich inspirieren und die jede auf ihre einzigartige Weise die Liebende verkörpern.

Vielleicht kennst du die berühmte indische spirituelle Lehrerin **Amma** (Mata Amritanandamayi), die im englischsprachigen Raum als The Hugging Saint bekannt ist, da sie auf ihren Veranstaltungen Hunderte oder Tausende von Menschen aus aller Welt umarmt. Ich durfte einmal bei einem ihrer Events in München dabei sein und habe fünf Stunden auf meine Umarmung gewartet, aber es war bis in jede Zelle meines Seins berührend. Damit meine ich die Umarmung, aber vor allem auch zu sehen, welche Kraft die Liebe der Liebenden hat und wie sehr die Welt diese Energie braucht. Ammas Philosophie basiert auf bedingungsloser Liebe, Mitgefühl und der tiefen Anerkennung des Wertes eines jeden Einzelnen. In Amma sehen wir die Liebende, die sich selbst liebt und zugleich ihre Liebe mit der Welt teilt, ohne zu urteilen und ohne Grenzen. Sie ist ein lebendes Beispiel dafür, dass Liebe eine transzendente, heilsame Kraft ist, die weit über das individuelle Erleben hinausgeht und wahrhaftig die Welt verändern kann.

Auch **Radha Agrawal** verkörpert die Liebende in ihrer lebendigsten und verbindendsten Form. Als erfolgreiche Unternehmerin und Gründerin des Belong-Instituts, Bestsellerautorin und Initiatorin von Daybreaker, der weltweit ersten Community für euphorische Morning Dance Partys, zeigt sie, wie die Liebende Menschen zusammenbringt und echte Freude und Verbundenheit erlebbar macht. Mit ihrer einzigartigen Vision, die wachsende Einsamkeit in der modernen Welt zu heilen, schafft sie Räume, in denen echte Verbundenheit, Zugehörigkeit und gelebte Gemeinschaft entstehen kann. Damit hat sie eine Bewegung ins Leben gerufen, die inzwischen über 500 000 Menschen in mehr als 28 Städten weltweit begeistert. Was Radha so besonders macht, ist ihre Fähigkeit, durch Musik, Tanz und bewusste Begegnung echte, herzöffnende Verbindungen und eine sinnstiftende Kultur des Miteinanders zu schaffen. In einer Zeit, in der digitale Kommunikation oft echte Nähe ersetzt, kreiert sie Erlebnisse, die uns zurück in unseren Körper und ins echte

Miteinander bringen. Sie lebt eine kraftvolle Facette der Liebenden, die für das tiefe menschliche Bedürfnis nach Zugehörigkeit, Wärme und echter Gemeinschaft steht.

Eine seltene Kombination aus Verletzlichkeit und Stärke brachte die US-amerikanische Schriftstellerin und Menschenrechtlerin **Maya Angelou** in die Welt. Trotz traumatischer Erfahrungen in ihrer Kindheit öffnete sie ihr Herz immer wieder und teilte ihre Geschichte mit solcher Anmut und Poesie, dass sie Millionen Menschen berührte. In ihrer Autobiografie *Ich weiß, warum der gefangene Vogel singt* (siehe Anhang) zeigte sie, wie Liebe uns heilen und wachsen lassen kann. Was wir von Maya lernen können, ist ihr Mut zur Offenheit und Authentizität, ihre Fähigkeit, Schmerz in Schönheit zu verwandeln, und ihre tiefe Überzeugung, dass Liebe die Medizin für Trennung und Dunkelheit ist. In einer zerrissenen Welt zeigte Maya, wie wir durch Poesie, Vergebung und Mitgefühl authentische Verbindungen und echte Nähe schaffen können.

Die Magie der Liebenden

Sicher sind dir beim Lesen bereits viele Bilder und Ideen gekommen, wie sich die Liebende in all ihren Facetten ausdrücken kann und welche dir bereits vertraut sind. Hier möchte ich einige essenzielle und inspirierende Qualitäten mit dir teilen.

Mit dem Herzen sehen

Die Liebende sieht die Welt durch die Augen der Liebe und erkennt in jedem Menschen das verborgene Potenzial und die einzigartige Schönheit. Wenn sie dir begegnet, blickt sie hinter deine Masken und Schutzschichten, sie sieht dein Herz. Mit liebevoller Präsenz schenkt sie dir das Gefühl, vollkommen gesehen, gehört und angenommen zu sein. Sie ist mit Körper, Geist und Seele bei dir und erschafft so einen Raum, in dem wahre Nähe entstehen kann.

Das wärmende Feuer echter emotionaler Verbindungen

Die Liebende besitzt die wundervolle Gabe, tiefe Verbindungen zu knüpfen. Sie hat keine Angst, sich in ihrer Ganzheit zu zeigen, mit all ihren Facetten. Gleichzeitig hört sie dir mit allen Sinnen zu und ist vollkommen präsent. Ihre Liebe ist wie ein warmes Feuer an einem kalten Winterabend: einladend und nährend, doch niemals einengend. Ihre zärtlich-mitfühlende, sinnlich-lebendige oder spielerisch-kreative Energie schafft ein tiefes Gefühl von Nähe. In ihrer Offenheit und ihrem Mut zur Verletzlichkeit liegt eine sanfte, unwiderstehliche Kraft, eine Liebe, die nicht fordert, sondern einfach ist.

Die Liebende als Heilerin

Durch ihre herzöffnende emotionale Intelligenz wird die Liebende zu einer natürlichen Heilerin. Sie schenkt dir einen geschützten Raum, in dem du dich in deiner Ganzheit zeigen kannst. Ihr tiefes, ehrliches Interesse an dir und ihre besondere Gabe, die Schönheit in allem zu erkennen, sind heilsam auf eine Weise, die Worte oft nicht greifen können, und genau die Medizin, nach der sich so viele von uns sehnen.

Weiblicher Magnetismus und die Kraft von Eros

Die Liebende verkörpert auf natürliche Weise weiblichen Magnetismus und Eros. Im Gegensatz zu Logos, dem Prinzip des Verstandes, entfaltet sich Eros im Fühlen, im Erleben und in der Hingabe an den Moment. Wahre Anziehung entsteht, wenn wir unseren Körper lieben, uns sinnlich durch Bewegung, Stimme und Ausdruck entfalten – ohne Ziel, ohne Erwartung. Durch ihr bloßes Sein strahlen die Schönheit und Lebensfreude der Liebenden von innen nach außen, deswegen muss sie nie nach etwas jagen, sondern zieht Menschen und Situationen magnetisch an.

Leidenschaft und Kreativität: Zwei Quellen, ein Ursprung

Die Liebende taucht mit Herz und Seele ins Abenteuer Leben ein. Ihre spielerische Neugier und die Fähigkeit, sich voller Begeisterung auf Menschen, Ideen und Erlebnisse einzulassen, entzünden in anderen den Funken der Inspiration. Ihre Leidenschaft fließt mühelos in eine zärtliche Berührung, ein spannendes Projekt oder das simple Staunen über die Schönheit einer Blume. Ihre Energie ist ansteckend, ihr Ausdruck frei und leidenschaftlich. Sie verbindet Kreativität mit Hingabe und verleiht selbst den kleinsten Momenten Tiefe und Magie.

Die Schatten der Liebenden

Auch die Liebende zeigt sich nicht immer in ihrer kraftvollen, integrierten Form, oft begegnen wir ihr in ihren Schattenseiten. Das sind Anteile, die wir übernommen haben, um uns zu schützen, oder weil wir Angst davor haben, unseren authentischen Ausdruck mit der Welt zu teilen. Heilung geschieht, wenn wir diese Anteile erkennen, liebevoll annehmen und integrieren. Die Schatten der Liebenden sagen dir: Hey, du schöne Frau, erinnere dich – Liebe ist die größte Kraft des Universums. Wenn du dieser Kraft Raum gibst, erlebst du Dimensionen von Erfüllung, Verbindung und Freude, die jenseits deiner Vorstellungskraft liegen.

Abhängigkeit und schwache Grenzen

In diesem Schattenmuster suchst du Liebe und Bestätigung oft im Außen. Du fühlst dich lebendig, wenn du begehrt wirst oder jemand dir seine volle Aufmerksamkeit schenkt. Gleichzeitig spürst du vielleicht, dass deine Grenzen verschwimmen. Du sagst »Ja«, obwohl du »Nein« meinst, gibst mehr, als du wirklich kannst, oder verlierst dich in Beziehungen so sehr, dass du dich selbst kaum noch spürst.

Integration: Wahre Liebe entsteht dort, wo zwei Menschen in ihrer Kraft sind. Erinnere dich daran, dass du nicht weniger liebenswert bist, wenn du deine Bedürfnisse klar aussprichst. Spüre in dich hinein: Wo gibst du dich selbst auf, um geliebt zu werden? Wo gibst du nach, obwohl es sich nicht richtig anfühlt? Übe wahrzunehmen, was du wirklich brauchst, um dann sanft, aber bestimmt für dich einzustehen. Gesunde Grenzen sind kein Hindernis für die Liebe, sondern schaffen den Raum, in dem echte Nähe möglich wird.

Übermäßige Hingabe und Selbstaufopferung

Du liebst es, mit offenem Herzen zu geben. Dennoch hast du manchmal das Gefühl, dass du selbst dabei auf der Strecke bleibst. Vielleicht kennst du den Glaubenssatz »Nur wenn ich genug gebe, werde ich geliebt«. Aber wenn du ehrlich zu dir bist, weißt du genau: Wahre Liebe bedeutet nicht, dich selbst aufzugeben, sondern ganz du selbst zu sein.

Integration: Liebe beginnt immer bei dir. Erlaube dir, genauso viel Fürsorge und Aufmerksamkeit in dich selbst zu investieren wie in andere. Frage dich: Was brauche ich heute wirklich? Wie kann ich mir selbst mit Liebe und Verständnis begegnen? Erschaffe dir kleine Rituale der Selbstfürsorge – sei es durch bewusste Pausen, sanfte Berührung, Momente der Stille oder Freundinnen-Zeit. Denn: Wenn du dich traust, in deiner Wahrheit zu sein und aus deiner Fülle zu geben, wird deine Liebe noch tiefer, echter und freier.

Flüchtige Beziehungen und Angst vor echter Tiefe

Du liebst das Kribbeln des Neuen, die Magie des Anfangs. Wenn es jedoch tiefer geht, spürst du Unruhe oder den Drang, dich zurückzuziehen. Nähe bedeutet, wirklich gesehen zu werden, und das kann Angst machen. Vielleicht merkst du, dass du in Beziehungen immer wieder an einem bestimmten Punkt ausweichst, emotional oder ganz konkret?

Integration: Echte Verbindung kann nur da entstehen, wo du bleibst, mit offenem Herzen, auch wenn es sich ungewohnt anfühlt. Frage dich: Wovor habe ich Angst? Verletzt zu werden? Oder wirklich gesehen zu werden? Erlaube dir, präsent zu bleiben und allen Gefühlen Raum zu geben, auch wenn du den Impuls spürst, dich abzulenken. Sprich deine Ängste aus, teile dich mit. Denn: Wahre Nähe setzt voraus, dass du dich mit all deinen Facetten und vor allem verletzlich zeigst. Vielleicht kannst du genau in deiner Echtheit und Verletzlichkeit das finden, wonach du dich eigentlich sehnst.

Eifersucht und das Bedürfnis nach Kontrolle

Wenn du liebst, liebst du mit Haut und Haaren. Manchmal wird die Angst vor Verlust dann so stark, dass sie dich ganz einnimmt. Du ertappst dich dabei, Erwartungen zu stellen und zu kontrollieren, anstatt dich fließen zu lassen? Das spürt auch dein*e Partner*in energetisch: Natürlichkeit verwandelt sich in Verpflichtung. Und du merkst selbst, wenn du aus niedrigem Selbstwert handelst, verlierst du nicht nur deine Leichtigkeit und Stärke, sondern auch deinen Magnetismus.

Integration: Liebe wächst in Freiheit. Wahre Verbindung entsteht nicht durch Kontrolle, sondern durch Vertrauen zwischen Menschen, die sich selbst wertschätzen und sich ihrer Qualitäten bewusst sind. Spüre in dich hinein: Wo kannst du Vertrauen üben, in dich, in die Liebe, ins Leben? Wie kannst du deinen eigenen Wert anerkennen, sodass du anderen aus der Fülle begegnest und nicht als Bettlerin? Je mehr du dich selbst liebst und wertschätzt, desto weniger Bestätigung brauchst du im Außen.

Impulsives Handeln und Hang zum Drama

Du folgst deinem Herzen, das ist deine große Stärke. Manchmal spürst du jedoch, wie die Emotionen dich mitreißen und du den Blick für das Ganze verlierst. Vielleicht triffst du aus einer intensiven Gefühlswelle heraus voreilige Entscheidungen. Vielleicht bringen dich Kleinigkeiten aus der Fassung. Oder du hängst in negativen Gefühlen fest. Es fällt dir schwer, klar zu kommunizieren, denn deine innere Drama Queen übernimmt die Regie.

Integration: Dein Herz und dein Verstand sind keine Gegenspieler. Im Gegenteil, sie können ein kraftvolles Team sein. All deine Gefühle dürfen gefühlt werden, denn sie sind wertvolle Wegweiser, die dir zeigen, wo etwas in dir gesehen und geheilt werden möchte. Wenn die innere Drama Queen das Ruder übernimmt, ist das oft ein Zeichen dafür, dass du dich unbewusst nach Bestätigung von außen sehnst oder ein tieferes Bedürfnis unerfüllt bleibt. Sei sanft mit dir. Atme tief durch, lege eine Hand auf dein Herz und frage dich: Was steckt wirklich hinter diesem Gefühl? Was brauche ich gerade – und wie kann ich es mir selbst schenken?

Flucht vor Einsamkeit und Angst vor dem Alleinsein

Du blühst in Verbindung auf, doch sobald du allein bist, wirst du unruhig und suchst den nächsten Impuls von außen? Stille und Alleinsein können sich ungewohnt oder sogar beängstigend anfühlen, weil sie uns mit uns selbst konfrontieren. Welche Strategien nutzt du, um dieser inneren Unruhe zu entkommen? Und welche Ängste oder ungefühlten Emotionen zeigen sich, wenn du dem Wunsch nach Ablenkung nicht nachgibst?

Integration: Die wichtigste Beziehung in deinem Leben ist die zu dir selbst. Sie ist das Fundament für jede andere Verbindung. Schaffe bewusst Momente, die nur dir, deiner Verbindung zur Natur und deiner Leidenschaft fürs Leben gewidmet sind. Habe Geduld mit dir und beginne mit kleinen Ritualen der Selbstliebe. Atme bewusst Liebe, Vertrauen, Zuversicht, Mut oder Freude in deinen Körper. Wiederhole gern: Mit jeder Einatmung fließt Liebe in meinen Körper und strömt in jede Zelle. Mit der Ausatmung entspanne dich, umarme dich selbst und schenke dir die Aufmerksamkeit, nach der du dich im Außen sehnst. Werde deine eigene Liebhaberin, denn alles, wonach du suchst, beginnt in dir.

Soul Coaching: Verbinde dich mit deiner Liebenden

- Nimm dir einen ruhigen Moment mit deinem Journal.
- Atme tief ein, lege gerne deine Hände auf dein Herz und spüre die sanfte, aber kraftvolle Präsenz der Liebenden in dir. Mach dich bereit, ihren Antworten zu lauschen.

Welche Bedeutung hat die Liebende in deinem Leben?

- Wie zeigt sich ihre Energie bereits in dir?
- In welchen Momenten spürst du die Liebe als lebendige Kraft, für dich selbst, für andere, für das Leben?

Wie kannst du dich mehr für die Liebe öffnen und deine Sinnlichkeit, Lebendigkeit und deinen kreativen Ausdruck zulassen?

- Wo hältst du dich zurück, aus Angst, »zu viel« zu sein, zu emotional, zu leidenschaftlich?
- Mit welchen Verhaltensweisen schützt du dich?
- Welche kleinen, mutigen Schritte kannst du heute gehen, um wieder mehr aus dem Herzen zu leben?

Welche inneren Überzeugungen prägen deine Beziehungen?

- Glaubst du, dass du dir die Liebe »verdienen« musst?
- Erwartest du, dass andere dich glücklich machen?
- Oder fühlst du dich wertvoll und liebenswert, unabhängig von äußeren Umständen?
- Welche Gedanken über dich selbst oder über Beziehungen dürfen heilen, damit die Liebe freier fließen kann?

Wie balancierst du Hingabe und Selbstliebe?

- Erlaubst du dir, dich tief auf Beziehungen oder Situationen einzulassen, ohne dich dabei selbst zu verlieren?
- Wo in deinem Leben darfst du mit mehr Klarheit und gesunden Grenzen für dich selbst einstehen?

Welche Schattenseiten der Liebenden rufen nach Heilung?

- Hast du Angst vor dem Alleinsein?
- Verlierst du dich manchmal in Dramen oder emotionalen Hochs und Tiefs?
- Suchst du Bestätigung im Außen, anstatt sie dir selbst zu schenken?
- Wie kannst du diesen Anteilen mit Mitgefühl begegnen und ihnen das geben, was sie wirklich brauchen?

Wann spürst du die Verbindung zu deinem weiblichen Magnetismus?

- Wie bist du, wenn du voller Liebe bist? Nicht, weil jemand sie dir gibt, sondern weil sie dein wahres Wesen ist und aus dir heraus strahlt.
- Was bringt dich in diese lebensbejahende, magnetische Energie?
- Welche Weisheit oder Botschaft möchte deine innere Liebende dir mitgeben?

Nimm dir Zeit für diese Fragen, meine Liebe. Lasse sie tief in deiner Seele schwingen. Lausche mit offenem Herzen und vertraue darauf, dass deine innere Liebende genau weiß, wie du ihre Essenz wieder mehr leben kannst.

Magic Tools: Die Liebende in dir erwacht

Dein Körper ist ein Zuhause für all deine Gefühle, deinen Ausdruck und deine Sehnsüchte. Nutze den folgenden Yoga-Flow, um dich mit dir, deinem Körper und deiner inneren Liebenden zu verbinden. Gib dir ausreichend Zeit in jeder Asana (Yogaposition) und bleibe dabei mit dem inneren Puls verbunden, der niemals stillsteht, sondern dich kontinuierlich – selbst innerhalb einer Haltung – die Form verändern und erspüren lässt.

Es geht hier nicht um das Halten von Positionen, sondern um das tiefe Erspüren, Verbinden und Entdecken, wie die energetische Form sich von Moment zu Moment verändert und dich unterstützen kann, Anspannungen in deinem Körper zu lösen und zu dir zurückzukommen. So öffnest du dich für deine Sinnlichkeit, deine Kreativität und deine natürliche Fähigkeit, Liebe zu geben und zu empfangen.

Love Goddess Shakti Yoga Flow

Vorbereitung
Dimme das Licht und wähle Musik, die dich berührt und dich mit deiner inneren Liebenden verbindet. Du kannst auch etwas tragen, das diese Verbindung verstärkt – vielleicht ein besonderes Schmuckstück oder ein Oberteil, in dem du dich natürlich schön, sinnlich und ganz bei dir fühlst.

Non-linear Movement

- Komme auf deiner Yogamatte in einen Vierfüßlerstand. Deine Knie sind unter den Hüften, deine Hände sind flach unter den Schultern auf der Matte aufgelegt.

- Schließe deine Augen und lasse sie, wenn möglich, geschlossen. Verbinde dich mit deinem Atem und beginne deinen Körper mit fließenden Bewegungen intuitiv zu erforschen. Deine Hüfte und dein Oberkörper dürfen sich so bewegen, wie es sich für dich gut anfühlt. Lasse alles fließen.

- Atme ein durch die Nase und sanft, geräuschvoll aus durch den Mund. Lasse mit jeder Ausatmung Anspannung und Stress los. Erlaube dir jede Form von Ausdruck über die Stimme: tönen, seufzen, gähnen. Finde Freiheit und natürliche Lebendigkeit in deinem Ausdruck.

- Diese Praxis kann eine Minute dauern oder auch 20 Minuten und länger – folge dabei deiner Intuition.

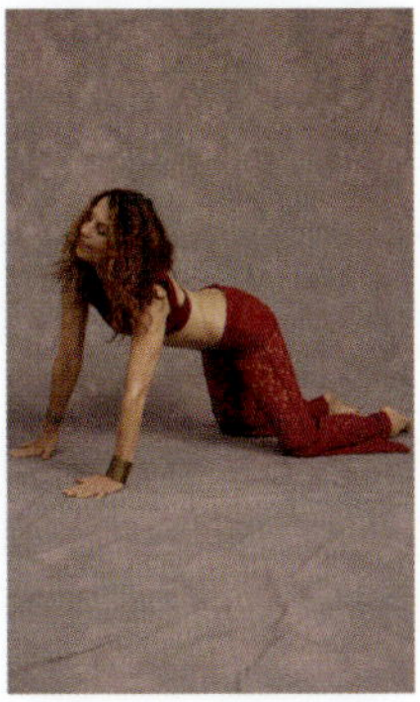
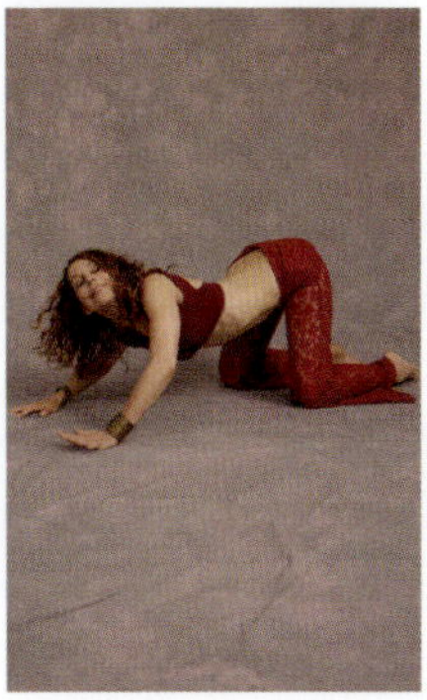
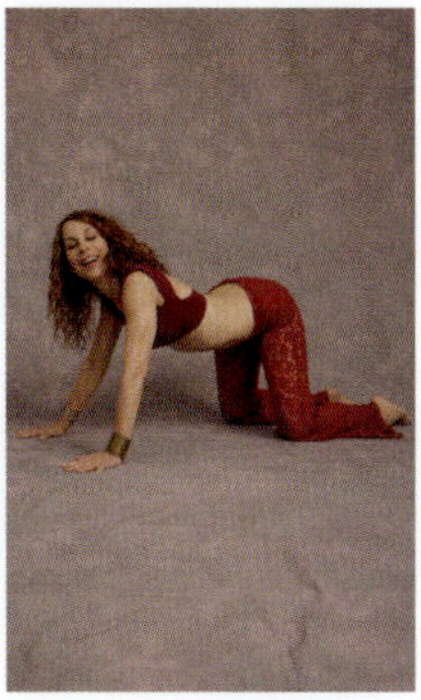
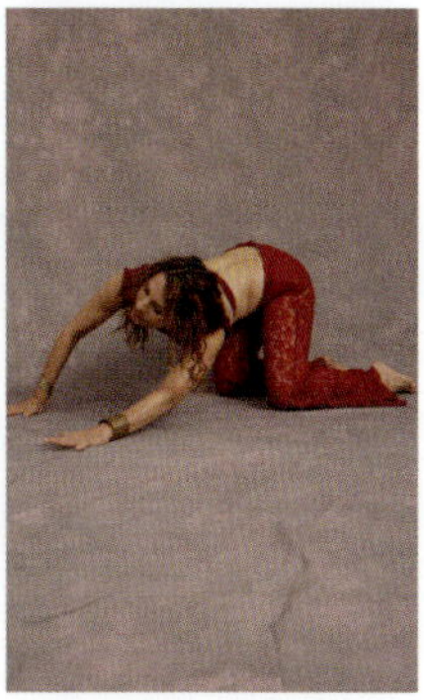

Anjaneyasana: Tiefer Ausfallschritt der Göttin

- Aus dem Vierfüßlerstand ziehe mit der Ausatmung dein linkes Knie Richtung Stirn und setze den Fuß sanft zwischen deine Hände.
- Lege deine linke Hand auf die linke Hüfte, atme tief ein, verwurzle dich bewusst über alles, was die Erde berührt, und hebe dich aus der Kraft deines unteren Bauches in eine sanfte Rückbeuge nach oben, während dein rechter Arm gleichzeitig in einem weiten Bogen über vorne nach oben fließt.
- Verlängere deine Wirbelsäule und öffne deinen Herzraum.
- Für eine tiefere Variante hebe gerne deine vordere Ferse vom Boden ab.
- Mit der Ausatmung kehre achtsam in die Ausgangsposition zurück und lasse deinen oberen Arm wieder sinken.
- Wiederhole die Bewegung drei Mal in deinem Rhythmus.
- Setze mit der Ausatmung beide Hände zurück auf die Matte, nimm das linke Bein zurück in den Vierfüßlerstand und finde wieder fließende, freie Bewegungen auf allen vieren.
- Anschließend wiederhole die Sequenz auf der anderen Seite. Bleib die ganze Zeit mit deiner Wahrnehmung in deinem Körper, deinem Atem und erlaube dir mit jedem Atemzug, dich tiefer mit dir und deiner Liebenden zu verbinden.

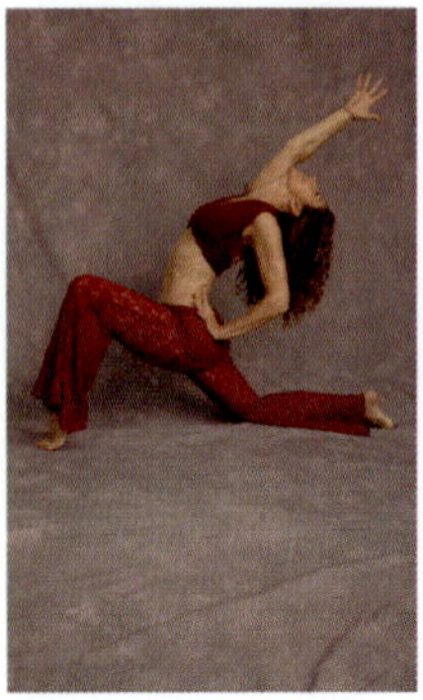
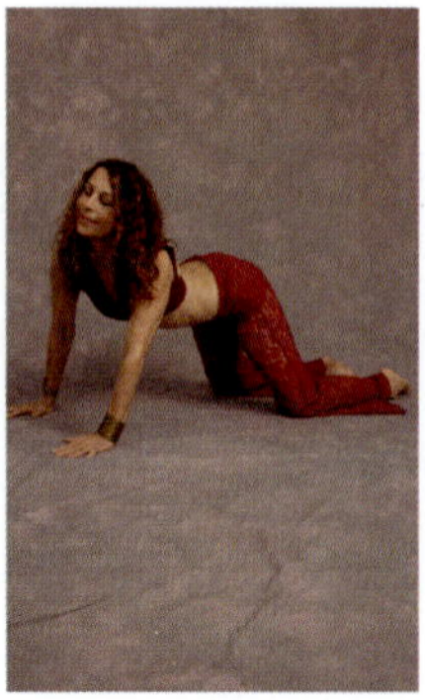
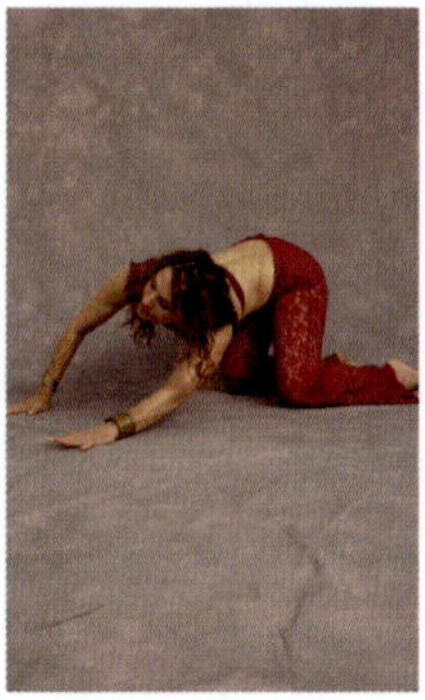
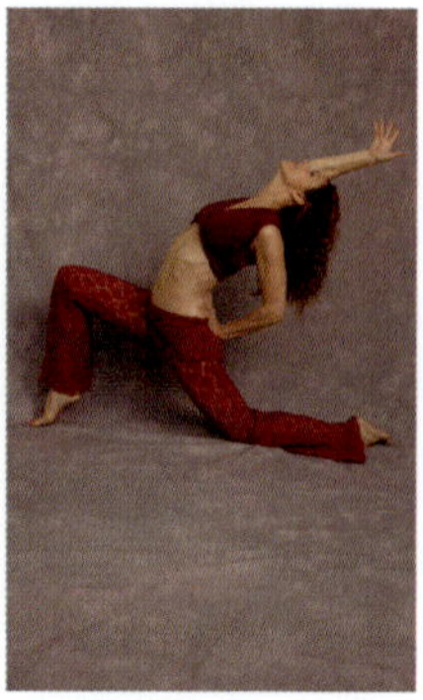

- Nach der zweiten Seite löse dich sanft aus Anjaneyasana, indem du deine Hände neben den vorderen Fuß auf die Erde setzt, deinen hinteren Fuß aufstellst und dein hinteres Knie hebst.

- Drehe dich nach links zur Längsseite deiner Matte in eine weite Grätsche mit gestreckten Beinen (Prasaritta Padottanasana). Deine Füße sind parallel und fest verwurzelt. Dein Becken bleibt stabil, während deine Hände auf den Fingerspitzen nach vorne laufen, um deine Wirbelsäule zu verlängern. Deine Beine bleiben stark und aktiv.

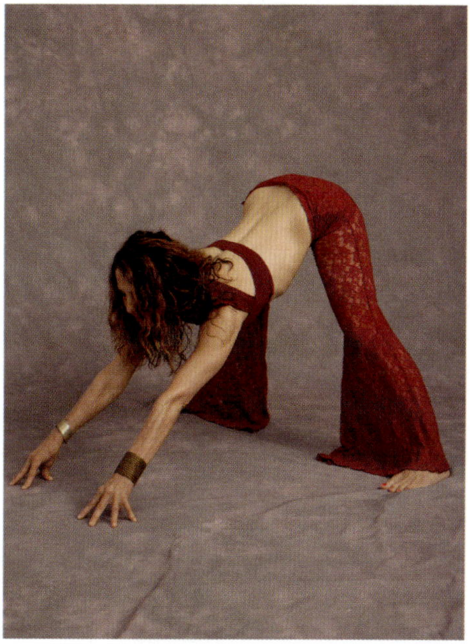

- Genieße ein paar sinnliche Atemzüge, während du mit jeder Einatmung deinen Bauch in Richtung Wirbelsäule hebst, deinen Rücken leicht rundest und du gleichzeitig deinen Kopf entspannst.

- Mit der Ausatmung lasse deinen Brustkorb in eine sanfte Herzöffnung Richtung Erde schmelzen.

- Die sanfte Wellenbewegung deiner Wirbelsäule folgt weich und fließend deiner Ein- und Ausatmung.

Göttinnen-Asana: Hohe Hocke

- Laufe deine Hände zurück, drehe die Fersen näher zueinander und die Füße 45 Grad nach außen. Beuge dann deine Beine, sodass deine Knie in die gleiche Richtung wie die Füße zeigen.

- Richte dann mit fest verwurzelten Füßen deine Wirbelsäule in eine hohe, weite Hocke auf (hohe Malasana oder Goddess Pose).

- Spüre für einen Moment in die Energetik dieser kraftvollen Position und entscheide dann, ob du hier bleibst oder deine Füße hüftbreit zusammenstellst. parallel für eine simplere Variante: die hüftbreite Bergposition (Tadasana).

- Atme tief in dein Becken und dein Herz, spüre die Verbindung zu dir selbst und lasse mit jedem Atemzug mehr Liebe und Präsenz in deinen Körper fließen, während du deine Hände in Kilaka Mudra bringst (Beschreibung siehe unten).

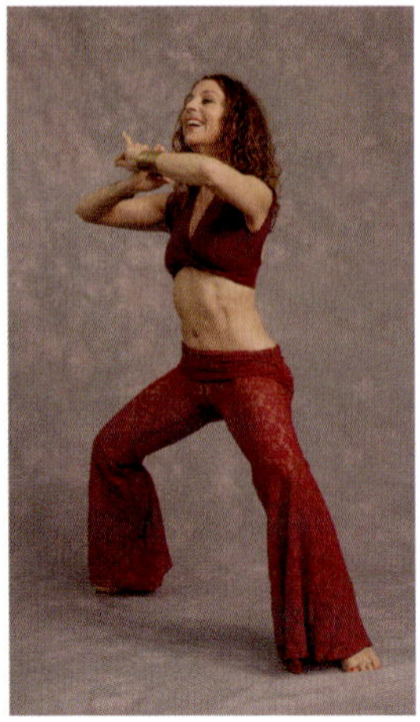

Kilaka Mudra: Yogische Handgeste für Intimität

Diese Mudra unterstützt dich, die Energie der Liebe zu dir selbst und zu anderen bewusst zu kultivieren. Sie symbolisiert die heilige Vereinigung der männlichen und weiblichen Energien in dir. Du kannst diese Mudra auch alternativ im Sitzen allein für dich, mit deinem Partner oder einer Herzensperson praktizieren. Ihr setzt euch gegenüber, schaut euch für 5 bis 10 Minuten entspannt in die Augen und atmet zirkulierend durch die Nase ein und aus.

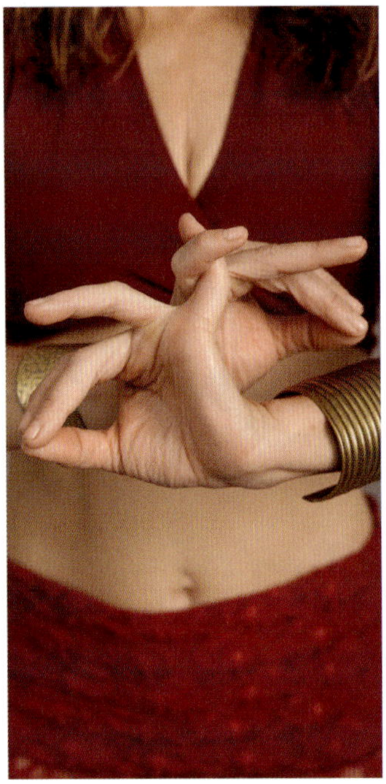

- Kreuze deine Handgelenke vor deinem Herzen, die Handrücken zueinander.
- Verhake sanft deine kleinen Finger ineinander, während sich die Spitzen deiner Daumen, Zeige- und Mittelfinger berühren.
- Deine Ringfinger strecken sich in einem 45-Grad-Winkel nach oben.
- Atme tief in deinen Herzraum und spüre, wie sich eine sanfte und gleichzeitig kraftvolle Präsenz ausbreitet, die jede Zelle deines Körpers mit Liebe durchströmt.
- Du bist vollständig. Du bist mit der Essenz der Liebe verbunden. Du bist die Liebende.

Breathwork für die Liebende

Finde einen ruhigen, ungestörten Ort und setze dich in einen aufrechten, bequemen Sitz. Schließe sanft die Augen und lege deine Hände entspannt auf deine Knie. Atme tief durch die Nase ein und seufzend aus, um in deinem Körper anzukommen. Spüre pure Lebendigkeit in dir, die sanfte Kraft deiner innewohnenden Shakti-Energie, die in deinem Becken ruht – bereit, zu fließen und die Energie der Liebe zu erwecken. Deine Liebende-Breathwork-Praxis kann beginnen.

Cobra Spinal Breathwork Ritual

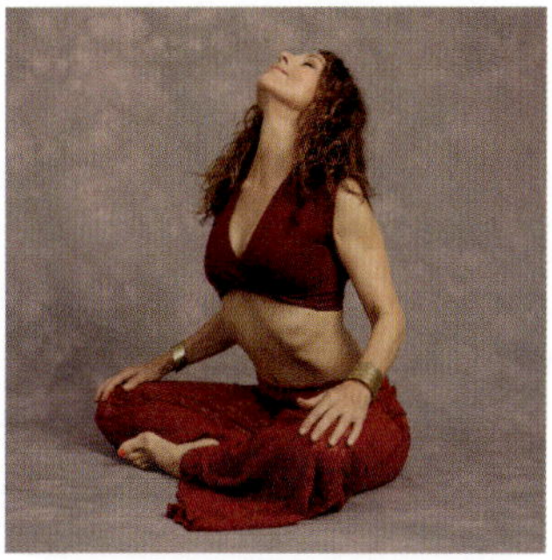

- Atme tief durch die Nase ein, kippe dein Becken sanft nach vorn und öffne deinen Herzraum, während sich deine Wirbelsäule verlängert.

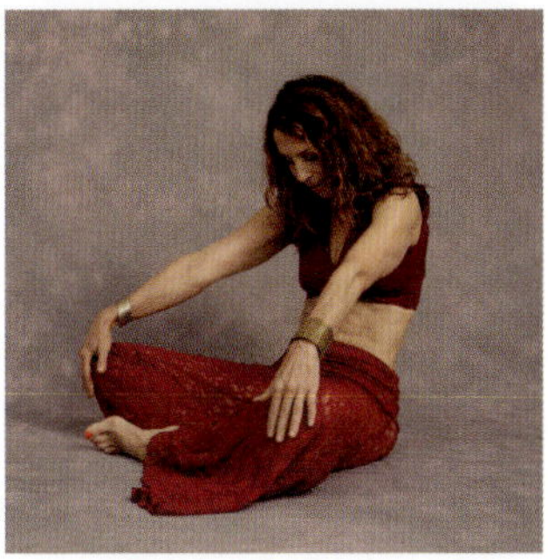

- Atme durch den Mund genussvoll und lang aus, kippe dein Becken leicht zurück, runde sanft deine Wirbelsäule und lass alles los, was du nicht mehr brauchst.

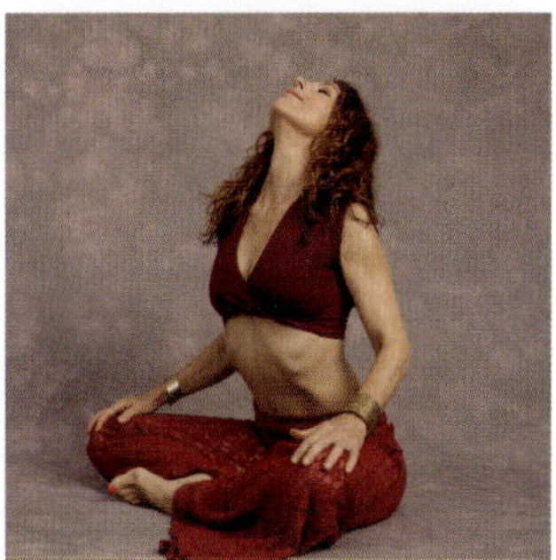

- Lasse die Bewegungen intuitiv aus deinem Becken entstehen und folge deinem natürlichen Rhythmus.

- Nach 33 Atemzügen atme tief ein und halte für ein paar Momente in der Atemfülle.

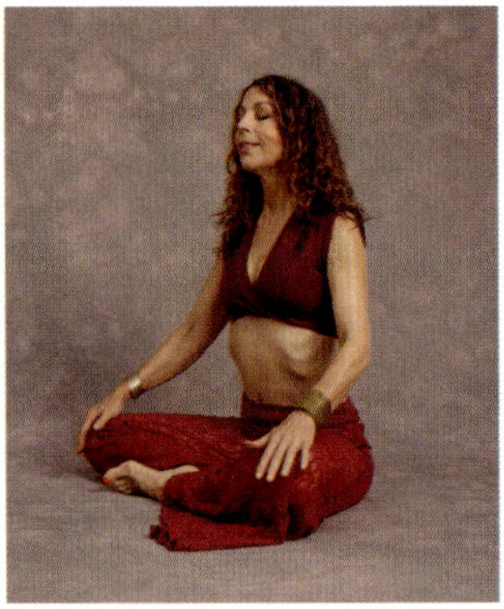

- Atme vollständig aus und bleibe in der Atemleere am Ende der Ausatmung. Bade in der Stille, spüre den Puls deiner kraftvollen Shakti-Energie in deinem Herzen zirkulieren und öffne dich für die Weisheit deiner Liebenden.

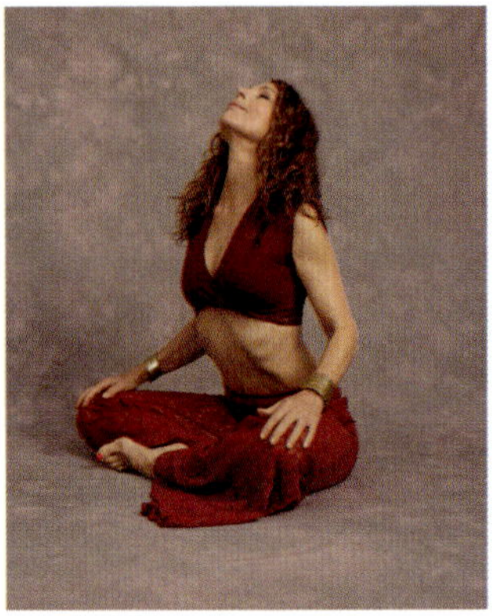

- Atme wieder tief ein, halte den Atem für einige Momente und spüre, wie die Energie in Form von weißem Licht von deinem Becken entlang deiner Wirbelsäule nach oben aufsteigt, in dein Herz, dein Gehirn und deinen gesamten Körper.
- Wiederhole den Zyklus insgesamt drei Mal.

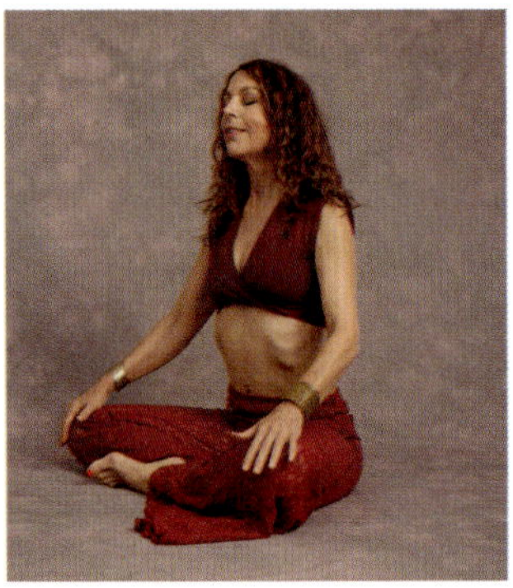

- Zum Abschluss nimm einige ruhige, natürliche Atemzüge. Spüre die Wärme, die Lebendigkeit, die Kreativität, die sanft in deinem Körper vibriert. Lasse die Liebende in dir erwachen – strahlend, verbunden, magnetisch, pulsierend vor Lebensfreude. Bleibe für einige Momente in dieser tiefen Präsenz und empfange ihre Botschaften.

Ritual für die Liebende: Spiegelmeditation

Die folgende Praxis lädt dich ein, eine tiefe Verbindung zu deiner inneren Liebenden zu kultivieren, indem du ihre Essenz erkennst und wertschätzt. Spiegelmeditationen dienen in verschiedenen spirituellen Traditionen als kraftvolles Werkzeug zur Selbstreflexion und inneren Heilung.

Lover Visualisierung und Spiegelritual

Vorbereitung
Schaffe einen sicheren Raum, in dem du dich wohlfühlst. Platziere einen großen Spiegel vor deiner Yogamatte oder deinem weichen Lammfell. Gestalte einen kleinen Altar vor dir mit Dingen, die für dich die Energie der Liebenden verkörpern: Bilder von Göttinnen oder inspirierenden Frauen, Kerzen, Schmuck, Blumen oder andere Kraftobjekte, die dein Herz berühren. Wähle Kleidung, in der du dich schön und authentisch fühlst. Verreibe einen sinnlichen Duft wie Rose oder Ylang-Ylang in deinen Händen, lasse dich vom Aroma umhüllen und stimme dich so auf dein Selbstliebe-Ritual ein.

Visualisierung: Verbindung mit deiner inneren Liebenden

- Setze dich bequem vor deinen Spiegel, liebe Frau, schließe deine Augen und genieße einige tiefe Atemzüge in deinen Bauch. Spüre die Verbindung zur Erde unter dir und nimm wahr, wie sie dich liebevoll trägt und hält.

- Stelle dir vor, du befindest dich an einem Ort, der für dich die Essenz der Liebe widerspiegelt. Vielleicht ein weißer Sandstrand oder ein Blumengarten. Nimm die Farben, Düfte und Geräusche des Ortes mit allen Sinnen wahr.

- Lade nun deine innere Liebende ein, dir zu begegnen. Beobachte, wie sie aussieht, wie sie sich bewegt, welche Ausstrahlung sie hat. Nimm dir Zeit, ihre Präsenz ganz zu erfassen.

- Wenn du möchtest, lege eine Hand auf dein Herz oder umarme dich selbst, um deine Verbindung zu ihr zu vertiefen.

Dialog mit deiner Liebenden: Worte der Liebe

Lausche deiner inneren Liebenden. Welche Worte der Anerkennung, der Ermutigung oder des Mitgefühls hat sie heute für dich? Wiederhole einen der folgenden Sätze oder finde einen individuellen, der sich stimmig anfühlt, laut oder in Gedanken, voller Hingabe und Präsenz:

- Ich bin wertvoll, natürlich schön und geliebt – genau so, wie ich bin.

- Meine Gefühle und meine Verletzlichkeit erlauben mir, mich der Welt in meiner natürlichen Schönheit zu zeigen.
- Die Liebende in mir erkennt die Schönheit in allem.
- Ich lebe leidenschaftlich im Hier und Jetzt und vertraue mich dem Fluss des Lebens an.
- Meine Echtheit und Lebendigkeit schaffen Räume für tiefe Begegnungen und echte Verbindung.
- Durch die Verbindung mit meinem Herzen bin ich magnetisch – alles, was zu mir gehört, findet mühelos seinen Weg zu mir.
- Ich bin in mir erfüllt – es gibt nichts, was ich im Außen suchen muss.

Spüre, welcher Satz am tiefsten mit dir in Resonanz geht. Sprich ihn mit Gefühl und Hingabe mehrmals laut aus. Spüre die Vibration in jeder Zelle deines Körpers – und verbinde dich tiefer mit deiner ureigenen Essenz.

Begegnung im Spiegel: Deine Liebende spricht mit dir

- Öffne langsam die Augen und begegne deinem Blick mit Liebe, Neugier und Offenheit. Spüre die Präsenz deiner inneren Liebenden und lasse dich von ihr ansehen, sanft und wohlwollend. Nimm deine Sinnlichkeit, dein Charisma und deine natürliche Schönheit bewusst wahr.
- Atme ruhig und gleichmäßig, während du dieses Bild von dir in dich aufnimmst, ohne Urteil, nur mit Liebe.
- Sprich nun die Worte, die du zuvor von deiner inneren Liebenden gehört hast, laut zu dir selbst. Erlaube dir, sie in deinem Herzen und in jeder Zelle deines Körpers zu spüren. Verbinde dich mit deinem Gefühl, mit deinen Sinnen und wiederhole deinen Satz, bis er ganz in dir gelandet ist.

Abschluss: Integration deiner Liebenden

Beende dein Ritual, indem du dir selbst tief in die Augen schaust und sagst: Ich liebe dich. Wenn sich das noch ungewohnt oder nicht echt anfühlt, wähle einen Satz, der für dich stimmig ist, vielleicht: Ich wertschätze dich in all deinen Facetten, oder: Ich bin bereit, wieder mehr mit der Liebenden in mir zu tanzen. Lasse die Kraft deiner Worte in dir nachklingen und spüre sie in deinem Körper pulsieren.

Nimm dir anschließend einen Moment der Stille, um die Erfahrung zu integrieren und die Präsenz deiner inneren Liebenden mit in deinen Alltag zu nehmen. Lege gern deine Hände auf dein Herz und spüre ein Gefühl der Verbindung und Dankbarkeit. Wenn dir diese Praxis schwerfällt, dann sei geduldig, erwarte nichts und lasse alles geschehen. Alles kommt zu seiner Zeit.

Mit jeder Wiederholung dieses Rituals vertiefst du die Verbindung zu deiner inneren Liebenden und erlaubst dir, dein einzigartiges Strahlen mit der Welt zu teilen. Erinnere dich: Wie du dich wahrnimmst und siehst, so zeigst du dich auch der Welt. Eros und Selbstliebe sind die Schlüssel zu deinem authentischen Ausdruck und der Zugang zu deiner Seele – es braucht nur dein Erkennen, um deine magnetische Kraft wieder wach zu küssen.

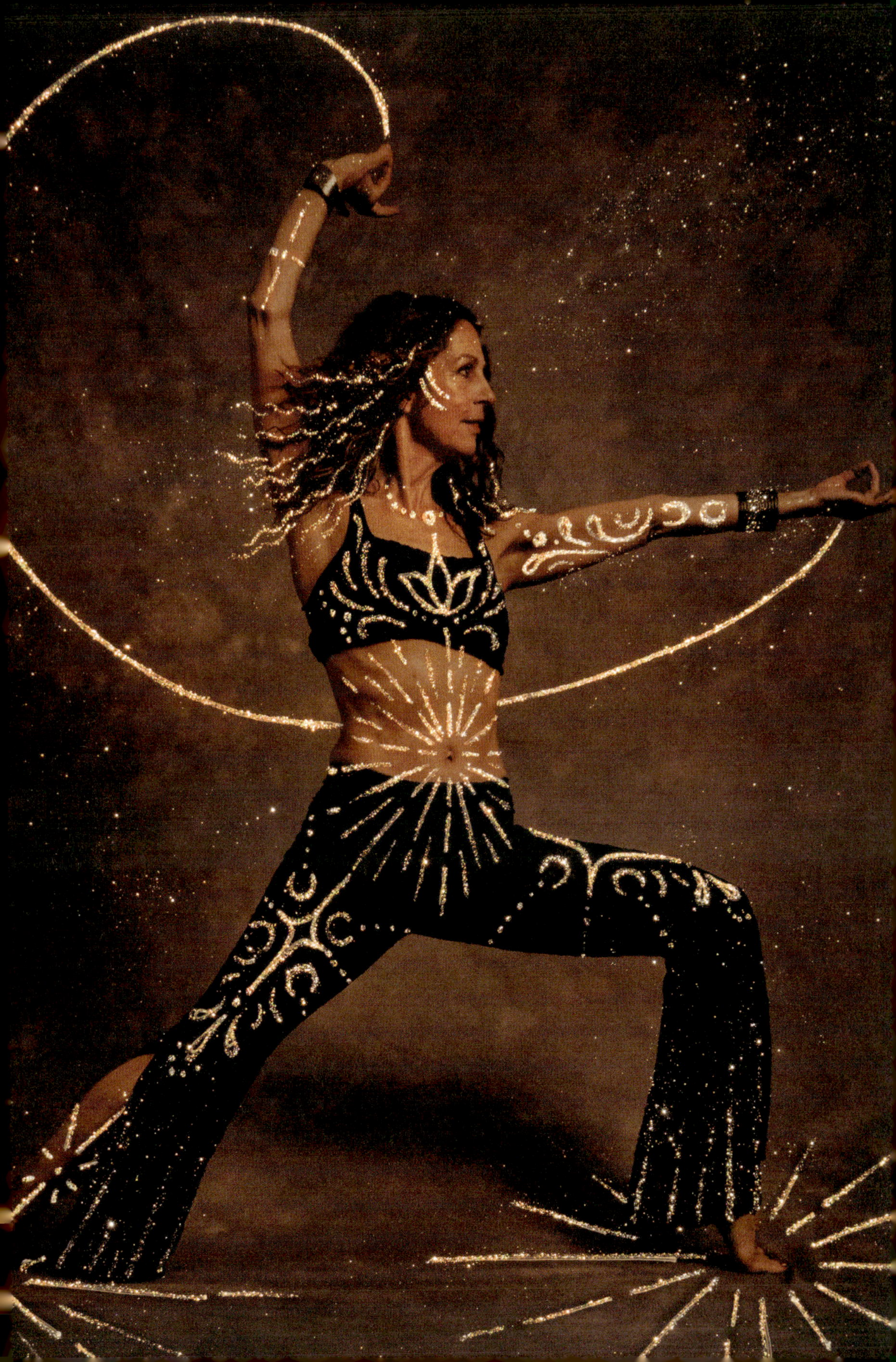

Die Amazone

Each time a woman stands up for herself,
without possibly knowing it,
without claiming it,
she stands up for all women.

Maya Angelou

Die Kriegerin des Herzens

Sie steht aufrecht, ihr Blick fest und klar auf den Horizont gerichtet. In ihr liegt die Kraft, klare Grenzen zu setzen und für das zu kämpfen, was ihr heilig ist. Die Amazone ist eine Archetypin, die tief in unserem kollektiven Bewusstsein verankert ist und eine Urkraft verkörpert, die auch in dir schlummert.

Die Amazonen tauchen bereits in frühen Geschichten der Menschheit auf. Ihre ältesten Spuren finden wir in Kleinasien, im Gebiet der heutigen Türkei, wo sie vermutlich im zweiten Jahrtausend vor Christus als matriarchaler Stamm existierten. Sie lebten ohne Männer, jagten, kämpften und regierten sich selbst. Ihre Schutzgöttin war Artemis, die jungfräuliche Göttin der Jagd. Das Bild der Amazone war geprägt von ihrer Erscheinung: hochgewachsen, muskulös und doch voller weiblicher Anmut. Sie trug meist eine leichte Rüstung, beherrschte den Umgang mit Bogen, Speer und Axt und ritt ungebändigt zu Pferde. Auch in anderen nomadischen Reitervölkern Eurasiens – etwa bei den Skythen und Sarmaten – gab es kämpfende Frauen. Historikerinnen wie Adrienne Mayor belegen, dass viele Legenden um Amazonen auf realen Kriegerinnen basieren, die fernab der griechischen Welt unabhängig, furchtlos und frei lebten.

Ein zeitloses Prinzip: Entschlossenheit, Gerechtigkeit und Tatkraft

In den griechischen Mythen symbolisierte die Begegnung zwischen Amazonen und griechischen Helden oft den Konflikt zwischen matriarchalen und patriarchalen Werten. Doch die Amazone ist mehr als eine mythologische Figur. Sie ist ein zeitloses Prinzip, das auch heute in jeder Frau lebendig ist. Die Amazone in dir ist jener Teil, der mit Klarheit »Nein« sagen kann, wenn es nötig ist. Sie verkörpert Entschlossenheit und Fokus, tritt für Gerechtigkeit ein, handelt, statt nur zu träumen, verteidigt, was ihr wichtig ist, und geht unbeirrt ihren eigenen Weg. Sie trägt das Feuer der Entschlossenheit in sich und lebt, was ihr wirklich wichtig ist. Ihre Kraft ist nicht gegen andere gerichtet, sondern steht im Dienst des Lebens und ihrer Werte, die ihr heilig sind. In einer Welt, die von Frauen oft Anpassung und Selbstaufgabe erwartet, ist die Amazone eine revolutionäre Archetypin. Sie zeigt uns, dass weibliche Stärke nicht bedeutet, männliche Attribute zu kopieren, sondern eine eigene, authentische Form von Kraft zu leben, eine Kraft, die mit ihrem Herzen verbunden ist.

Die Amazone als Archetyp steht für eine Frau, die sich für eine selbstbestimmte weibliche Existenz jenseits männlicher Definitionen und Paradigmen starkmacht. Sie repräsentiert das matriarchale Prinzip und verkörpert nicht nur das Kämpferische, sondern eine komplexe Lebenshaltung der weiblichen Selbstbestimmung und Unabhängigkeit.

Die Amazone im Alltag

Aber wie zeigt sich nun deine innere Amazone im Alltag? Vielleicht kennst du die Momente, in denen du nicht in deiner Kraft bist, Dinge tust, die dir eigentlich nicht guttun – kurz: nicht deiner eigenen Wahrnehmung vertraust? Oder Situationen, in denen deine Stimme stumm bleibt, weil dir einfach der Mut fehlt, dich auszudrücken, eine klare Entscheidung zu treffen oder zu kämpfen? Genau hier kommt die Amazone ins Spiel.

Die moderne Amazone ist nicht nur Kriegerin, sondern auch Hüterin ihrer Grenzen. Sie ist die Frau, die ihre Wahrheit spricht, ohne sich zu entschuldigen. Die Unternehmerin, die in einer männerdominierten Branche authentisch führt, ohne ihre Weiblichkeit zu verlieren. Die Aktivistin, die für Gerechtigkeit eintritt, ohne sich von Widerständen entmutigen zu lassen. Die alleinerziehende Mutter, die schützt, Grenzen setzt und ihre Kinder lehrt, für sich selbst einzustehen.

Weibliche Kampfkunst

Heute trägt die Amazone vielleicht keine Rüstung mehr, ihre Schutzpanzer sind ihre innere Klarheit und ihr Wissen um ihren eigenen Wert. Ihre Waffen sind klare Worte und der Mut, für sich selbst oder eine gute Sache einzustehen. Sie weiß, dass ihre Fähigkeit, ohne Schuldgefühle »Nein« zu sagen, genauso kraftvoll ist wie ein bewusstes, aus vollem Herzen kommendes »Ja«. In unserer Zeit der ständigen Erreichbarkeit ist die Kampfkunst der Amazone subtiler geworden. Sie hütet ihre Lebensenergie, trifft bewusst Entscheidungen für sich oder ihre Herzensanliegen und weiß, dass respektvolle, ehrliche Kommunikation die Grundlage jeder echten Verbindung ist. Sie kämpft nicht gegen Männer, sondern für eine Welt, in der weibliche und männliche Qualitäten gleichermaßen geachtet und wertgeschätzt werden. Ihre Schwesternschaft findet sie in bewussten Frauenkreisen, tiefen Freundschaften und einem ehrlichen, respektvollen Austausch mit Gleichgesinnten.

Die amazonische Energie ist heute mehr gefragt denn je: Sie verkörpert den Mut zur Selbstbestimmung in einer Welt, die oft Anpassung fordert. Sie erinnert uns daran, dass es Dinge gibt, für die es sich zu kämpfen lohnt, und daran, dass die Verteidigung unserer Integrität ein Akt der Selbstliebe ist. Wenn du die Amazone in dir weckst, erkennst du deine innere Autorität. Du verstehst, dass deine Grenzen nicht verhandelbar sind, dass deine Stimme zählt und dass du in deiner Kraft einstehen kannst für jene, die ihre eigene Kraft noch nicht gefunden haben.

Die moderne Amazone hat gelernt, die Liebe ihres Herzens mit der Klarheit ihres Geistes zu vereinen. Sie weiß, dass wahre Stärke nicht darin liegt, unverwundbar zu sein, sondern darin, für das zu kämpfen, was wirklich zählt. Die Amazone ist eine Kämpferin, die mit Mut und Klarheit für das einsteht, was ihr am Herzen liegt. Sie geht ihren eigenen Weg, auch wenn ihn vor ihr noch niemand gegangen ist. Sie erinnert dich daran, dass auch du mit Selbstvertrauen und Entschlossenheit für deine Wahrheit und das Gute in der Welt einstehen kannst. Sie ruft dich dazu auf, dein leuchtendes Schwert zu erheben – für das, was dir heilig ist, und für die tiefste Wahrheit deines Herzens.

Du Liebe, spürst du den Ruf der Amazone? Dann ist es Zeit, für deine Wahrheit einzustehen – kompromisslos, mutig und mit offenem Herzen.

Die Amazone in der Mythologie

Seit jeher gibt es Frauenfiguren, die die ungezähmte, kämpferische Kraft der Amazone verkörpern. Sie tauchen in Mythen verschiedener Kulturen auf: als Kriegerinnen, Beschützerinnen und wilde Göttinnen, die für Wahrheit, Freiheit und innere Stärke stehen. Und sie zeigen dir die vielfältigen Aspekte deiner inneren Amazone, die es zu erwecken gilt, wenn du dich mit deiner wahren Kraft verbinden und unerschütterlich für das einstehen möchtest, was deinem Herzen heilig ist.

Sekhmet, die löwenköpfige Göttin des alten Ägyptens, trägt zum Beispiel das Feuer der Gerechtigkeit in sich. Als Tochter des Sonnengottes Ra ist sie Kriegerin und Heilerin zugleich – eine Verkörperung ungezähmter weiblicher Kraft. Sie steht für heilige Wut, jene klare, aufrichtige Kraft, die in dir aufsteigt, wenn deine Grenzen verletzt werden oder du für andere einstehst. Sekhmet erinnert dich daran, dass dein Zorn nicht zerstörerisch sein muss, sondern reinigend wirken kann, als heilende Flamme, die Altes verbrennt und Raum für Neues schafft. Ihr Löwenkopf symbolisiert Mut, Würde und absolute Präsenz, Qualitäten, die auch in deiner Amazone zum Ausdruck kommen können. In ihrer wilden Entschlossenheit und unerschütterlichen Klarheit zeigt Sekhmet, wie kraftvoll weibliche Energie sein kann, wenn sie aus der Tiefe des Herzens kommt.

Dann gibt es **Artemis**, die ungezähmte Jägerin der griechischen Mythologie, Göttin des Mondes, der Wildnis und der Unabhängigkeit. Sie bewegt sich frei von den Zwängen der Zivilisation durch die Wälder, begleitet von ihrem Rudel von Jagdhunden oder Wölfen, eine Frau, die sich nichts und niemandem unterwirft. Als Beschützerin der Frauen und Mädchen steht sie für Selbstbestimmung und die tiefe Verbindung zur Natur. Artemis lehrt uns, dass wir niemandem gefallen müssen, dass wahre Freiheit darin liegt, unserem inneren Ruf zu folgen und in Einklang mit unseren Instinkten zu leben. Ihre Fähigkeit, allein und zielsicher durch die Wildnis zu navigieren, inspiriert Frauen heute, ihre Intuition zu schärfen, Grenzen klar zu setzen und unbeirrt ihren eigenen Weg zu gehen.

Im Hinduismus steht **Kali**, die furchteinflößende Göttin der Zerstörung und Erneuerung, für die ultimative Kriegerin. Sie ruft uns dazu auf, alles abzulegen, was uns kleinhält, wie Angst, überholte Glaubenssätze oder auferlegte Grenzen, und mit unerschütterlicher Ehrlichkeit unser wahres Selbst zu leben. Kali zeigt dir, dass manchmal etwas sterben muss, damit du deine Wahrheit leben kannst. Sie ist die Amazone in ihrer kompromisslosesten Form: furchtlos im Angesicht von Veränderung und bereit für echte Transformation. Kali steht aber nicht nur für radikale Veränderung, sondern auch für absolute Freiheit. Sie durchtrennt alles, was dich vom Wesentlichen trennt. Ihr unbändiger Mut lehrt Frauen heute, ihre ganze Wahrheit, auch die wilde, unangepasste Seite, zu leben und sich selbst zur wichtigsten Verbündeten zu machen.

Die Amazone: Geschichten, die das Leben schreibt

Folgen wir den Spuren moderner Amazonen, oft Pionierinnen und Wegbereiterinnen, die mit Mut, Klarheit und Herz ihren Weg gehen. Sie setzen sich leidenschaftlich für das ein, woran sie glauben, und inspirieren uns, mit Entschlossenheit und Hingabe für unsere Werte einzustehen.

Clare Dubois hat mit TreeSisters eine weltweite Bewegung ins Leben gerufen, die Millionen von Bäumen pflanzt und Frauen inspiriert, ihre ureigene Kraft für die Heilung der Erde zu nutzen (siehe Link im Anhang). Sie erkannte, dass wahre Veränderung nicht im Kampf, sondern in der bewussten Rückverbindung mit der Natur beginnt. Heute gibt sie unermüdlich alles dafür, Frauen zu ermutigen, ihre Stimme zu erheben und aktiv Verantwortung für unseren Planeten zu übernehmen. Ihre Amazonenkraft zeigt sich in ihrer radikalen Liebe zur Natur und in ihrer unerschütterlichen Entschlossenheit, sie zu schützen.

Auch **Martha Beck** trägt das Feuer der Amazone in sich, auf eine Weise, die leise wirkt, aber unermesslich viel Kraft verkörpert (siehe Anhang). Sie ist eine brillante Akademikerin mit drei Harvard-Abschlüssen und hatte eine glänzende Karriere vor sich, doch sie erkannte, dass ihr Leben auf Strukturen beruhte, die nicht ihrer Wahrheit entsprachen. Aufgewachsen in einer streng religiösen Mormonenfamilie, ließ sie eines Tages alles hinter sich: ihre Ehe, ihren Glauben, ihre Sicherheit. Trotz gesellschaftlicher Ablehnung und Bedrohungen blieb sie standhaft. Heute begleitet sie Menschen auf ihrem Weg in ein freies, wahrhaftiges Leben. Ihre Amazonenkraft zeigt sich in ihrem Mut, Systeme zu hinterfragen und neue Wege zu gehen, mit klarem Verstand und tiefer Intuition.

Und dann **Jane Goodall**, die mit sanfter Entschlossenheit eine ganze Wissenschaft revolutionierte. Während ihre männlichen Kollegen Tiere aus der Distanz beobachteten, trat sie ihnen mit offenem Herzen und unendlicher Geduld entgegen. Sie bewies, dass wahre Stärke nicht im Dominieren, sondern in Verbindung liegt. Als junge Frau ohne akademischen Abschluss wurde sie belächelt, doch ihre Arbeit veränderte alles: Jane ist nicht nur Forscherin, sondern eine unermüdliche Kämpferin für den Schutz der Natur. Sie ist heute eine Pionierin, die uns lehrt, mit Mitgefühl und Mut für das einzustehen, was wirklich zählt.

Die Magie der Amazone

Lass uns gemeinsam die Magie der Amazone erforschen, um zu erspüren, welche ihrer Qualitäten in dir erwachen und gelebt werden wollen.

Mut, Selbstvertrauen und Eigenverantwortung

Die Amazone wartet nicht darauf, dass andere die Dinge für sie in die Hand nehmen – sie handelt selbst. Sie übernimmt Verantwortung für ihr Leben, für ihre Entscheidungen und für das, was ihr am Herzen liegt. Sie weiß, dass wahre Freiheit darin liegt, sich nicht als Opfer der Umstände zu sehen, sondern als Schöpferin des eigenen Schicksals.

Abenteuergeist und Entschlossenheit

Sie geht Wege, die vielleicht noch keine Frau vor ihr gegangen ist. Sie weiß, dass wahres Wachstum dort entsteht, wo wir unsere Komfortzone verlassen und uns dem Unbekannten öffnen. Mit tiefem Vertrauen in ihre innere Führung setzt sie klare Grenzen und engagiert sich unbeirrt für ihre Träume, ihre Werte und eine sinnerfüllte Welt.

Gerechtigkeitssinn und Hingabe

Eine Amazone kämpft nicht um Anerkennung oder Macht, sie setzt sich aus vollem Herzen für das Gute ein, ob Gleichberechtigung, Frieden oder eine gerechtere Welt. Ihre Stärke entspringt nicht nur ihrem klaren Urteilsvermögen, sondern auch ihrer tiefen Verbundenheit mit dem, was sie liebt, schätzt und bewahren möchte.

Unerschütterliche Integrität und Resilienz

Sie bleibt sich selbst treu, selbst wenn sie auf Widerstände und Herausforderungen trifft. Sie lebt nach ihren höchsten Werten und Prinzipien, auch wenn es manchmal unbequem wird. Fällt sie, steht sie mit Selbstvertrauen wieder auf. Ihr Wort und ihre Taten sind im Einklang. Sie begegnet dem Leben mit einer tiefen Aufrichtigkeit und trägt die Kraft in sich, ihre Wahrheit mit Klarheit mit der Welt zu teilen.

Fokus und Durchhaltevermögen

Die Amazone gibt nicht auf, wenn es schwierig wird. Sie weiß, dass große Visionen Geduld, Kraft und Ausdauer erfordern, sie bleibt dran, auch wenn der Weg manchmal steinig ist. Sie bleibt sich und ihren Herzensvisionen treu, ungeachtet aller Zweifel, Kritik oder Hindernisse, die ihr begegnen.

Schwesternschaft und Autonomie

Eine Amazone weiß, dass wahre Stärke immer in Verbindung mit Gleichgesinnten wächst. Sie geht ihren Weg nicht allein, sondern erhebt andere Frauen mit sich, eine Vereinigung starker Frauen, getragen von echtem Respekt und gemeinsamen Visionen. Diese Schwesternschaft fordert jede Frau auf, in ihrer vollen Kraft zu stehen und zugleich die Stärke der anderen wertzuschätzen und zu fördern. Wenn Frauen sich so miteinander verbinden, werden sie zu einer unaufhaltsamen Kraft.

Die Schatten der Amazone

Deine Amazone trägt eine enorme Kraft in sich, doch wie jede archetypische Energie können auch ihre Qualitäten Schattenseiten entfalten, wenn alte Prägungen oder unbewusste Muster die Führung übernehmen. Vielleicht sind diese Schatten entstanden, weil wir das Gefühl hatten, uns unsere Weiblichkeit erst verdienen zu müssen. Vielleicht war da wenig Raum für unsere Emotionen, unsere Träume, unsere Wahrheit. Und irgendwann entstand in uns dieser stille Entschluss: Ich zeig's euch. Doch wahre Amazonenkraft entspringt nicht aus einem Mangel, sondern aus einem gesunden Selbstwert, unerschütterlichem Vertrauen und dem Wissen um unseren einzigartigen Beitrag in der Welt.

Unnachgiebigkeit und Härte

Wenn die Amazone aus dem Schatten agiert, kann ihre Entschlossenheit in Härte umschlagen. Sie kämpft nicht nur für ihre Werte, sondern gegen alles, was ihr widerspricht. Vielleicht hat sie gelernt, dass sie nur durch Härte respektiert wird, dass sie immer stark sein muss, um nicht unterzugehen.

Integration: Wahre Stärke zeigt sich nicht in Dominanz, sondern in deiner Unterscheidungskraft und deiner Fähigkeit zuzuhören, Brücken zu bauen und Kompromisse zu finden, die im Einklang mit deinen Werten stehen. Finde Momente im Alltag, um deinen Körper zu spüren, und lasse bewusst unnötige Spannung und Härte los. Frage dich: Welche neuen Sichtweisen und Wege wären hier möglich?

Kontrollbedürfnis und Perfektionismus

Die Amazone will ihre Visionen verwirklichen, und zwar genau so, wie sie es sich vorstellt. Doch wenn ihr Schatten die Führung übernimmt, verfängt sie sich leicht im endlosen Optimierungsdrang. Sie glaubt, dass sie alles allein stemmen muss, weil sonst nichts »richtig« gemacht wird. Doch dieser Druck nimmt ihr und anderen die Luft zum Atmen und raubt ihr genau die Freude, für die sie eigentlich losgegangen ist.

Integration: Die größte Befreiung liegt darin, Vertrauen zu kultivieren, in den Prozess, in andere Menschen und in das Leben selbst. Atme tief durch und erinnere dich: Der Weg ist das Ziel. Du bist wertvoll, so wie du bist. Frage dich: Wo kannst du Verantwortung abgeben? Wo kannst du Kontrolle loslassen und Co-Kreation einladen? Denn gemeinsam wird es nicht nur leichter, sondern oft auch schöner, freier und lebendiger.

Kampfmodus und Rastlosigkeit

Die Amazone in dir kennt das Gefühl, immer »on fire« zu sein. Du spürst die Dringlichkeit, für deine Visionen einzustehen, die Welt zu verändern, dich durchzusetzen. Doch wenn du nie innehältst, bleibst du im ständigen Kampfmodus und läufst Gefahr, auszubrennen.

Integration: Wahre Kriegerinnen wissen um die Macht der Regeneration. Wo kannst du mehr Leichtigkeit zulassen? Mehr atmen, genießen, dich mit Freundinnen verbinden und Co-Kreation einladen? Jeder Prozess ist zyklisch. Deine Energie ist ein wertvoller Schatz und Ruhe kein Stillstand, sondern der Nährboden, aus dem deine Kraft immer wieder neu wachsen kann. Erinnere dich daran, auch deine Erfolge wertzuschätzen, dir Pausen zu erlauben und dem natürlichen Fluss zu vertrauen, ohne dich in Perfektion oder im Detail zu verlieren.

Abgrenzung bis hin zur Isolation

Die Amazone kennt ihre Grenzen und setzt sie klar. Sie will unabhängig sein, niemandem zur Last fallen, sich auf niemanden verlassen müssen. Doch zu starke Abgrenzung kann uns auch einsam machen. Wir verlieren die Verbindung zum Fühlen, zu unserem Umfeld und damit auch zu unserer weiblichen Seite, die durch Verbundenheit und Miteinander genährt wird. Das kann auch dazu führen, dass wir beginnen, an uns zu zweifeln, uns zurückhalten oder unsere Visionen aus den Augen verlieren. Wir fallen in eine Opferrolle oder verlieren uns in der Angst, statt unserer Wahrheit zu folgen und in unsere Kraft zu vertrauen.

Integration: Wahre Unabhängigkeit bedeutet nicht, alles allein zu tragen. Es geht vielmehr darum, deine einzigartigen Stärken zu kennen und auch die der anderen zu schätzen. Denn in der Verbindung sind wir so viel kraftvoller. Frage dich: Wo kannst du Nähe zulassen und Aufgaben abgeben, ohne deine Werte zu verlieren? Es ist genauso wichtig, die Phasen des Loslassens und Vertrauens zu ehren wie die des Tuns und der Aktivität. Beides ist notwendig, um unsere weibliche Kraft in ihrer ganzen Tiefe zu verkörpern.

Soul Coaching: Verbinde dich mit deiner Amazone

Nimm dir einen ruhigen Moment mit deinem Journal. Schaffe dir einen geschützten Raum nur für dich. Spüre tief in deinen Atem und dein Herz und verbinde dich mit der klaren, kraftvollen Präsenz deiner inneren Amazone.

Welche Rolle spielt die Amazone in deinem Leben?

- Wo zeigt sich ihre Klarheit, ihr Mut, ihre Entschlossenheit bereits in deinem Denken, deinem Handeln, deiner Haltung?
- Wo darf sie sich noch mehr zeigen?
- Wofür möchtest du dich mit ganzem Herzen einsetzen?
- Welche Werte, Visionen oder Veränderungen rufen danach, in dir gelebt und manifestiert zu werden?
- Welche Rolle spielt deine innere Amazone in deinen Herzensprojekten?

Was bedeutet wahre Stärke für dich?

- Wann verlierst du dich vielleicht noch in Mustern der Kontrolle, des Perfektionismus oder der Überforderung?
- Und was wäre möglich, wenn du dich für Co-Kreation öffnest, getragen von Vertrauen und Miteinander statt Druck?

Wo darfst du mehr Leichtigkeit einladen und den Druck, alles allein tragen zu müssen, loslassen?

- Wie fühlt es sich an, wenn deine Amazone in Führung geht, wenn Herz und Verstand im Einklang sind und sie klar, standhaft und zugleich flexibel ihren wahren Werten folgt?

In welchen Situationen nimmst du dich (noch) zurück?

- Wo gibst du anderen die Macht, entscheidest gegen dein Gefühl, obwohl du weißt, was du wirklich willst?
- Was brauchst du, um dich mehr zu zeigen, klarer für dich einzustehen, ohne Härte, mit Präsenz, Klarheit und Integrität?

Wie sieht dein Leben aus, wenn deine Amazone ganz in dir erwacht?

- Wie bewegst du dich?
- Wie sprichst du?
- Wie blickst du in die Welt?
- Wie begleitet sie dich dabei, deine Visionen zu realisieren?
- Welche neue Präsenz entsteht in dir, wenn du ihr mehr Raum gibst?

Verbinde dich mit deinem Gefühl, deinen inneren Bildern und öffne dich für die Botschaften deiner Amazone.

Nimm dir Zeit für diese Fragen, meine Liebe. Lausche deiner Amazone. Ihre Stimme ist klar und sie erinnert dich an die Frau, die du längst bist. Der Schlüssel ist, dir selbst wieder mehr zu vertrauen.

Magic Tools: Die Amazone in dir erwacht

Lass uns gemeinsam die Energie deiner Amazone verkörpern, in einer kraftvollen Kriegerinnen-Sequenz, inspiriert von yogischen Vira-Praktiken aus der tantrischen Tradition und der Kalaripayattu-Tradition, die Mut, Klarheit und furchtlose Herz-Präsenz kultivieren.

Amazonen Warrior Flow und Empowerment Kriya

Dieser kraftvolle Amazonen Warrior Flow vereint Körper, Atem und energetische Ausrichtung und unterstützt dich, die verkörperte Präsenz der Kriegerin in dir zu erwecken. Jede Bewegung ist mit deinem Atem verbunden, mal kraftvoll, mal sanft, mal fokussiert, doch stets wach, präsent und bewusst.

Amazonen Warrior Flow und Empowerment Kriya

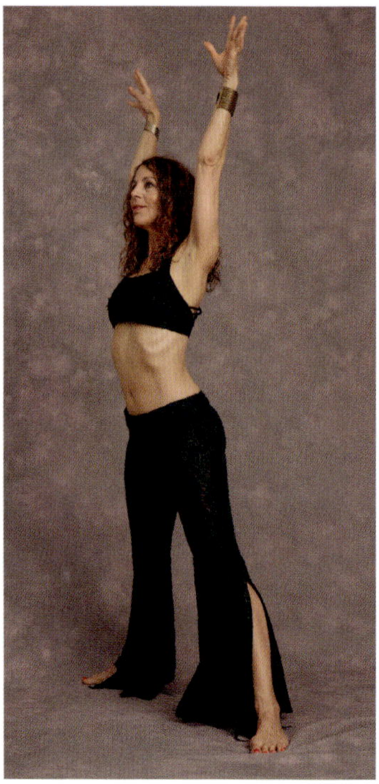

- Atme in diesem Flow gerne tief in deinen Bauch, Seitkörper und Herzraum oder nutze die Ujjayi-Atmung: Hier verengst du leicht deine Stimmritze, sodass ein sanftes Meeresrauschen in deinem Halsraum entsteht, der dir innere Stabilität, Ruhe und Klarheit schenkt.

- Komm in die Goddess Pose – die hohe Hocke (Malasana), indem du deine Füße mehr als hüftbreit auseinanderstellst, die Zehen und Knie sind 45 Grad nach außen gedreht, deine Beine maximal auf Kniehöhe gebeugt. Gehe nur so tief, dass deine Füße flach und gut verwurzelt auf der Erde bleiben.

- Mit der Einatmung verankere deine Füße tiefer in die Erde, streck deine Beine und verlängere deine Arme weit nach oben, bis du stehst: weit, stark, aufgerichtet.

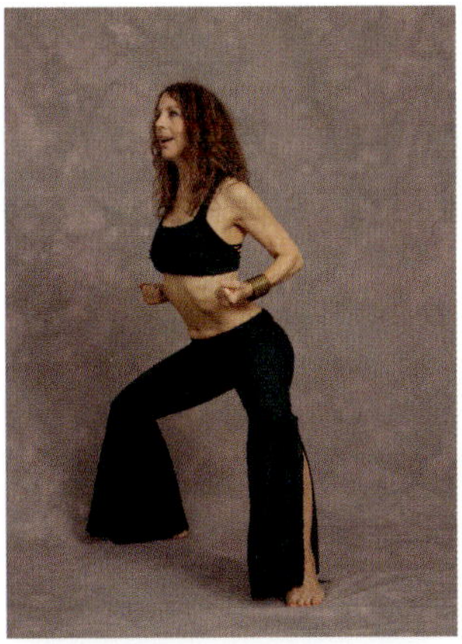

- Mit der Ausatmung beuge deine Beine wieder in Goddess-Pose, ziehe die Fäuste mit gebeugten Ellenbogen (im 90-Grad-Winkel) und einem kraftvollen »Ha!« energievoll zurück, während dein Nabel aktiv zur Wirbelsäule zieht.
- Praktiziere diese Ha-Empowerment-Kriya für neun bis 21 Zyklen. Spüre, wie die Kraft deiner Amazone wächst und kraftvoll durch dich fließt, wild, klar, bewusst und urweiblich.

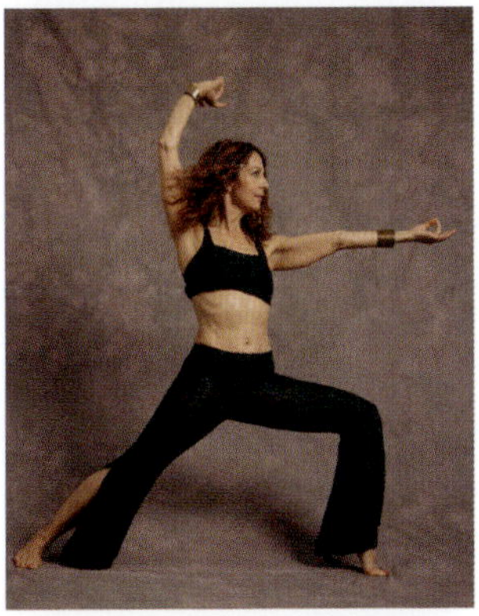

- Öffne dich dann in deine Kriegerin II (Virabhadrasana II): Das vordere Bein ist in einem 90-Grad-Winkel gebeugt, das hintere gestreckt und diagonal verwurzelt. Spanne deinen imaginären Bogen oder finde eine freie Kriegerinnen-Position: Dein gestreckter Arm zielt, der hintere Arm führt den Pfeil deiner Intuition.

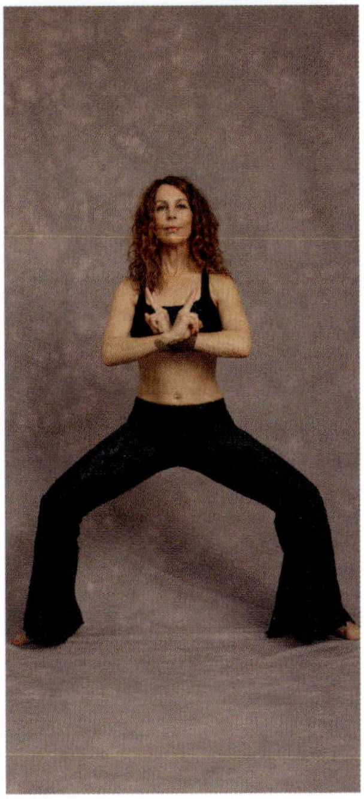

- Atme aus und kehre zurück zu Malasana. Kreuze deine Handgelenke vor dem Herzen: Dein Daumen liegt über kleinem Finger und Ringfinger, Zeige- und Mittelfinger sind gestreckt. Diese Mudra dient der Rückverbindung mit deiner Vision.
- Deine Füße sind fest verwurzelt, dein Herz ist weit, kultiviere Klarheit und Präsenz im Hier und Jetzt.
- Wechsle zur Kriegerin II auf die zweite Seite und kehre immer wieder ins Zentrum in deine Goddess Pose zurück.
- Wiederhole diesen Flow drei bis neun Mal und lasse dich führen von deinem Atem. Spüre deine innere Stärke, deine Klarheit und deine Fähigkeit, immer wieder in deine Mitte zu finden, zwischen Aktivierung und Ruhe, Kraft und Weichheit, Willenskraft und Vertrauen.

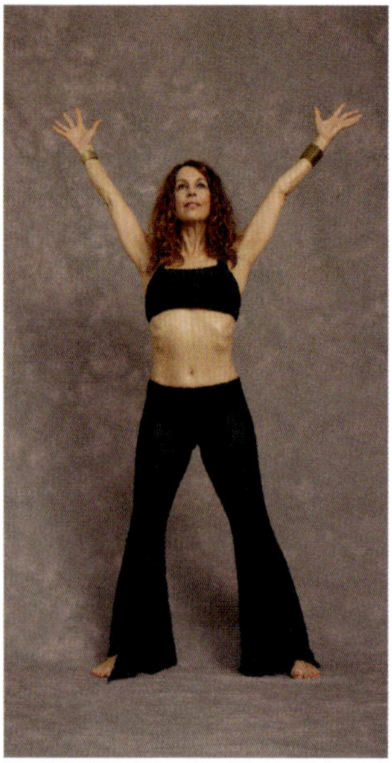

- Atme dann noch einmal kraftvoll in Malasana aus, strecke mit der Einatmung deine Beine und verlängere deine Arme kraftvoll nach oben in eine Siegeshaltung: die V-Position oder Star-Position. Diese Geste symbolisiert ultimative Präsenz, Zentrierung und innere Stärke.
- Fokussiere deinen Blick, atme noch einmal tief ein in Bauch und Herz, halte den Atem und atme dann aus durch den Mund. Lasse hier deine letzten Limitierungen und Blockaden los.
- Nimm dir ein paar Momente und verbinde dich mit der wilden Schönheit und freiheitsliebenden Kraft deiner inneren Amazone. Lausche ihrer Botschaft. Bedanke dich bei ihr, atme tief ein – und nimm ihre Energie mit in deinen Tag.

Aktiviere deine Amazonenkraft

Psychedelic Breath ist mehr als eine transformative Atempraxis. Es ist eine Einladung, verborgene Anteile deiner Selbst zu entdecken und schlafende Kräfte zu erwecken, eine Reise zu den verborgenen Dimensionen deiner inneren Kraft. Finde einen ruhigen, ungestörten Ort und bereite dich auf eine innere Atemreise zu deiner Amazone vor.

Psychedelic Breath Ritual

- Finde einen aufrechten bequemen Sitz, schließe sanft deine Augen und spüre Weite und Offenheit in deinem Herzraum für alles, was kommt.

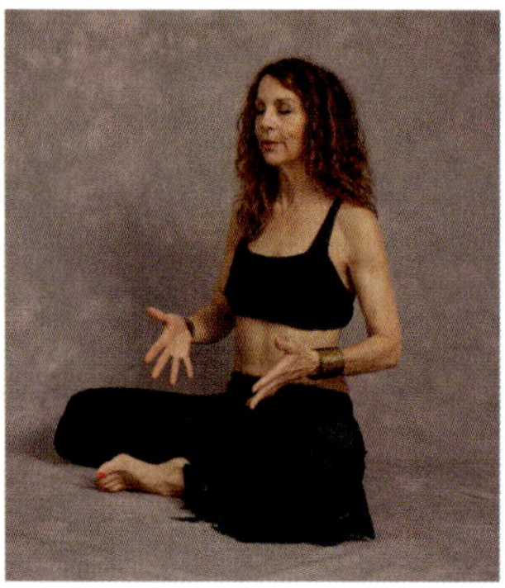

- Atme kraftvoll durch die Nase in Bauch- und Herzraum ein, um deine innere Kriegerin zu erwecken.

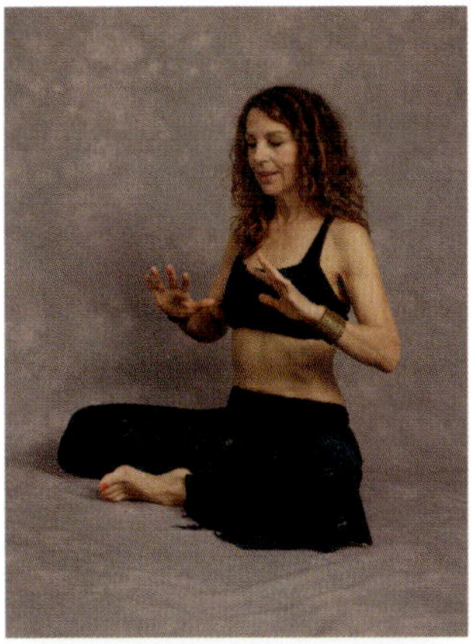

- Atme durch den Mund aus, um alte Muster und Limitierungen zu lösen.
- Beginne auf diese Weise mit neun tiefen, kraftvollen Atemzyklen, wenn es sich gut anfühlt, kannst du im Laufe der Zeit die Anzahl der Atemzyklen ein wenig erhöhen.

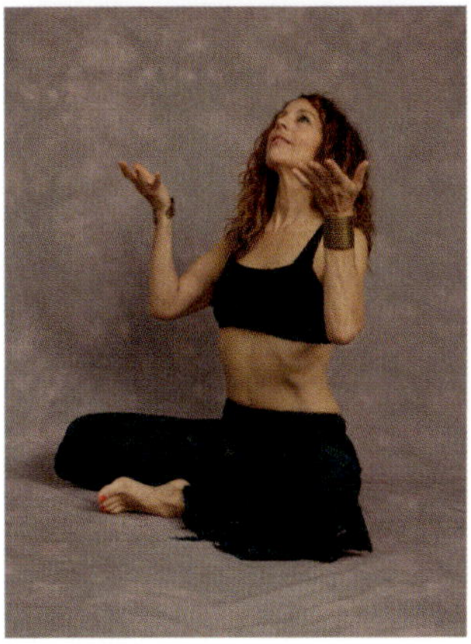

- Nach neun Zyklen atme ein und halte den Atem.
- Spüre die kraftvolle Energie, die durch deine Zellen pulsiert, entlang der Wirbelsäule aufsteigt und sich in deinem ganzen Körper ausbreitet.
- Atme dann komplett aus, lasse alles los und verweile in der Atempause. Werde ruhig und verbinde dich mit deiner inneren Quelle. Öffne dich für neue Impulse, Weisheiten und Inspirationen.
- Wiederhole diesen Zyklus drei Mal. Jede Runde erlaubt dir, dich tiefer mit deiner authentischen Kraft und Klarheit zu verbinden.
- Zum Abschluss nimm einen tiefen Atemzug ein. Halte in der Atemfülle. Deine Amazone ist erwacht, klar, präsent und voller Lebenskraft. Kannst du sie spüren?
- Atme aus und nimm diese Energie mit in deinen Tag.

Entfessle die Löwin in dir

Sekhmet, die löwenköpfige Göttin des alten Ägyptens, ist Verkörperung reiner, ungezähmter Lebenskraft. Ihr Name bedeutet »die Mächtige«. Als Göttin des Feuers, des Krieges und der Heilung schützt sie das Leben, indem sie zerstört, was nicht echt oder wahr ist. In ihrer Präsenz erwacht die Löwin in dir. Diese Praxis schenkt dir Klarheit, Mut und die tiefe Verbindung zu deinem inneren Feuer.

Sekhmet Empowerment Ritual

- Suche dir einen stillen Ort und zünde eine Kerze an, in Rot, Gold oder Orange. Sie steht für dein inneres Feuer.
- Setze dich oder steh entspannt, zentriert und gut geerdet. Schließe deine Augen. Atme tief durch die Nase ein, lange durch den Mund mit einem Ton aus und lasse los, was dich begrenzt und kleinhält.
- Wiederhole diesen klärenden Atem einige Male, um ganz im Hier und Jetzt anzukommen. Spüre, wie du mit jedem Atemzug mehr bei dir ankommst.
- Stelle dir vor: Du stehst barfuß in der Nacht am Rand eines lodernden Lagerfeuers. Um dich herum Wald, über dir die Sterne. Aus der Ferne hörst du ein Trommeln, tief, rhythmisch, vertraut.
- Du beginnst dich zu bewegen, weich, instinktiv, frei. Mit jedem Trommelschlag kommst du mehr in einen Zustand von Trance und tiefer in Verbindung mit dir selbst und deinen verborgenen Kräften. Dein inneres Feuer erwacht.
- Dann tritt sie aus dem Feuer hervor: Sekhmet, die Löwengöttin. Stark. Stolz. Voller Klarheit und Würde. Sie steht vor dir als Spiegel deiner Kraft. Du spürst: Diese Energie lebt auch in dir.
- Sekhmet schaut dir tief in die Augen. Ernst, wach und liebevoll. Und sie erinnert dich:
    - Du bist Kriegerin und Heilerin zugleich.
    - Deine Wut ist heilig: Du darfst sie nutzen, um zu klären, zu wandeln, zu schützen.
    - Du darfst aufrecht stehen, klare Grenzen setzen und deinem Weg folgen.
    - Die Welt braucht deine Wahrheit, deine Präsenz und deinen Mut.

- Du bist hier, um Licht in die Dunkelheit zu bringen. Du bist eine Kriegerin des Lichts.
- Deine authentische Kraft ist willkommen.

- Lege die Hände auf dein Herz. Atme tief ein. Spüre die Löwinnen-Energie in dir, ihre Würde, ihre Wärme, ihre Ungezähmtheit. Atme aus und lass los, was dich zurückhält.

- Sprich dann laut folgende Incantation mit viel Gefühl und Körperausdruck:

  - Ich bin verbunden mit der Löwin in mir.
  - Ich bin mutig, klar und voller Herz.
  - Ich achte meine Grenzen und folge meinem inneren Feuer.
  - Ich lasse mich führen von der Liebe und der Wahrheit.
  - Ich gehe meinen Weg, für mich, für das Leben, für das, was zählt.
  - Ich ehre meine Kraft und die in allen Lebewesen.

- Spüre nun deine Hände vor deinem Solarplexus – deinem oberen Bauch, so als würdest du einen Feuerball halten. Dein inneres Licht pulsiert, warm, lebendig, stark.

- Dann öffne deine Arme weit nach oben, in ein kraftvolles V, die Star-Position oder Siegeshaltung (siehe Seite 104). Atme tief ein. Spüre deine Präsenz. Deine Kraft. Deine Schönheit.

- Öffne langsam die Augen. Bedanke dich bei dir, bei Sekhmet, bei der Kraft der Löwin, die immer für dich bereit ist.

- Lösche achtsam deine Kerze. Nimm dir gern Zeit, um deine Erkenntnisse aufzuschreiben. Und geh dann aufrecht, gestärkt und verbunden mit der Präsenz deiner inneren Amazone und der Löwinnen-Energie von Sekhmet in deinen Tag.

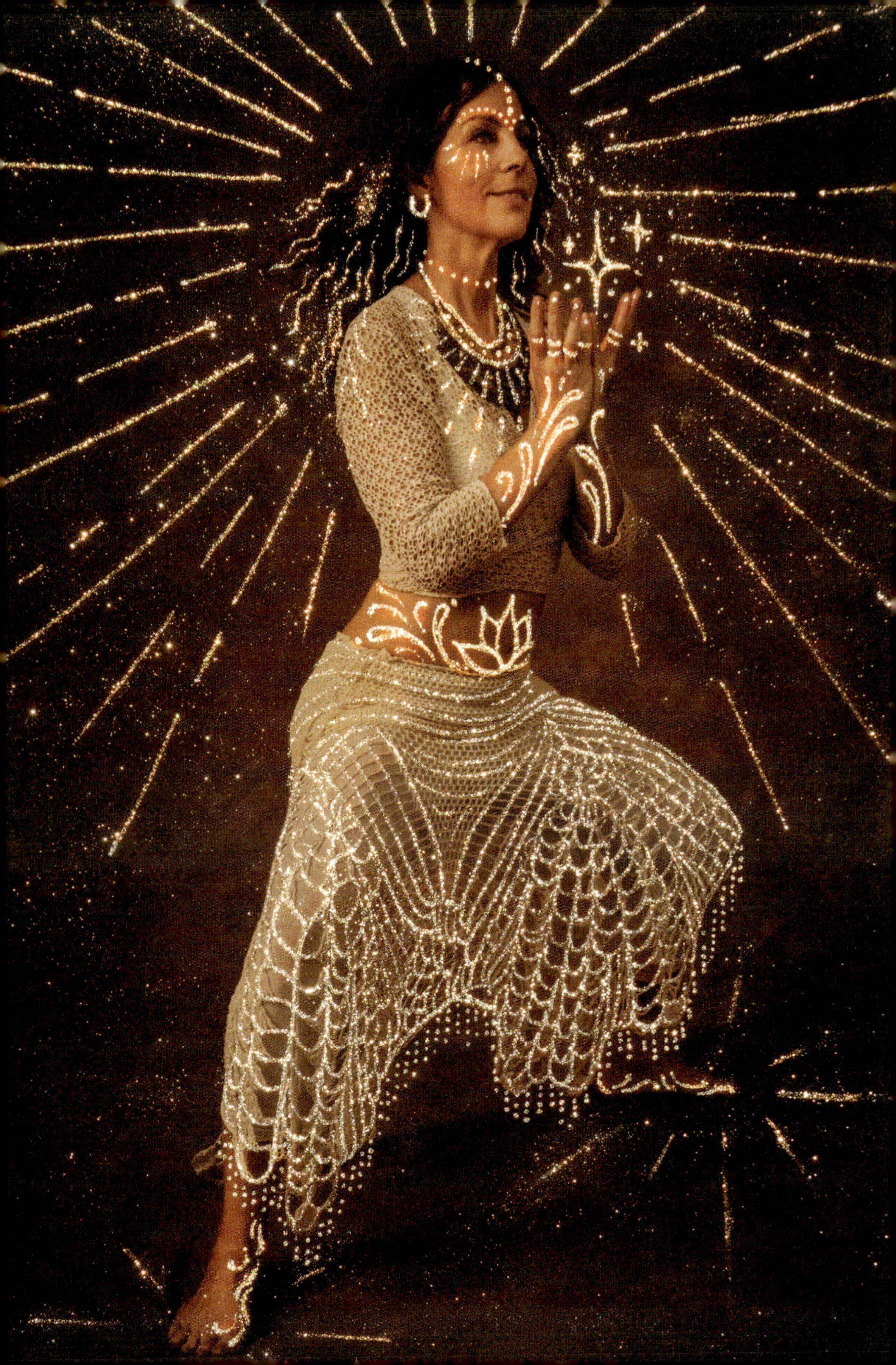

Die Königin

Feminine power is not about controlling others.
It's about learning to lead from the heart.

Marianne Williamson

Souveränität und Leadership: Nimm deinen goldenen Thron ein

Die Königin in dir verkörpert wahre Souveränität– jene stille kraftvolle Präsenz, die aus Selbstbewusstsein, Integrität und innerer Klarheit erwächst. Wenn du sie erweckst, richtest du dich in deiner ganzen Größe auf und verbindest dich mit deiner tiefsten Wahrheit. Du erkennst deine einzigartigen Stärken und deinen Wert. Mit Anmut und Selbstsicherheit gehst du Schritte, die nicht nur dir dienen, sondern auch die Welt bereichern. Die Königin lebt in jeder von uns – sie ist deine magnetische weibliche Kraft, die immer da ist, auch wenn du sie manchmal vergisst oder nur im Außen wahrnimmst.

Lead with Love – Führung mit dem Herzen

Die Königin muss sich nicht beweisen, ihre souveräne Präsenz spricht für sich. Sie weiß instinktiv, wann es an der Zeit ist, sanft zu führen, klare Grenzen zu setzen und wann sie anderen vertrauensvoll die Führung überlässt. Ihre Kraft liegt in ihrer inneren Ausgeglichenheit, ihrer Fähigkeit, ganzheitlich zu denken und in einer Welt von Chaos und Zerrissenheit zentriert und ruhig zu bleiben, wie das Auge im Sturm. Deine innere Königin erinnert dich daran, dass wahres Selbst-Leadership das Fundament von authentischer Führung ist. Sie weiß: Eine Frau, die sich ihrer ureigenen, natürlichen Kraft vollkommen bewusst ist, kann Berge versetzen. Wenn du dir vollkommen vertraust, dann inspirierst du auch andere, dies zu tun.

Die moderne Königin ist eine Visionärin. Sie führt mit offenem Herzen und ist sich bewusst, dass wir nichts Positives in der Welt bewegen können, indem wir uns kleinhalten oder verstecken. Sie hat sich aus überholten Paradigmen der Dominanz befreit und verkörpert die tiefe Wahrheit, dass wahre Führung stets dem Herzen entspringt und dass wir gemeinsam unaufhaltsam sind. Ihr Leitsatz lautet: Lead with Love. Die Königin lädt dich ein, deine dir innewohnende Souveränität zu erkennen. Du musst nicht auf Erlaubnis warten, um deinen Platz einzunehmen. Du bist jetzt bereits würdig und machtvoll. Es ist an der Zeit, deine goldene Krone aufzusetzen und deinen Thron einzunehmen, nicht als Zeichen von Überlegenheit, sondern als Erinnerung daran, dass du die Verantwortung für dich und dein Leben trägst. Wenn du deiner inneren Klarheit folgst und authentisch deinen Weg gehst, beginnst du, mit dem Herzen zu führen, und kannst so deine höchste Vision gemeinsam mit anderen in die Welt zu bringen.

Die Königin in der Mythologie

Die Königin ist eine machtvolle Archetypin in den Mythen alter Kulturen und wirkt auch heute in jeder Frau, die den Mut findet, selbstbewusst ihrer innewohnenden Souveränität und Unterscheidungskraft zu vertrauen.

Eine der größten Königinnen der Mythologie ist **Isis.** Sie galt als Königin des Himmels und der Erde, als Schutzpatronin der Pharaonen, als Hüterin der Gerechtigkeit und Harmonie. Ihr Name bedeutet »Thron«, und genau das verkörperte sie: eine Kraft, die Ordnung, Souveränität und Beständigkeit ausstrahlt. Isis war bekannt dafür, die heiligen Rituale zu hüten und die spirituellen Mysterien des Lebens lebendig zu halten. Sie wurde gerufen, um Übergänge zu begleiten, Räume zu segnen und das weibliche Wissen zu bewahren. Sie zeigte, das spirituelle Tiefe und irdische Präsenz sich nicht widersprechen, sondern einander kraftvoll ergänzen. Isis lehrt uns, dass wahre Königinnen nicht dominieren, sondern kooperieren, kokreieren, beschützen und nähren. Denn: Wahre königliche Kraft liegt in der Fähigkeit, aus Liebe zu handeln und zum Wohl des Ganzen.

Athena, eine der bekanntesten Göttinnen des antiken Griechenlands, war weit mehr als eine Schutzgöttin der Weisheit und Strategie. Als Patronin von Athen stand sie für ein ganzheitliches Verständnis von Führung: Intelligenz gepaart mit Gerechtigkeit, Intuition mit Intellekt, Strategie mit Weitsicht. Sie galt als Visionärin, die vorausschauend plant, die Klarheit und Führung vereint. Die moderne Führungstheorie The Athena Doctrine (siehe Literaturtipp im Anhang) zeigt, dass Eigenschaften wie Einfühlungsvermögen, Intuition und Zusammenarbeit, die als weibliche Qualitäten betrachtet werden, in der heutigen Welt die wirkungsvollsten Formen von Leadership sind. Athena inspiriert uns, Führung als etwas Ganzheitliches zu begreifen, als eine natürliche Balance zwischen Verstand und Herz, Klarheit und Mitgefühl.

Kleopatra war mehr als eine Königin: Sie verkörperte die Essenz königlicher Weisheit durch ihre meisterhafte Diplomatie, ihre subtile Verführungskunst und ihre strategische Intelligenz. Als letzte Pharaonin Ägyptens führte sie, indem sie bedeutungsvolle Allianzen schmiedete, Herzen gewann und ihr Reich mit visionärer Weitsicht lenkte. Kleopatra lehrt uns: Integriertes weibliches Leadership erfordert weder Dominanz noch Unnahbarkeit, vielmehr können wir uns in den zahlreichen Facetten unserer charismatischen und magnetischen Kraft zeigen. Kleopatras zeitlose Geschichte offenbart, dass sich unsere Souveränität und unser Leadership, ob in der Familie, im Beruf oder in alltäglichen Situationen, durch Präsenz, selbstbestimmtes Handeln und die Fähigkeit, selbstbewusst unseren Platz einzunehmen, ausdrücken kann.

Die Königin: Geschichten, die das Leben schreibt

Auch in unserer modernen Welt finden wir sie: Frauen, die den zeitlosen Archetyp der Königin in ihrem Sein und Wirken verkörpern. Sie führen nicht durch Dominanz, sondern durch ihre strahlende Präsenz, ihre Authentizität und ihre Fähigkeit, andere zu inspirieren. In einer Zeit, in der ganzheitliches Leadership mehr denn je gebraucht wird, sind sie strahlende Wegbereiterinnen einer Ära weiblicher Souveränität, kraftvoll, bewusst und tief verwurzelt im Leben.

Oprah Winfrey verkörpert die Königin in ihrer souveränsten Form: eine Frau, die sich mit visionärer Klarheit, gelebten Werten und unerschütterlichem Vertrauen in ihre Intuition ein weltweites Medienreich erschaffen hat. Ihre unverwechselbare Stimme fand sie, indem sie mutig ihrem inneren Kompass und ihrer Vision gefolgt ist – und damit einen weiblichen Weg in den Medien geprägt hat, der auf Echtheit, Tiefe und Mitgefühl beruht. Mit ihrer außergewöhnlichen Gabe, Menschen durch Authentizität zu berühren und Räume für echten Ausdruck zu schaffen, hat sie eine neue Kultur des Zuhörens und Fühlens mitgestaltet. Als Königin ihres selbst geschaffenen Reiches nutzt sie ihre Plattform, um Bewusstsein zu wecken, andere zu stärken, ihnen eine Stimme zu geben und kollektive Heilung zu ermöglichen.

Lynne Twist steht für die Königin, die ihr Reich nicht auf Mangel, sondern auf Fülle aufbaut. Als visionäre Philanthropin, Autorin und Gründerin der Pachamama Alliance widmet sie ihr Leben der Transformation unseres kollektiven Verhältnisses zu Geld, Ressourcen und echter Fülle. Durch ihre jahrzehntelange Arbeit mit indigenen Gemeinschaften im Amazonas ebenso wie mit den wohlhabendsten Kreisen der westlichen Welt erkannte sie ein universelles Prinzip: Eine Königin hortet nicht, sie hütet. Sie versteht Reichtum als etwas, das dem Leben dienen darf. Sie zeigt uns, wie wir unsere Beziehung zu Geld heilen und zu einer Haltung zurückfinden können, die von Wertschätzung, Großzügigkeit und Verbindung getragen ist.

Und dann ist da **Marianne Williamson**: spirituelle Lehrerin, Bestsellerautorin und Aktivistin für ein neues Bewusstsein in der Welt und in der Politik. Seit über vier Jahrzehnten prägt sie die spirituelle Szene mit ihrer klaren, liebevollen Stimme für inneren und äußeren Wandel. Mit klarem Verstand und offenem Herzen setzt sie sich für Mitgefühl, Gerechtigkeit und Heilung ein, sei es durch ihre Gründung des Hilfsprojekts Project Angel Food, das Millionen Mahlzeiten an schwer kranke Menschen liefert, oder ihr Engagement für Frieden, Armutsbekämpfung und soziale Heilung. Ihre berühmten Worte »Unsere tiefste Angst ist nicht, dass wir unzulänglich sind. Unsere tiefste Angst ist, dass wir über alle Maßen kraftvoll sind« wurden zum Leitsatz einer ganzen Generation und verkörpern die Essenz der Königin: Sie erinnert uns daran, dass es unsere Aufgabe ist, unsere ganze Größe zu verkörpern und dadurch andere einzuladen, dasselbe zu tun.

Die Magie der Königin

Vielleicht hast du beim Lesen bereits gespürt, wie Aspekte der Königin in dir erwachen. Lass uns in ihre einzigartigen Qualitäten eintauchen, die dich daran erinnern, wer du bist, wenn du selbstbewusst in deiner souveränen Kraft stehst. Durch deine Authentizität ziehst du genau die Menschen und Umstände an, die deine tiefste Vision nähren und dich mit deiner weiblichen Urkraft verbinden.

Authentisches Leadership und magnetische Ausstrahlung

Die Königin muss weder überzeugen noch dominieren. Sie entfaltet Anziehungskraft durch ihre magnetische Präsenz und ihr authentisches, herzzentriertes Leadership. Mit offenem Herzen, natürlicher Ausstrahlung und gut geerdet führt deine Königin aus der Fülle ihres Herzens. Ihr Wirken trägt die Anmut natürlicher Autorität einer Frau, die von innen strahlt - kraftvoll, klar und zutiefst weiblich. So zieht sie Menschen an, die ihr auf Augenhöhe begegnen, die sie ehren, wertschätzen, feiern.

Souveränität und Selbstbewusstsein

Die Souveränität der Königin zeigt sich in der Art, wie sie sich selbst liebevoll und bestimmt führt. Sie hat keine Scheu, sich auszudrücken, sich zu zeigen und für ihre Wahrheit einzustehen. Durch ihre Hingabe an ihre innere Arbeit und ihre gelebte spirituelle Praxis ist sie tief verankert, in sich, im Leben und in einer größeren Vision. Ihre Wahrheit und höchsten Prinzipien verliert sie dabei nie aus den Augen.

Loyalität und Verantwortung

Die Königin weiß: Loyalität beginnt immer bei uns selbst. Sie übernimmt Verantwortung für sich, für ihre Handlungen und für ihre Entscheidungen. Sie ist loyal, selbst in herausfordernden Situationen. Ihre Integrität schafft Vertrauen und öffnet Räume für gemeinsames Wachstum. Durch ihre Klarheit und die Fähigkeit, ihre Wahrheit zu leben, schafft sie ein Gefühl von Sicherheit, Stabilität und Verbundenheit, ein Feld, in dem Gemeinschaft gedeihen kann und nachhaltige Transformation möglich wird.

Co-Kreation und Queendom

Die Königin weiß: Wahre Stärke liegt in der Kunst der Verbindung. In ihr lebt das tiefe Wissen, dass wahre Größe nicht im Alleingang entsteht, sondern im Miteinander. Sie erkennt die Größe im Gegenüber und lädt andere ein, sich in ihrer authentischen Kraft zu zeigen. Mit natürlicher Eleganz schafft sie ein Feld, in dem sich alle gegenseitig stärken. Wenn sie spürt, dass ungesunde Dynamiken ihr Queendom schwächen, hat sie die Kraft, sich liebevoll abzugrenzen und weiterzugehen, in Würde, Klarheit und ihrer einzigartigen Frequenz.

Höhere Visionen und das Wohl des Ganzen

Die Königin lebt für ihre höchsten Visionen, die nachhaltige Veränderung in der Welt, ein harmonisches Miteinander und die pulsierende Kraft der Liebe fördern. Sie handelt nicht nur für sich selbst, sondern für das Wohl des kollektiven Ganzen. Ihre Handlungen sind von einer tiefen Überzeugung getragen, dass sie mit ihrem Tun einen positiven Einfluss auf die Welt ausübt. Sie umgibt sich mit anderen Königinnen, denn sie spürt diese unglaubliche Kraft, die durch sie und alle Frauen fließt.

Die Schatten der Königin

Auch deine innere Königin trägt Licht und Schatten in sich. Ihre Kraft entfaltet sich in voller Schönheit, wenn du bereit bist, die Muster, die dich kleinhalten, zu erkennen, und die Verantwortung für dich selbst, deine Beziehungen und dein Leben zu übernehmen. Die Schatten deiner Königin zeigen sich oft dann, wenn dich andere Frauen herausfordern, wenn du sie bewunderst, beneidest oder abwertest. Diese Momente sind Einladungen. Denn all das, was du in ihnen siehst, lebt auch in dir. Wenn du diese Anteile in dir erkennst, statt sie auf andere zu projizieren, beginnst du, deine Schatten zu integrieren, und die wahre Größe deiner Königin kann sich entfalten. Hier einige der häufigsten Schattenaspekte, denen ich in meiner Arbeit mit Frauen immer wieder begegne:

Dominanz und Verlust deines natürlichen Charismas

Im Schatten verliert deine innere Königin ihren Zauber: Sie kontrolliert, statt zu inspirieren. Vielleicht stellst du dich über andere, willst alles im Griff haben und handelst aus dem Gefühl des Mangels statt aus der Fülle. Je mehr du aber deine Wahrheit verleugnest, dich kleinmachst, dich mit anderen vergleichst oder Arroganz wirken lässt, desto mehr verlierst du auch deine magnetische Ausstrahlung und natürliche Autorität. Dominanz ist kein Zeichen von Stärke, sondern oft Ausdruck einer tief liegenden Unsicherheit, eines niedrigen Selbstwerts oder ein Schutzmechanismus, geboren aus dem tiefen Wunsch, gesehen, respektiert, gehalten und geliebt zu werden.

Integration: Deine Königin lädt dich ein, dir selbst wieder zu vertrauen. Du musst nicht alles wissen oder im Griff haben. Deine Kraft liegt in deinem eigenen Selbstwert und der Verbindung zu dir. Halte inne und nimm einen tiefen, bewussten Atemzug, richte deine Wirbelsäule auf und spüre die nährende Kraft der Erde. Verbinde dich mit deiner Königin und erinnere dich an die Werte, die dein Herz wirklich erfüllen. Wähle eine Qualität, die du jetzt verkörpern möchtest: vielleicht

Selbstbewusstsein, Souveränität oder deine magnetische Ausstrahlung. Spüre diese Energie in deinem Körper. Gib ihr eine Farbe, ein Gefühl, eine Form. Wie bewegst du dich, wie sprichst du, wie fühlst du dich, wenn du ganz in dieser Frequenz bist? Erlaube dir, genau aus diesem verkörperten Bewusstsein heraus eine leicht herausfordernde aktuelle Situation aus deinem Leben aus diesem neuen Blickwinkel deiner Königin zu betrachten, und nimm wahr, was sich verändert hat. Erkenne deinen Wert, setze klare Grenzen und bleibe dir selbst treu. Genau daraus entsteht deine natürliche Ausstrahlung, kraftvoll, klar und zutiefst magnetisch.

Perfektionismus und der Verlust deiner inneren Wahrheit

Deine innere Königin ist von Natur aus visionär, sie will gestalten und Gutes in die Welt bringen. Doch wenn dieser innere Antrieb aus einem unbewussten Mangel entsteht, verwandelt sich Inspiration in Perfektionismus: Du willst alles im Griff haben, auch wenn du innerlich erschöpft bist, und du verlierst den Zugang zu deiner Leichtigkeit und Freude. Statt aus der Fülle zu schöpfen, funktionierst du nur noch, um dem Bild der souveränen, starken Frau zu entsprechen. Co-Kreation weicht einem »Ich schaffe alles allein« und Authentizität einer Fassade. Nach außen wirkst du stark, während dein Herz nach Weichheit und echter Verbindung ruft.

Integration: Deine integrierte Königin folgt ihrem natürlichen Rhythmus. Sie muss nichts beweisen und verbiegt sich nicht. Sei dir bewusst: Indem du tief mit dir in Kontakt bist, reflektierst und deiner inneren Wahrheit folgst, ziehst du genau die richtigen Menschen und Situationen an. Wenn du spürst, dass diese Verbindung verloren geht, gönn dir eine bewusste Pause, manchmal reichen schon ein paar tiefe Atemzüge. Frage dich: Was brauche ich jetzt, um mich wieder mit meiner tiefsten Intention zu verbinden? Vielleicht ist es ein Glas Wasser, ein spontaner Tanz zu einem Lieblingslied oder eine kleine Auszeit vom Tun, bis Freude und Inspiration zurückkehren. Erinnere dich: Deine wahre Vision kann nur dann etwas bewegen in der Welt, wenn sie mit Freude, Inspiration und Hingabe umgesetzt wird, nicht durch Perfektionismus.

Festhalten an alten Rollen und Angst vor Veränderung

In ihrem Schattenaspekt hält deine Königin manchmal so sehr an ihrem gewohnten Selbstbild fest, dass sie jede Form von Veränderung scheut. Sie meint dann, alle Antworten kennen zu müssen, und hat Angst, ihr Ansehen zu verlieren. Dadurch können keine neuen Impulse zu ihr durchdringen und neue Wege bleiben unentdeckt. Diese Verschlossenheit und Unflexibilität hält dich in alten Paradigmen, die längst nicht mehr deiner Frequenz entsprechen. Deine wahre Größe und dein höchstes Potenzial bleiben so der Welt verborgen.

Integration: Wahre Souveränität zeigt sich in deiner Flexibilität und Bereitschaft, dich immer wieder neu zu erfinden. In der Balance zwischen Beständigkeit und Wandel entfaltet sich deine königliche Weisheit in ihrer schönsten Form. Beginne bewusst, dein Umfeld einzubeziehen, sei es durch gemeinsame Entscheidungsprozesse, durch das Zelebrieren des Moments oder das Delegieren von Verantwortung. Experimentiere mit Co-Kreation, indem du anderen vertraust und Aufgaben abgibst. Das wahre Leadership einer Königin entfaltet sich, wenn du dich selbst wertschätzt und gleichzeitig Räume schaffst, in denen alle ihr Potenzial entfalten können, um gemeinsam etwas Größeres in der Welt zu bewegen, als du allein je erschaffen könntest.

Isolation durch Unabhängigkeit, niedrigen Selbstwert oder Überheblichkeit

Wenn du versuchst, alles allein zu tragen, verschließt du dich oft, meist unbewusst, vor echter Nähe zu dir selbst, zu anderen und zum Leben. Vielleicht glaubst du nicht an echte Co-Kreation und triffst deine Entscheidungen lieber allein. Oder du denkst, es gäbe niemanden, der dir auf Augenhöhe begegnen kann. Hinter dieser Haltung verbergen sich oft alte Verletzungen, ein niedriger Selbstwert und eine tiefe Sehnsucht, gesehen und geliebt zu werden. Doch weder Zurückhaltung noch Überheblichkeit nähren deine innere Königin. Es ist die bewusste Rückverbindung mit deiner Wahrheit und deinen tiefsten Herzensvisionen, die sie wieder in ihr Wirken und ihre magnetische Kraft bringt.

Integration: Wahre Nähe entsteht durch Klarheit in dir. Wenn du weißt, was du brauchst und welche Werte dein Herz leiten, öffnet sich der Raum für echte Verbindungen, in denen du sowohl führen als auch empfangen kannst. Mit klaren Intentionen gehst du in Co-Kreation mit deinem Umfeld, der Lebensenergie und dem Universum selbst. Nimm dir täglich Zeit für Innenschau, Meditation, Stille oder Gebet, was auch immer dich mit dir selbst verbindet. Spüre: Was ist mir wirklich wichtig? Was will mein Herz? Was ist meine Seelenaufgabe? Meine höchste Vision? Je klarer du bist, desto präsenter wird deine innere Königin. Sie wirkt durch dich, geerdet, selbstbewusst, integriert und voller Charisma. Aus dieser Frequenz kommt genau das in dein Leben, was dich nährt und erfüllt: Beziehungen, Projekte und Kooperationen auf Augenhöhe, mit denen du gemeinsam führen, gestalten und die Welt bewegen kannst.

Loyalität auf Kosten der eigenen Wahrheit

Loyalität ist eine große Stärke der Königin, doch wenn sie im Schatten liegt, opfert sie manchmal ihre Wahrheit, um anderen gerecht zu werden. Sie hält an Beziehungen, Strukturen oder Konzepten fest, obwohl sie längst spürt, dass es nicht mehr stimmig ist.

Integration: Wahre Loyalität beginnt bei dir. Deine integrierte Königin bleibt sich selbst treu, gerade dann, wenn es herausfordernd wird. Erinnere dich: Deine Wahrheit ist ein Geschenk. Um dir selbst in Beziehungen jeder Art auf Augenhöhe zu begegnen, sind Offenheit und Wertschätzung genauso wichtig wie klare Grenzen. Beginne deutlich Nein zu sagen, wo du bisher Kompromisse eingegangen bist, nur um Harmonie zu wahren. Bist du bereit, dich selbst zu wählen, kompromisslos und mit offenem Herzen? Denn genau darin liegt deine magnetische Kraft: Deine Beziehungen spiegeln dir, wie präsent deine Königin in dir ist. Je tiefer du mit ihr verbunden bist, desto sichtbarer und spürbarer wird sie auch im Außen.

Soul Coaching: Verbinde dich mit deiner Königin

Nimm dir einen ruhigen Moment mit deinem Journal. Ziehe gern ein hübsches Kleid an, verbinde dich mit dem inneren Bild deiner Königin und komme sanft im Hier und Jetzt an. Getragen von der Erde, nimm einen tiefen Atemzug, direkt in dein Herz, und öffne dich für die Weisheit deiner Königin.

Welche Bedeutung hat die Königin in deinem Leben?

- Welche ihrer Qualitäten wie Souveränität, Präsenz, Integrität oder magnetische Anziehungskraft lebst du bereits?
- Welche möchtest du stärker verkörpern?
- Beschreibe eine Situation in deinem Leben: Wie würde sie sich durch die Präsenz deiner Königin verändern und welche ihrer Qualitäten brauchst du hier?

Welche alten Glaubenssätze oder Unsicherheiten halten dich ab, deine Königin selbstbewusst zu verkörpern?

- Wo machst du dich klein oder kontrollierst?
- Wann handelst du aus dem Mangel oder hältst zurück, wenn du eigentlich Wertvolles beitragen kannst?
- Wann passt du dich an, statt dich in deiner Wahrheit zu zeigen?
- Wann vergleichst du dich mit anderen oder projizierst deine Größe oder Ängste auf sie?
- Was wäre ein Schritt, den du heute gehen kannst, um diese Schatten liebevoll anzunehmen?
- Was verändert sich, wenn du statt aus deinen Ängsten und Zweifeln aus der Fülle deines Herzens handelst?

In welchen Momenten spürst du ihre Präsenz bereits – ganz selbstverständlich, kraftvoll, klar?

- Erinnerst du dich an Situationen in der Vergangenheit, in denen die Königin ganz natürlich und selbstbewusst da war?
- Wie verändern sich deine Ausstrahlung, deine Haltung, deine Entscheidungen, wenn die Frequenz der Königin in dir präsent ist?

Was sind deine höchsten Werte?
Nimm dir hierfür wirklich Zeit – dieser Schritt ist essenziell!

- Wie bist du und lebst du, wenn du mit deinen höchsten Werten und deiner tiefsten Wahrheit verbunden bist?

Beschreibe deine Vision von dir in deiner königlichen Strahlkraft, in einer erfüllten Partnerschaft auf Augenhöhe, in Co-Kreation in deinem natürlichen Leadership im Job, in deiner Familie und in der Welt. Beschreibe das Gefühl, die Frequenz und wie du dich siehst, wenn du deine Einzigartigkeit anerkennst und aus der Fülle deines Herzens lebst. Spüre in dich hinein, lasse deine Worte frei fließen. Sei dir bewusst: Deine Königin ist immer da, und es ist Zeit, dass sie ihren Thron in dir wieder einnimmt.

Nimm dir Zeit für diese Fragen, meine Liebe. Spüre sie und lasse sie wirken. Sie führen dich zurück zu dir selbst – zu deinen tiefsten Werten, aus der deine Vision erwächst und die Königin in dir ihren Platz einnimmt.

Magic Tools: Die Königin in dir erwacht

Natürlich gibt es auch für deine innere Königin eine Fülle an Magic Tools, um sie zu erwecken und zum Tanzen zu inspirieren. Die folgende Lasya-Dance-Variation hat ihren Ursprung in der Tradition des Odissi-Tanzes, einem klassischen indischen Tempeltanz aus Odisha. Sie verkörpert die sinnliche, schöpferische und zentrierte Kraft des Weiblichen in ihrer höchsten Form, indem sie Weichheit und Fluss mit Zentriertheit und Erdung verbindet. Die Sequenz bildet den weiblichen Gegenpol zum Tandava, dem kraftvollen Tanz Shivas, des hinduistischen Gottes der Transformation, der sowohl Zerstörung als auch Erneuerung verkörpert.

Lasya-Dance-Variation: Embodying your Queen

Wähle ein bequemes und inspirierendes Outfit, in dem du deine Königin würdig empfangen möchtest. Verreibe einen ätherischen Duft in deinen Händen, der dich mit deiner Königinnen-Energie verbindet. Atme ihn tief ein und verteile ihn achtsam energetisch über deinen ganzen Körper.

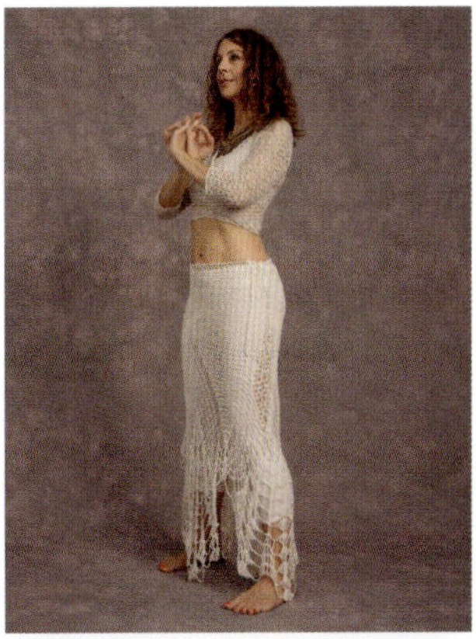

- Stelle deine Füße hüftbreit auf deine Matte. Bring deine Hände vors Herz in Abhaya Hridaya Mudra (Mutiges Herz, siehe Anhang): Kreuze deine Handrückseiten vor dem Herzen, verhake deine Zeigefinger, Mittelfinger und kleinen Finger. Die Spitzen der Daumen und Ringfinger berühren sich und formen einen Kreis. Oder du legst deine Hände einfach liebevoll auf deinen Herzraum.

- Sieh dich innerlich kraftvoll, strahlend und verbunden. Atme bewusst in dein Herz. Spüre, wie du ruhiger wirst, dich zentrierst und tiefer bei dir ankommst.

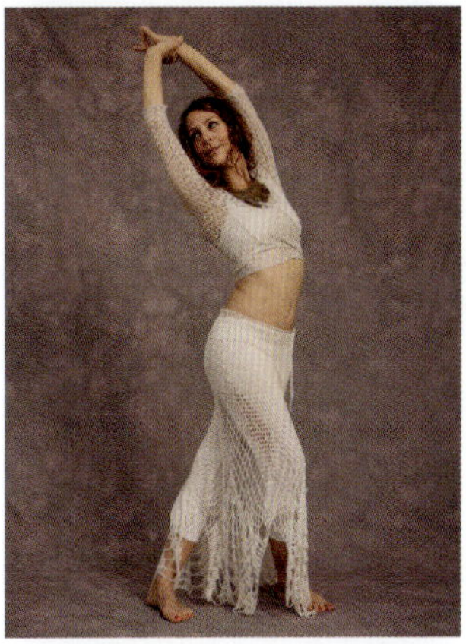

- Mit der nächsten Einatmung kreuze den rechten Fuß seitlich neben den linken.

- Hebe beide Arme über die Seiten nach oben, greife mit der linken Hand dein rechtes Handgelenk und neige dich in einem sanften Bogen nach links.

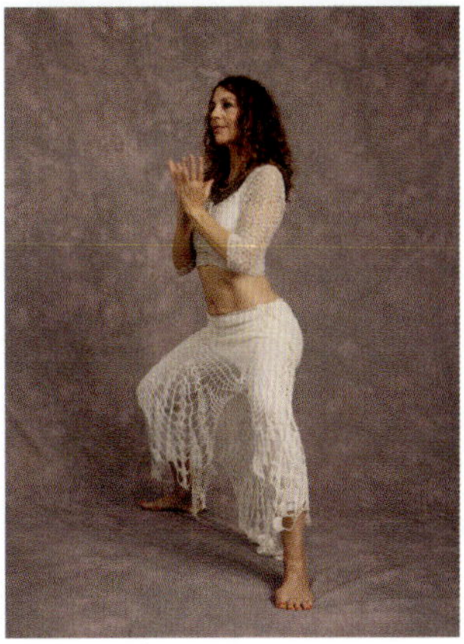

- Mit der Ausatmung mach einen großen Schritt mit dem rechten Fuß zurück in deine Goddess Pose – Malasana (Beschreibung siehe Seite 102). Deine Füße und Knie zeigen leicht nach außen, deine Beine sind gebeugt und deine Hände öffnen sich in Lotus Mudra vor deinem Herzen. Die Finger sind weit geöffnet zu einer Lotusblüte, Handgelenke und Außenkanten der Hände berühren sich (siehe auch Anhang).

- Mit der Ausatmung fließen deine Arme über die Seiten nach unten. Mit der nächsten Einatmung verlängere sie kraftvoll über deinen Kopf und lege die Handflächen aneinander. Dein Becken sinkt Richtung Richtung Erde. Nimm einen bis fünf Atemzüge. Atme aus, lasse die Arme sinken.

- Wiederhole die gesamte Sequenz drei Mal pro Seite.

- Kehre dann mit hüftbreit stehenden Füßen und den Händen auf deinem Herzen zurück in einen stabilen Stand. Spüre den Energiefluss in deinem Körper, die Kraft in deiner Mitte und die Weite in deinem Herzen. Lasse dein magnetisches Feld aus deinem Herzraum wellenförmig wachsen – in strahlendem Pink, Gold oder Rot – bis es dich vollständig und liebevoll umhüllt.

- Bedanke dich bei dir, deiner Königin, deinem Körper. Wenn es sich stimmig anfühlt, sage drei Mal mit klarer verbundener Stimme: Ich bin bereit, aus dem Herzen zu führen.

- Übe diese einfache, kraftvolle Sequenz für 21 Tage, um deine magnetische Ausstrahlung zu stärken und immer wieder in dein Zentrum, in deinen Selbstwert und in deine Essenz zurückzukehren.

Breathwork-Ritual für die Königin

Das Dragon Breath Atemritual ist inspiriert vom taoistischen Drachen, der für Stärke, Weisheit und Souveränität steht. Es unterstützt dich dabei, deine Königin zu erwecken – in deinem eigenen Rhythmus, mit klarer Präsenz und offenem Herz.

Dragon Breath Atemritual

Suche dir einen nährenden Ort in der Natur oder zu Hause und stimme dich ein auf dein königliches Atemritual. Dimme das Licht oder zünde Kerzen an, wenn du dich in einem Raum befindest. Verreibe ein paar Tropfen deines Königinnen-Elixiers zwischen deinen Handflächen und nimm einen genussvollen Schluck Tee, den du dir vorher zubereitet hast.

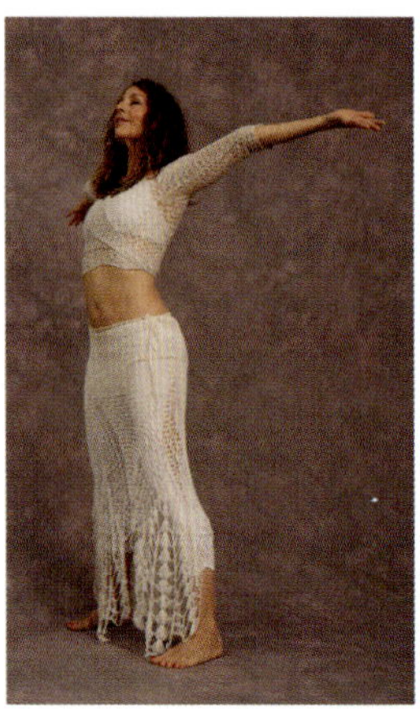

- Spüre, wie du mit jedem Atemzug tiefer bei dir ankommst, in deinem Körper, deinen Sinnen, deinem Herzen. Bade im Duft deiner Essenz. Lass los, was du nicht mehr brauchst. Öffne dich für die Kraft, Weisheit und Würde deiner inneren Königin.

- Stell dich hüftbreit auf deine Matte. Spüre die Erde unter deinen Füßen. Atme tief durch die Nase ein und nimm wahr, wie sich dein Bauch und Herzraum sanft weiten.

- Mit der Einatmung hebst du die Arme über die Seiten nach oben, als würdest du in goldener Energie baden.

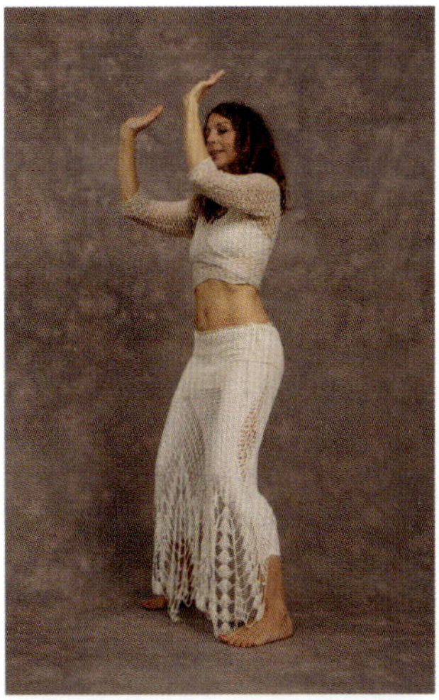

- Mit der Ausatmung senkst du die Arme weich fließend vor dir nach unten, als würdest du sanft durch Wasser gleiten.

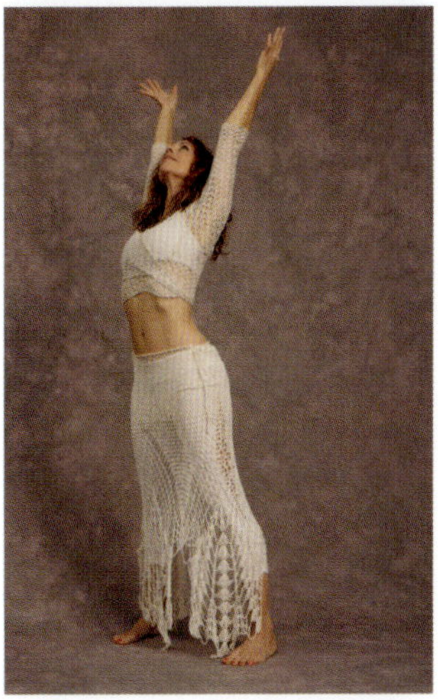

- Mit jeder Einatmung wächst dein innerer Raum, deine Ausstrahlung, deine Präsenz. Erlaube deinem Körper, seinem natürlichen Rhythmus zu folgen, geschmeidig, intuitiv, verbunden.

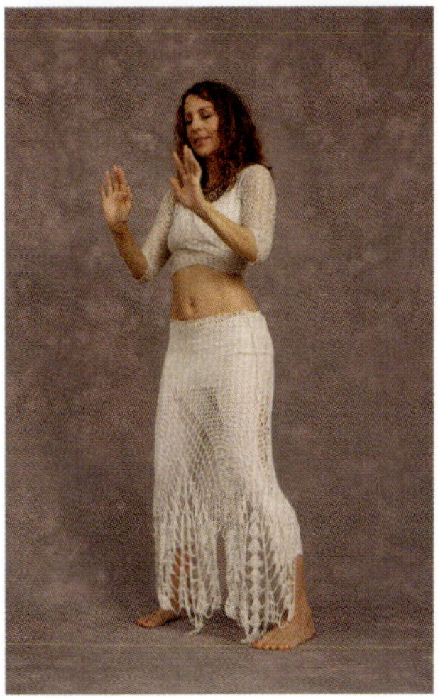

- Mit jeder Ausatmung darf alles gehen, was dich zurückhält, deinen wahren Wert zu erkennen. Verbinde dich mit jedem Atemzug mit deiner innewohnenden Weisheit, deiner weiblichen Kraft und deiner Würde.

- Wiederhole das Dragon Breath Atemritual für einige Minuten, bis du dich entspannt und ganz bei dir fühlst.

- Spüre, wie du mit jedem Atemzyklus deiner inneren Königin etwas näherkommst.

- Finde einen Satz, der dich stärkt und erinnert, oder sprich innerlich: »Wenn ich aus dem Herzen führe, lösen sich alle Barrieren auf. Ich bin verbunden, ich bin frei und bereit, mich der Welt in meiner Ganzheit, Schönheit und Kompetenz zu zeigen. Ich lasse alte Versionen hinter mir und bereichere die Welt mit meiner innewohnenden Klarheit, meinem natürlichen Ausdruck und meiner Präsenz. Indem ich mir vertraue und aus der Fülle lebe, inspiriere ich auch andere, dasselbe zu tun.«

- Zum Abschluss lege deine Hände sanft auf Herz und Bauch. Lausche der Botschaft deiner Königin. Vielleicht ist es ein Wort, Bild oder Gefühl, ein Impuls, den du in dir verankern kannst, um jederzeit zurück in diese Verbindung zu kommen. Sprich die Botschaft deiner Königin aus. Schreib sie auf. Und nimm sie mit in deinen Tag.

- Diese simple Praxis kannst du jederzeit nutzen, wann immer du sie brauchst, oder du praktizierst sie rituell zur Stärkung deines Queendoms für 21, 40 oder 66 Tage.

Dein goldener Thron

Isis, die große ägyptische Göttin, ist die Verkörperung urweiblicher Schöpferkraft, Königinnenwürde und der heilenden Magie der Liebe. Sie ist Hüterin der Rituale, der Wiederverbindung und der Erinnerung an dein wahres Selbst. In ihrer Präsenz wirst du an deine Weisheit erinnert, an deine innere Königin, die aus dem Herzen führt.

Königinnen-Meditation mit Isis

- Setze dich aufrecht und symbolisch auf deinen inneren Thron. Schließe sanft die Augen und spüre den natürlichen Puls deines Atems. Stell dir vor, wie ein goldener Lichtstrahl von deinem Scheitel durch dein Herz bis tief in die Erde fließt, verbindend, klärend, nährend. Mit jedem Atemzug spürst du, wie du mehr und mehr im Einklang bist mit der Erde, deinem Herzen und den universellen Kräften.

- Visualisiere Isis mit weit geöffneten Flügeln aus schimmerndem Gold. Ihre Flügel symbolisieren Schutz und ihre Fähigkeit, Energien in Liebe und Weisheit zu verwandeln. Ihr Blick ist durchdringend, kraftvoll und doch liebevoll. Sie legt sanft die Hand auf deine Schulter und flüstert in dein Herz: »Du bist bereit. Die Welt braucht dich in deiner authentischen Kraft. Es ist Zeit, deiner Wahrheit zu folgen und deine Gaben mit der Welt zu teilen.«

- Mit jedem Atemzug nimmst du alles auf, was du von Isis brauchst, ihre Klarheit, ihre Anmut und die Magie ihrer heilenden Kraft. Du wirst dir bewusst, dass du bereits alles in dir trägst.

- Sprich innerlich: »Ich sitze auf meinem goldenen Thron, verbunden mit allen Lebewesen. Ich diene dem Leben mit offenem Herzen, klarer Vision und innerer Größe. Ich bin bereit für Beziehungen auf Augenhöhe, Kooperationen für eine bessere Welt und Gemeinschaft, die anerkennt, dass wir wertvoll sind, genauso wie wir sind.«

- Lasse die goldene Energie noch ein paarmal kraftvoll durch deinen Herzraum fließen. Spüre, wie sich Leichtigkeit und Freude in dir ausbreiten. Ja, es darf leicht und natürlich sein. Das alte Paradigma von Anstrengung und Konkurrenz hast du hiermit vollständig hinter dir gelassen. Du bist frei. Du bist magnetisch. Du bist verbunden. Die Königin in dir ist präsent und bereit.

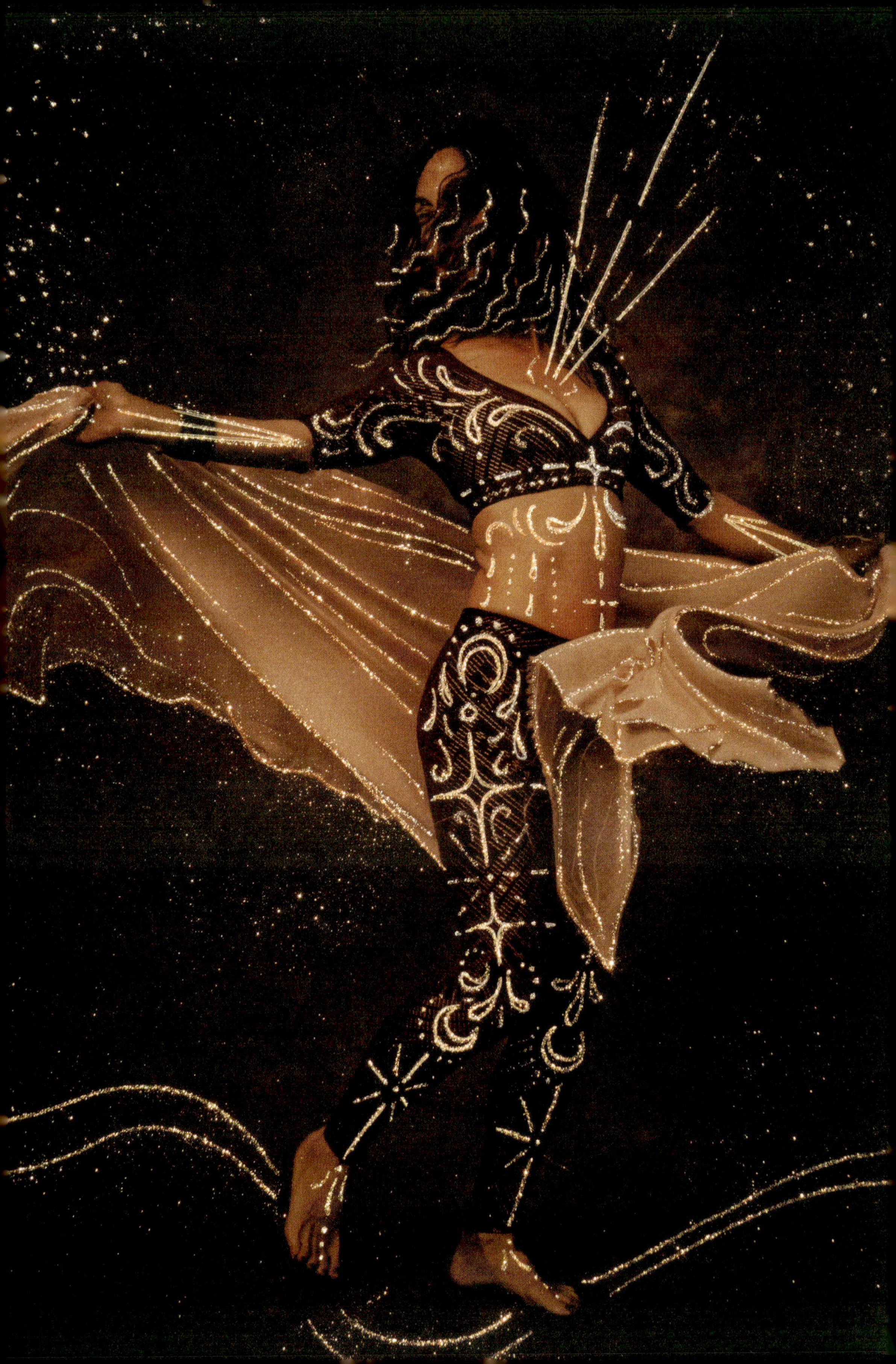

Die Creatrix

Die Creatrix fürchtet nicht das Chaos;
sie tanzt mit ihm,
bis es zum Kunstwerk ihres Lebens wird.

Christine May

Die schöpferische Urkraft deiner Weiblichkeit

Die Creatrix ist die schöpferische Urkraft deiner Weiblichkeit. Sie bringt deine Visionen in Form, gebärt Neues und steht in lebendiger Resonanz mit allem, was ist. Tief verbunden mit ihrer Intuition und den Zyklen des Lebens, schöpft sie aus dem Herzen und aus dem Moment. Als Archetyp ist sie Quelle und Kanal zugleich, Muse und Manifestorin. Die Creatrix lebt in jeder Frau, die den Mut hat, ihrer inneren Stimme zu folgen und das auszudrücken, was durch sie in die Welt möchte, sei es als Unternehmerin, Mutter, Visionärin oder Initiatorin. Sie weiß: Wahre Schöpfung beginnt nicht im Kopf, sondern tief in unserem Körper, im Atem, im Herz, im Bauch. Und sie wirkt nicht für sich allein, sondern in Co-Kreation mit dem Universum, durchströmt von inspirierender Energie, um dem Leben zu dienen.

Schöpferische Kraft ist weiblich

Seit Anbeginn der Zeit war die schöpferische Kraft in alten Kulturen eng mit dem Weiblichen verbunden: Die Erde wurde als Mutter verehrt, das Leben als zyklischer Prozess erfahren und untrennbar verwoben mit Geburt, Wandel, Vergehen und Neubeginn. Die Gebärmutter galt als heiliger Ursprung allen Lebens. Erst mit dem Aufkommen patriarchaler Strukturen wurde aus der Schöpferin ein männlicher »Creator«, ein Schöpfer. Doch tief in uns spüren wir es noch: Die Quelle der Schöpfung ist weiblich. In deinem Womb Space, dem heiligen Raum deiner Gebärmutter, liegt der Ursprung deiner Schöpferinnenkraft. Hier werden Visionen, Ideen und Herzensprojekte empfangen, genährt und geboren. Auch dein Hals-Chakra spielt eine zentrale Rolle: Es ist das energetische Zentrum deines kreativen Ausdrucks, über Stimme, Klang und Worte fließt deine Wahrheit in die Welt. Wenn Gedanken, Herz und Stimme im Einklang schwingen, entsteht ein kraftvolles Feld für deinen schöpferischen Ausdruck.

Du musst keine klassische Künstlerin sein, um deine Creatrix zu verkörpern. Deine Kreativität zeigt sich in unzähligen Formen: in der Art, wie du deinen Alltag gestaltest, deinen Körper bewegst, mit deinen Kindern sprichst, dein Zuhause einrichtest oder neue Projekte initiierst. Deine innere Creatrix lebt nicht nach Regeln. Sie erschafft neue Wege und Perspektiven. Sie folgt ihrem inneren Ruf und kreiert aus purer Freude und Leidenschaft fürs Leben. Es ist Zeit, dich an deine innewohnende

Schöpferinnenkraft zu erinnern. Sie zeigt sich, wenn du deinen Impulsen folgst, ein Herzensprojekt initiierst oder deinen eigenen Rhythmus im vollen Alltag wiederfindest. Durch das Wirken der Creatrix wird dein Leben zu einem lebendigen Kunstwerk voller Tiefe, Sinnlichkeit und in deiner einzigartigen Handschrift.

Die Creatrix in der Mythologie

In den Mythen vieler Kulturen begegnet uns die Creatrix unter verschiedenen Namen. Sie erinnert uns daran, dass Kreativität zutiefst weiblich ist.

Pele ist pure Urkraft. Sie ist die Vulkangöttin Hawaiis, Tochter der Erde und des Feuers. Alles, was sie berührt, wandelt sich. Sie zerstört das, was nicht mehr lebendig ist, um Raum zu schaffen für das Neue, das entstehen will. Als Creatrix ruft sie dich, wenn deine Vision in dir zu erwachen beginnt. Sie erinnert dich, dass schöpferischer Ausdruck manchmal gewaltig und kompromisslos sein kann. Sie flüstert dir zu: Vertraue deinem inneren Feuer und deinem Gefühl. Denn: Tief in dir weißt du, wann es Zeit ist, Altes loszulassen und Neues zu erschaffen.

Bast oder auch **Bastet**, meist als anmutige Frau mit Katzenkopf dargestellt, ist die ägyptische Göttin der Freude, Sinnlichkeit, Musik und weiblichen Schöpfungskraft. Als kraftvolle Verkörperung der Creatrix lässt sie ihre Kreativität mit purem Genuss durch sich fließen. Sie tanzt durchs Leben, verführt mit einem Lächeln und erinnert dich daran, dass Leichtigkeit genauso heilig ist wie das Tiefgründige. Sie flüstert dir zu, dass deine Kraft am stärksten fließt, wenn du genießt, loslässt und das Leben zelebrierst. Und wenn du wie sie deiner Neugier folgst, deinen Impulsen vertraust und das Leben mit einem sinnlichen »Ja« umarmst.

Brigid ist die keltische Göttin der Schmiedekunst, der Poesie und der Heilung und sie ist eine urweibliche Hüterin der schöpferischen Flamme. In ihr verbinden sich Intuition und Handwerk, Inspiration und Umsetzung. In alten Überlieferungen entzündet sie das Feuer im Innern, das Ideen Wahrheit werden lässt. Als Creatrix erinnert dich Brigid daran, dass dein Wirken Spuren hinterlässt, wenn es aus der Quelle deines Wesens geboren wird. Sie lädt dich ein, dein inneres Feuer zu nähren und deinen Visionen mutig Gestalt zu verleihen. Denn: Du bist Schöpferin, und was durch dich und deinen authentischen Ausdruck in die Welt kommt, ist kostbar und heilig.

Die Creatrix: Geschichten, die das Leben schreibt

Tauchen wir gemeinsam in drei inspirierende Geschichten einiger Creatrices ein, von Frauen, die uns durch ihr Sein und Wirken dazu ermutigen, unsere eigene schöpferische Kraft zu entfalten und mit dem Leben in tiefer Verbindung zu stehen.

Frida Kahlo verkörpert die Creatrix in einer kraftvollen inspirierenden Form. Aus dem Zentrum ihres Schmerzes, nach einem lebensverändernden Unfall und vielen körperlichen Leiden schuf sie zeitlose Kunst, die uns bis heute tief berührt. Ihre Selbstporträts zeigen mutige Erkundungen aller Facetten ihres Innenlebens. Geschickt verwob sie kulturelle Traditionen Mexikos mit ihrer ganz persönlichen Vision. Zur inspirierenden Verkörperung der Creatrix wird sie durch ihren unbändigen Mut zur Authentizität. Sie malte ihre Wahrheit, ungeschönt und angefüllt mit kraftvoller Symbolik. Sie erinnert uns daran, dass unsere verwundbarsten Erfahrungen der Nährboden für unsere tiefsten kreativen Ausdrucksformen sein können.

Chloé Zhao ist eine visionäre Filmemacherin chinesischer Herkunft, deren Werk internationale Anerkennung findet: 2021 gewann ihr Film *Nomadland* drei Oscars. Sie besitzt den Mut, bewährte Strukturen zu verlassen, um sich von ihrer Intuition und der Magie des Moments leiten zu lassen. Ihre Filme entstehen auf eine zutiefst weibliche Weise. Sie vertraut der Weisheit ihres Körpers und erkennt in der zyklischen Natur von uns Frauen auch unsere tiefe Verbindung zur schöpferischen Kraft. Ihre Kunst erinnert uns daran, dass wahre Kreativität in kein Schema passt. Sie inspiriert uns, unserer eigenen Stimme zu folgen, mutig, verbunden und frei.

Und dann ist da die isländische Musikerin, Komponistin und Produzentin **Björk**, die seit Jahrzehnten mutig Genregrenzen sprengt. Ihr kreatives Schaffen ist ein Zusammenspiel aus archaischer Naturverbundenheit und futuristischer Technologie. Mit ihrer einzigartigen Stimme, ihrer Experimentierfreude und ihrem authentischen Ausdruck hat sie sich zu einer der innovativsten Künstlerinnen unserer Zeit entwickelt. Als Creatrix folgt sie konsequent ihrer inneren Stimme und erschafft aus ihrer Intuition heraus. Björk inspiriert uns, unserer kreativen Wildheit bedingungslos Raum zu geben und uns zu vertrauen, unkonventionelle neue Wege zu gehen.

Meine Creatrix spricht zu mir

Die Creatrix begleitet mich schon lang. Nicht in Form großer Kunstwerke, sondern in mutigen Alltagsentscheidungen jenseits der Norm. Eine davon führte mich mit meinem damaligen Partner, einem Freigeist und Lebenskünstler, von den Hollywood Hills in ein ehemaliges Puppentheater im Topanga Canyon mit Außenküche und regelmäßigem Besuch neugieriger Waschbären. Unser Zuhause war ein Ort voller Magie: Ein Esel begrüßte jeden, der auf das Grundstück fuhr, mit einem lauten »Iaaa«. Nachts schlugen die Pfaue Alarm, wenn Kojoten in der Nähe waren. Vera, die über 80-jährige Besitzerin des Grundstücks, trug bunte Hippiekleider und ein bezauberndes Lächeln. Barbara, unsere Nachbarin, fütterte jeden Morgen die Raben und trocknete ihr silbergraues Haar in der Sonne. Eine wahrhaft inspirierende, weise Frau. All diese Erfahrungen und so viele mehr verdanke ich einer Entscheidung jenseits der Norm: kein bequemes Apartment mit Heizung und Komfort zu wählen.

Lebensentscheidungen und Alltag

Warum ich dir diese Geschichte erzähle? Weil sich die Creatrix in solchen alltäglichen Lebensentscheidungen ebenso kraftvoll zeigt wie in großen künstlerischen Projekten. Sie kann in uns wirken durch alles, was wir tun, das ist für mich ihre wahre Essenz. Meine Entscheidung für ein unkonventionelles Leben hat mir gezeigt, dass genau in diesen vermeintlich kleinen Weggabelungen die Freiheit liegt. Je öfter ich der Stimme meines Herzens folgte, desto mehr neue Welten und faszinierende Menschen durfte ich kennenlernen, die meinen Horizont beständig erweitern. Indem ich meiner Creatrix Raum gebe, mich nicht an anderen orientiere, entwickle ich mich weiter. Ich werde toleranter, offener und empfänglicher für die Schönheit des Lebens in all seinen Facetten. Durch vermeintlich unvernünftige Entscheidungen habe ich so viel erlebt und die Welt mit neuen Augen sehen dürfen. All das wäre mir auf ausgetretenen Wegen vermutlich verborgen geblieben.

Die Creatrix lebt in mir, in dir und in jeder Frau, wenn wir bereit sind, unsere Komfortzone zu verlassen. Sie lädt uns ein, Neues zu wagen und unseren Impulsen zu vertrauen. Sie schenkt Tiefe und öffnet Räume, die uns die wahre Magie offenbaren, auch im Alltag. Ich zelebriere und ehre meine Creatrix und weiß, dass sie mich immer auf die richtigen Wege führt, wenn ich meinem Bauchgefühl vertraue. Wie ist die Beziehung zu deiner Creatrix?

Die Magie der Creatrix

Du hast inzwischen ein Gefühl dafür bekommen, wie facettenreich sich die Energie der Creatrix in dir ausdrücken kann. Hier habe ich dir noch mal einige ihrer kraftvollen Qualitäten zusammengetragen.

Intuitive Führung und Schöpferinnenkraft

Die Creatrix vertraut ihrer inneren Stimme mehr als äußeren Regeln. Sie folgt der Weisheit ihres Körpers, ihren Impulsen und ihrem Gefühl, auch dann, wenn noch kein klarer Weg erkennbar ist. Sie erschafft aus dem Moment heraus und wagt sich mutig ins Unbekannte. Sie trifft Entscheidungen jenseits der Konformität und folgt stets mutig ihren Träumen. Ihre Kreationen entstehen durch absolute Hingabe an den Prozess. Sie verwandelt Empfindungen, Bilder und Ideen in Form, im Großen wie im Alltäglichen. Deine Creatrix schöpft aus tieferen Quellen, seien es Natur, Seele, Göttliches oder Universum. In dieser Verbindung kann sich dein Leben auf einzigartige Weise entfalten.

Womb Space Wisdom und zyklisches Bewusstsein

Die Creatrix ist verbunden mit ihrem Womb Space, ihrem heiligen Raum der Gebärmutter. Als energetisches Zentrum schöpferischer Kraft existiert er in jeder Frau, ganz unabhängig davon, ob eine physische Gebärmutter vorhanden ist oder nicht. Der Womb Space erschafft nicht nur Leben, sondern auch Visionen, Beziehungen und Projekte auf allen Ebenen. Er trägt alle Schlüssel in sich, für mehr Leichtigkeit und Freude in den alltäglichen Momenten wie in unseren großen Visionen für die Welt. Die Creatrix lebt im Einklang mit den Rhythmen und Zyklen des Lebens. Wenn die Creatrix durch dich wirkt, ehrst du den Rückzug genauso wie den Ausdruck, die Leere wie die Fülle. Deine schöpferische Kraft ist tief verwoben mit der Weisheit deines Körpers und mit der inneren Quelle, aus der ganz natürlich deine Lebensfreude, Intuition und Kreativität fließen.

Die Creatrix als Alchemistin

Die Creatrix ist Alchemistin. Sie verwandelt Schmerz in Poesie, Leere in Möglichkeiten und Chaos in schöpferische Ordnung. Aus Bestehendem erschafft sie etwas vollkommen Neues, indem sie ihre Emotionen annimmt, ihren Schmerz fühlt, allem Raum gibt und es zum Ausdruck bringt. Sie verwandelt Blei in Gold, denn ihre Kreationen spiegeln immer, wer sie gerade ist. Wenn du mit deiner Creatrix verbunden bist, handelst du aus der Fülle und Inspiration, nicht aus dem Mangel. Du triffst voll Mut und Vertrauen Entscheidungen aus dem Bauch heraus und lässt deine Seelenprojekte Realität werden. Dein authentisches Handeln verbindet dich tiefer mit den Menschen, die für deinen Weg wichtig sind, stärkt deine Herzensverbindungen, unterstützt Heilung, schafft Klarheit und öffnet Türen, die zuvor verschlossen waren.

Spielfreude und Mut zur Andersartigkeit

Trotz ihrer Tiefe ist die Creatrix verspielt, neugierig und lebendig. Sie tanzt zwischen Welten. Sie fragt, erforscht, experimentiert. Ihr geht es nicht um ein Ziel, sondern um den Prozess des Erschaffens selbst. Deine Creatrix kreiert nicht, um Anerkennung von außen zu erhalten, sondern weil sie weiß: Das ist ihr Weg. Sie geht eigene Wege, auch wenn sie unbequem oder unkonventionell erscheinen, denn sie ist so tief mit sich verbunden, dass sie keine Zweifel an ihren Impulsen oder Visionen hat. Ihre schöpferische weibliche Kraft strahlt Inspiration und Leichtigkeit aus, die andere Frauen ermutigt, es ihr gleichzutun und ihren Impulsen zu vertrauen.

Die Schatten der Creatrix

Auch deine Creatrix kann sich im Schatten zeigen. Oft ist das dort der Fall, wo deine schöpferische Kraft einst unterdrückt oder bewertet wurde, weil du zu verträumt warst, zu emotional oder zu »planlos«. Lausche mit allen Sinnen, wo du dich wiederfindest, und sei dir bewusst: Jeder Schatten birgt eine Einladung, zurück in deine schöpferische Kraft zu finden.

Zweifel an deiner Schöpferinnenkraft

Im Schatten verliert sich deine Creatrix in einem Meer unzähliger Ideen, ohne sie wirklich umzusetzen. Statt mutig ihrem inneren Ruf zu folgen, zweifelt sie an sich und ihren Fähigkeiten, grübelt und plant, ständig auf den vermeintlich perfekten

Moment oder die perfekte Idee wartend. So bleibt sie gefangen in sehnsuchtsvollen Träumen, statt einfach zu beginnen.

Integration: Vertraue deinen Impulsen, sie sind die Wegweiser deiner Seele. Nicht das endlose Denken bringt dich in deine schöpferische Kraft, sondern das mutige Tun. Beginne spielerisch mit kleinen Schritten: ein Anruf, eine Entscheidung, ein erster Pinselstrich auf leerer Leinwand. Dein Körper kennt den Weg. Atme tief in deinen unteren Bauch, deinen heiligen Womb Space, und erinnere dich: Du bist die Creatrix. Je öfter du deinen Impulsen vertraust und etwas beginnst, egal wie klein, desto leichter wird es. Experimentiere damit in deinem Alltag. Sei offen, sei neugierig, deine magische Schöpferkraft zu entfalten.

Verurteilung des Weiblich-Zyklischen

Im Schatten verliert deine Creatrix ihre lebendige Verbindung zum weiblich-zyklischen Prinzip. Sie beginnt, ihre spontane, intuitive Seite als ineffizient, chaotisch oder strukturlos zu verurteilen. Sie ist fixiert auf kognitives Verstehen und feste Strukturen als einzig richtigen Weg und übersieht dabei die natürliche, kraftvolle Synergie beider Qualitäten. Durch diese unbewusste Ablehnung entsteht eine schmerzhafte Trennung von der tiefen Weisheit deines Körpers und damit auch von deiner intuitiven, weiblichen Schöpferkraft.

Integration: Erinnere dich, meine Liebe: Deine Kreativität folgt keinem linearen Plan. Sie pulsiert in deinen Zellen, schenkt dir kostbare Impulse im gegenwärtigen Moment und lässt dein Leben bunter, freier und tiefer verbunden sein. Das weibliche Prinzip darf manchmal chaotisch, spontan und unkontrolliert sein, so bildet es einen heilsamen Gegenpol zur Struktur und Zielorientierung des männlichen Prinzips. Beginne heute, dich bewusst mit deiner zyklischen Natur zu verbinden, den Phasen der Mondin (siehe Link im Anhang zu meinem kostenlosen E-Book Die Weisheit der Mondin), den Jahreszeiten, deinen eigenen natürlichen Rhythmen des Schaffens und des Rückzugs. Je bewusster du in diesen natürlichen Tanz der Polaritäten eintauchst, desto freier kann sich deine Creatrix ausdrücken und die Welt in ihrer Tiefe berühren.

Konkurrenzdenken und inneres Kleinmachen

Wenn deine Creatrix sich in alten Paradigmen von Leistung und Erfolg verliert, macht sie ihr Schaffen abhängig von Meinungen und Anerkennung im Außen. Ihr fehlt Flexibilität, den Kurs zu wechseln, neue Impulse zuzulassen und aus dem Moment heraus zu erschaffen. Vielleicht passt du dich an oder kopierst andere, die scheinbar wissen, wie es geht, statt deinem eigenen schöpferischen Ausdruck zu vertrauen.

Integration: Während dein Ego und die Vernunft dich in vertrauten Strukturen halten möchten, erinnert dich dein höheres Selbst an deinen Seelenplan. Deine Bestimmung ist es nicht, dich kleinzuhalten und dich anzupassen, sondern mutig

Grenzen zu sprengen, in deine Kraft zu wachsen und mit den Polaritäten des Lebens zu tanzen. Erlaube dir, das Leben wieder spielerisch zu erforschen, ohne den Druck, ein perfektes Ergebnis zu erzielen. Zelebriere deine originellen Ideen wie kostbare Geschenke und vertraue dem schöpferischen Prozess bedingungslos: Dein kreativer Ausdruck ist unendlich wertvoll, gerade weil es dich und deine Art zu erschaffen nur einmal auf dieser Welt gibt – in dir.

Perfektionismus und das Gefühl, nie genug zu sein

Im Schatten glaubt deine Creatrix, alles müsse perfekt sein, damit du wertvoll bist. Statt dich frei auszudrücken und mutig zu experimentieren, hältst du dich zurück, zweifelst an jedem Schritt, überarbeitest deine Ideen immer wieder oder verwirfst sie ganz. Vielleicht traust du dich gar nicht erst, zu beginnen, aus Angst, nicht zu genügen. Dieser innere Druck, alles »richtig« machen zu müssen, blockiert deinen natürlichen kreativen Fluss und hinterlässt dieses schmerzhafte Gefühl: Es ist nie genug. Du bist nie genug.

Integration: Erinnere dich, du Liebe: Du bist nicht wertvoll, weil du perfekt bist, sondern weil du in deiner Essenz einzigartig bist. Deine kreative Kraft beginnt zu fließen, wenn du mit deinem Herzen verbunden bist und dein Körper sich entspannen darf. Beobachte, wie dein innerer Kritiker mit dir spricht, jene leise, oft ängstliche oder auffordernde Stimme, die dich antreibt oder zurückhält. Begegne ihr selbstbewusst und liebevoll. Beginne heute, mit dir selbst zu sprechen, wie du es mit deiner besten Freundin tun würdest, unterstützend, ermutigend und voller Wertschätzung. Erlaube dir, Fehler zu machen, sei bereit für Umwege und Wachstum.

Soul Coaching: Verbinde dich mit deiner Creatrix

Nimm dir einen ruhigen Moment mit deinem Journal. Atme tief in deinen unteren Bauch und verbinde dich mit deinem heiligen inneren Raum. Spüre die pulsierende Lebendigkeit in dir, das Erwachen deiner Schöpferinnenkraft, und lausche der zeitlosen Weisheit deiner Creatrix.

In welchen Bereichen deines Lebens spürst du, dass du deine kreative Kraft zurückhältst – aus Angst, zu viel zu sein, nicht genug zu sein oder nicht richtig zu sein, so wie du bist?

- Welche Ängste oder überholte Glaubenssätze aus der Vergangenheit halten dich davon ab, dich natürlich und frei auszudrücken?
- Welche kritische innere Stimme hält dich davon ab, deiner Intuition zu folgen, und was möchte sie dir eigentlich sagen?

In welchen Momenten verlierst du dich im Anspruch, perfekt zu sein, statt dir zu vertrauen und dich mutig auszuprobieren?

- Welches tiefere Bedürfnis verbirgt sich hinter diesem begrenzenden Glaubenssatz, dass alles »richtig« oder »gut genug« sein muss, bevor du dich zeigen darfst?
- Wie könnte dein neuer Weg leichter und spielerischer aussehen?
- Wer bist du, wenn du dir mehr vertraust als der kritischen Stimme der Perfektion?

Was hilft dir, wieder in Verbindung mit deinem inneren Kompass, deiner intuitiven Shakti-Kraft zu kommen, jenseits von Erwartungen, Regeln und Bewertungen?

- Wie spricht deine Intuition zu dir? Durch Bilder, Empfindungen, Gedanken oder durch Gefühle? Was ändert sich, wenn du ihr wieder mehr vertraust?
- Wann warst du zuletzt ganz bei dir, tief verbunden mit deiner Intuition?
- Wie hat sich das angefühlt?

Beschreibe eine Situation, in der du tief verbunden warst mit deiner Creatrix.

Erinnere dich an einen Moment, in dem du dich vollkommen authentisch ausgedrückt hast, frei, mutig und ganz natürlich, ohne auch nur einen Gedanken daran, was andere über dich denken könnten. Was kannst du aus dieser Erfahrung in deinen Alltag mitnehmen?

Welche deiner Visionen sind bereit, durch deine Creatrix in die Welt gebracht zu werden?

Schließe deine Augen und verbinde dich tief mit deinem heiligen Schöpfungsraum:

- Welche Bilder und Visionen tauchen auf?
- Wo spürst du Leichtigkeit, Freude oder pure Inspiration? Das ist dein Weg.
- Was wäre heute dein erster mutiger Schritt in Richtung dieser Vision?

Nimm dir Zeit für diese Fragen, meine Liebe. Lasse deine Antworten frei fließen, ohne zu bewerten oder zu zensieren. Vertraue auch jetzt jedem Impuls, jedem Gefühl für die heilsame Rückverbindung mit deinem freien, mutigen, schöpferischen Wesenskern, mit deiner einzigartigen Creatrix, die darauf wartet, durch dich zu wirken.

Magic Tools: Die Creatrix in dir erwacht

Dein Körper ist das Tor zu deiner schöpferischen Quelle. Lasse dich von deinem Atem führen und spüre die Verbindung zu deinem Womb Space, deinem Herzen und deinem Halszentrum.

Creatrix Freedom Flow

Im folgenden intuitiven Flow verbindest du dich mit deiner Creatrix, wild, frei, ungezähmt und voller kreativer Leidenschaft. Die fließenden, zirkulären Bewegungen öffnen sanft deine Energiekanäle und laden deine Intuition und kreativen Visionen ein, sich zu entfalten.

Awaken your Connection to Source

Vorbereitung
Gestalte dir einen nährenden Raum: Schmücke deinen Altar mit farbigen Steinen, einer Schale Obst oder Symbolen der Weiblichkeit als Zeichen deiner kreativen Fülle. Wähle einen sinnlichen Duft, inspirierende Klänge und trage etwas, das deine Kreativität sanft wachküsst.

Connecting to Source
Stelle dich auf deine Matte oder dein Fell, schließe die Augen und erinnere dich an die Quelle in dir, deine schöpferische Unschuld, den Rhythmus, der durch jede Zelle deines Körpers pulsiert. Jede Bewegung ist dein Gebet.

Goddess Pose und Panchamukha Mudra

- Komme in die Goddess Pose: eine hohe Hocke (Malasana, Beschreibung siehe Seite 102). die Füße leicht auswärts gerichtet, ebenso deine Knie.

- Spüre die Erde unter dir. Verwurzele dich über deine Füße fest auf der Erde, lass dein Becken tief sinken und verbinde dich mit deiner schöpferischen Kraft in deinem Bauchraum. Für eine herausforderndere Variante kannst du deine Fersen leicht heben und auf deinen Fußballen balancieren.

- Mit jeder Einatmung fließt kreative Erdenergie durch dein Becken, in dein Herz und deinen Halsraum.

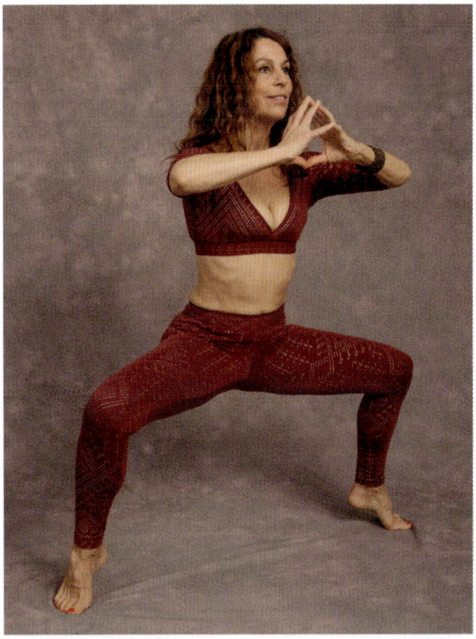

- Bringe alle Fingerspitzen zueinander vor deinem Bauch, Herzen, Halszentrum, Dritten Auge (Zentrum der Stirn) oder über deiner Kopfkrone, als ob du einen großen weißen Energieball zwischen deinen Händen hältst, deine Handgelenke und Ellbogen sind geöffnet und geben dir ein Gefühl von Weite und Raum.

- Diese Mudra vereint die fünf Elemente, balanciert deine Gehirnhälften und öffnet das Tor zu deiner inneren Weisheit. Verbinde dich hier mit deiner schöpferischen Urkraft.

Intuitiver Skandasana Flow

- Aus der Goddess Pose heraus beginne ein Bein sanft zu strecken, während deine Füße fest verwurzelt bleiben.

- Dein Oberkörper fließt intuitiv zum gebeugten Bein, deine Arme folgen harmonisch und intuitiv der Bewegung.

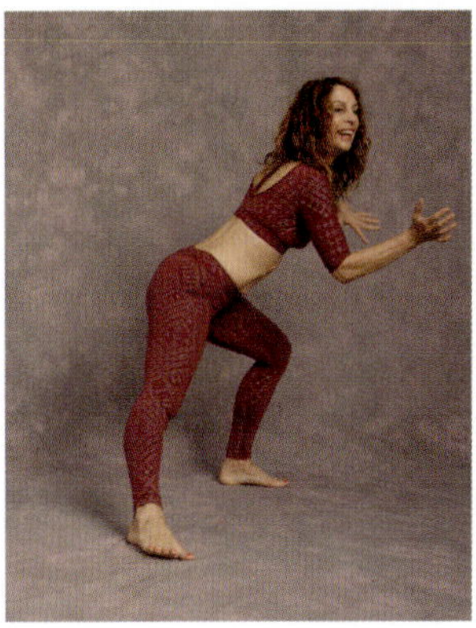

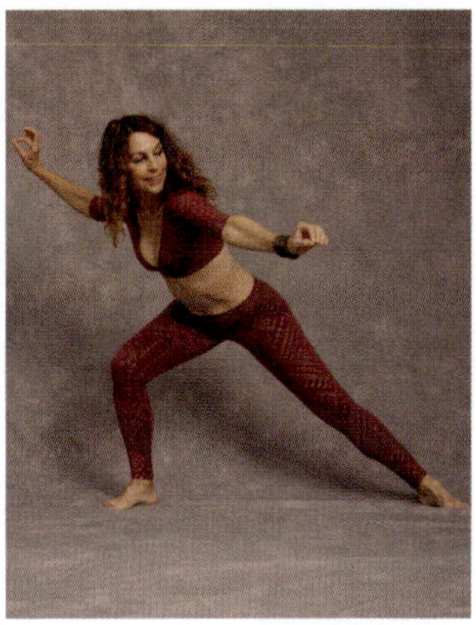

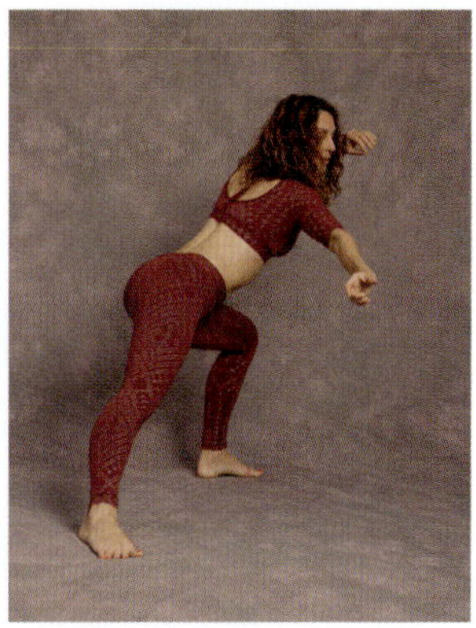

- Lasse deinen Atem den Rhythmus bestimmen. Finde deinen eigenen Flow, frei, geerdet, verspielt, und folge ihm intuitiv und kreativ für einige Minuten.

Spiral Movement Creatrix-Style

- Komme zurück in dein Zentrum, deine Füße sind hüftbreit verwurzelt, deine Beine leicht gebeugt.

- Verlagere dein Gewicht von Seite zu Seite, während deine Hüften eine liegende Acht malen, sinnlich, verspielt, fließend.

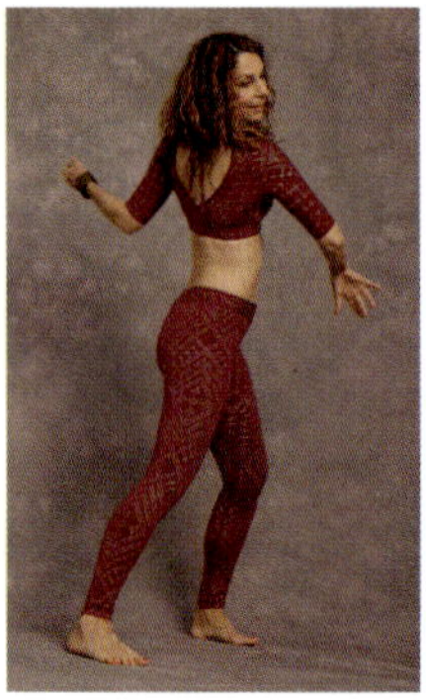

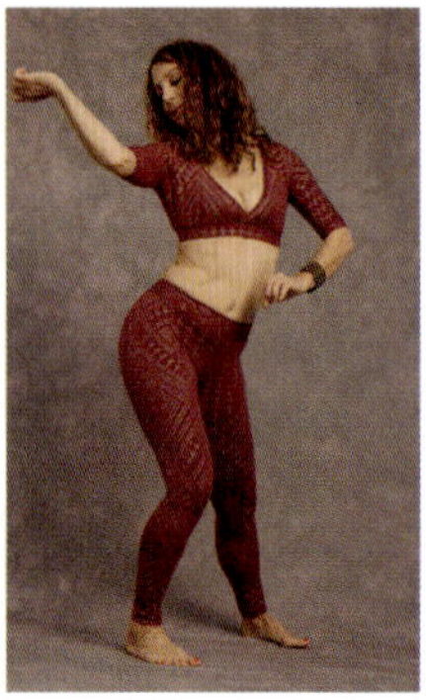

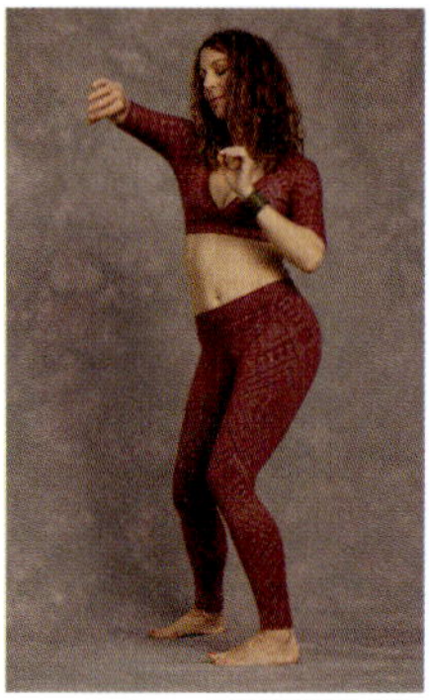

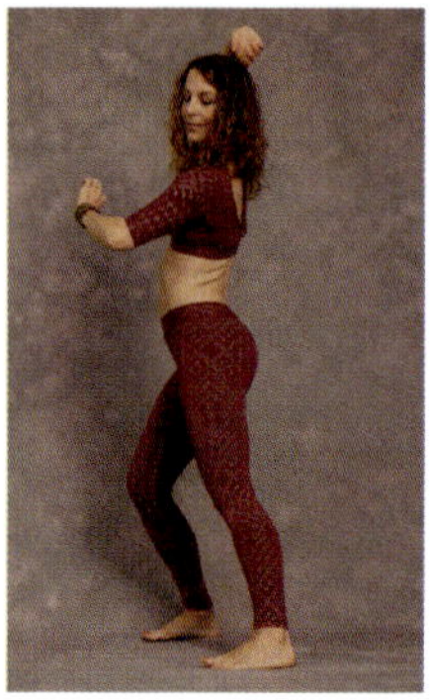

- Deine Arme folgen in weichen Spiralbewegungen, du wirst zur Gebetstänzerin deiner kreativen Shakti-Energie. Vertraue deinen Bewegungen, verbinde deinen Körper in den nächsten Minuten durch die natürlichen, spiralförmigen Bewegungen mit einem Gefühl von Freiheit, Leichtigkeit und Kreativität.

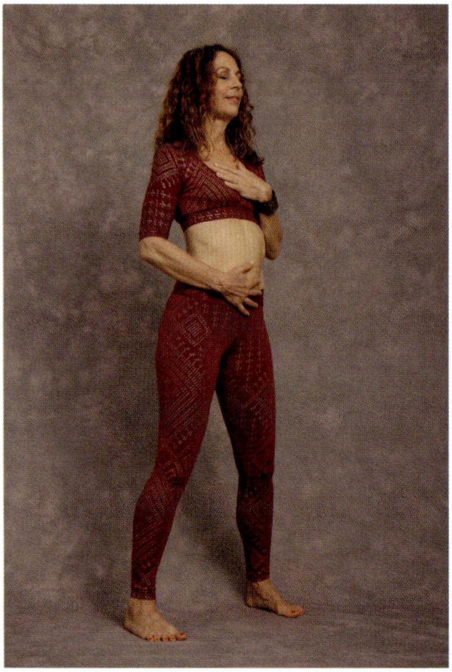

- Nach einigen Minuten werde still. Spüre nach. Nimm wahr, wie deine kreative Energie durch deinen Körper pulsiert. Bade in der Frequenz deiner Creatrix.

- Öffne dich für neue Impulse, Visionen und Ideen. Was darf neu entstehen? Was darf leichter und spielerischer werden?

Body Blessing

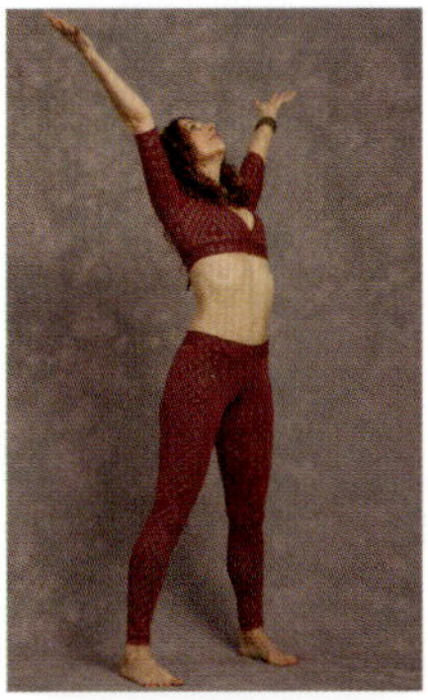

- Öffne deine Handflächen empfänglich nach oben, atme ein und hebe deine Arme über die Seiten nach oben, während deine Füße fest mit der Erde verwurzelt bleiben.

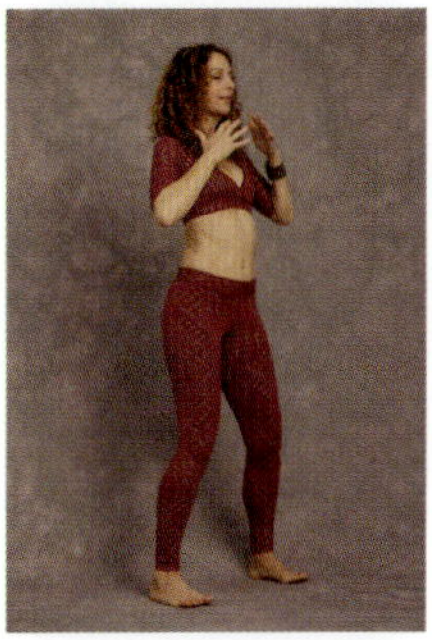

- Atme aus und lasse deine energetisch aufgeladenen Hände über deinen Körper gleiten, von der Kopfkrone über Hals, Herz und Bauch bis zu deinem Womb Space und Richtung Erde. Bade in der Energie deiner Creatrix, streife ab, was dich hindert, sie zu leben.
- Wiederhole das Body Blessing tief verbunden mit der Frequenz deiner Creatrix drei Mal. Bade in deiner Schöpferinnenkraft.

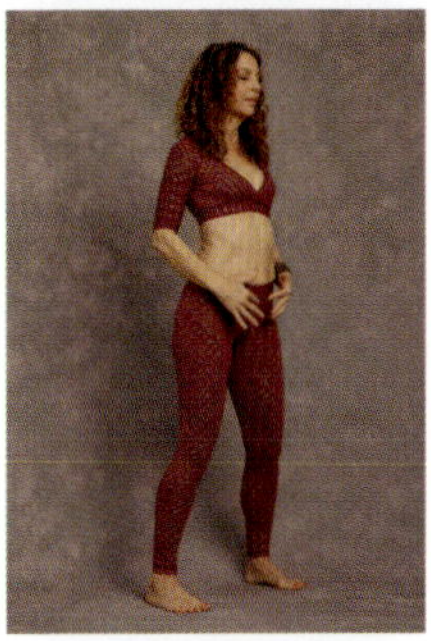

- Bringe deine Hände sanft auf den unteren Bauchraum und verbinde dich mit deinem Womb Space, deinem kreativen Zentrum. Nimm ein paar tiefe, bewusste, liebevolle Atemzüge in diesen heiligen Raum.

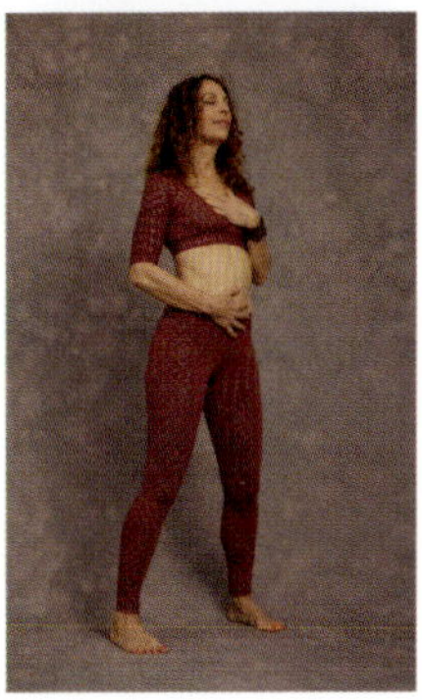

- Lege zum Abschluss eine Hand aufs Herz, eine auf den Bauch. Spüre, wie Dankbarkeit, pure Freude, Kreativität und Fülle durch jede Zelle deines Körpers pulsieren.
- Sprich gern laut: Die Schöpferin lebt in mir. Ich bin frei. Ich bin kreativ. Ich bin bei mir.

Breath of Joy: Creatrix Breathwork Activation

Breath of Joy ist eine kraftvolle Atemtechnik, die dich mit der Freude und Ungezähmtheit deiner Creatrix verbindet. Diese energetisierende Praxis entfacht dein kreatives Feuer, löst Blockaden in deinem Energiesystem, hebt deine Stimmung und stärkt dein Selbstbewusstsein.

Breath of Joy

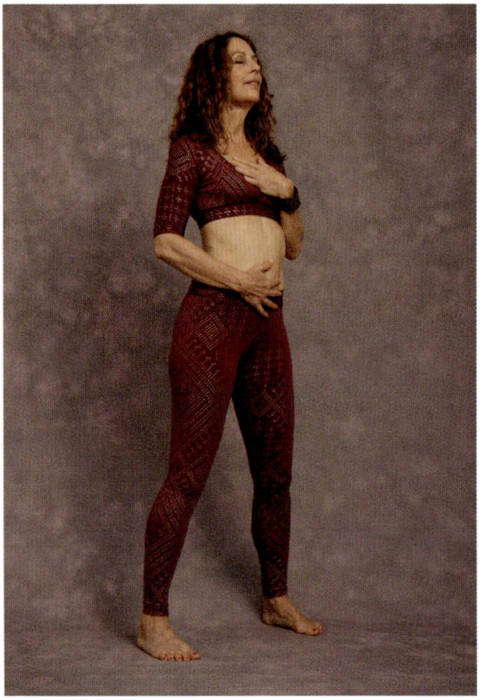

- Stelle dich hüftbreit und tief verwurzelt auf deine Matte. Spüre unter deinen Füßen die Erde, die dich trägt und nährt. Deine Knie sind leicht gebeugt.
- Schließe für einen Moment deine Augen und lege beide Hände auf deinen Bauchraum, deinen Womb Space, die Quelle deiner kreativen Kraft, oder eine Hand auf deinen Bauch und eine auf dein Herz.
- Atme drei Mal tief in deinen Bauch ein und aus, und spüre, wie deine Atmung diesen Raum mit Lebensenergie füllt.

Breath of Joy Activation

- Aus dieser Verbindung heraus öffne sanft deine Augen.
- Atme durch die Nase in drei Etappen verbunden mit drei Bewegungen kurz ein, und mit einer kraftvollen Vorbeuge durch den Mund aus.

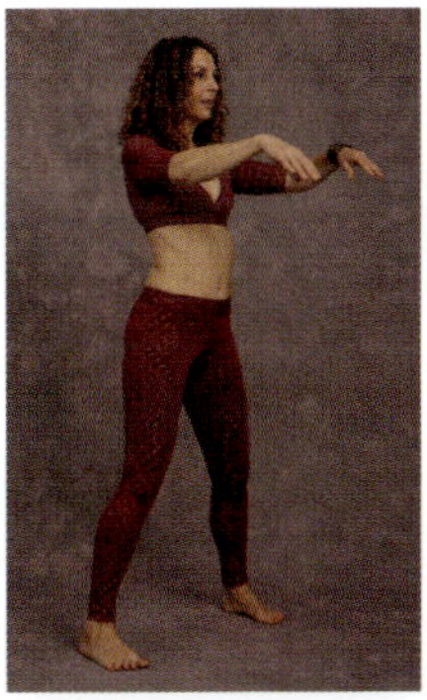

- Mit dem ersten Drittel der Einatmung streckst du deine Arme vor dir aus und verbindest dich mit dem Universum.

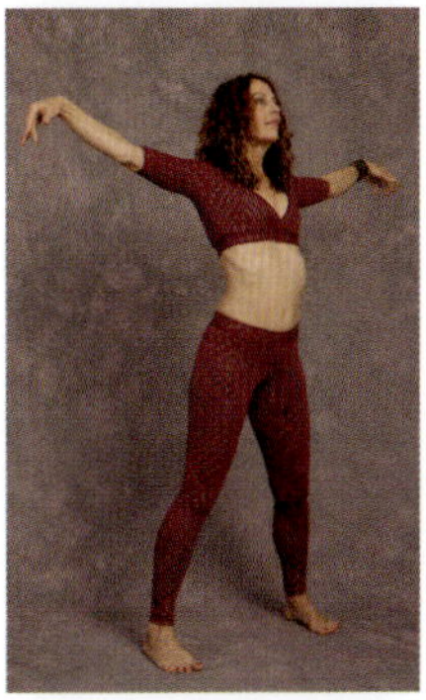

- Lasse deine Arme ohne auszuatmen wieder sinken. Mit dem zweiten Drittel deiner Einatmung öffne die Arme weit zur Seite und empfange die Fülle des Lebens.

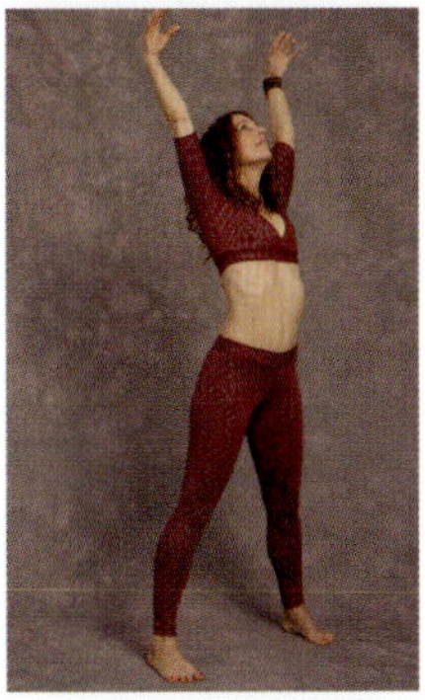

- Lasse deine Arme ohne auszuatmen wieder sinken. Mit dem dritten Drittel deiner Einatmung hebst du deine Arme energetisch über vorne über den Kopf. Spüre deine Größe, deine Einzigartigkeit und verbinde dich mit deiner höchsten Vision.

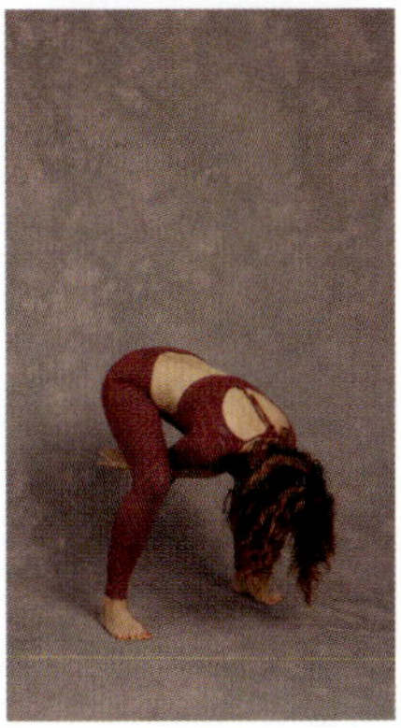

- Mit einer langen, kraftvollen Ausatmung beugst du dich aus der Hüfte mit leicht gebeugten Beinen nach vorne, lässt deine Arme und deinen Oberkörper entspannt fallen.
- Lasse alles los, was dich kleinhält, blockiert und nicht mehr deiner Schöpferinnenkraft dient.
- Wiederhole den Flow neun Mal: die heilige Zahl der Vollendung und kreativen Manifestation. Spüre, wie die Lebensenergie in dir tanzt, sich dein Womb Space mit Wärme füllt und deine Schöpferinnenkraft erwacht.

Integration im Creatrix Space

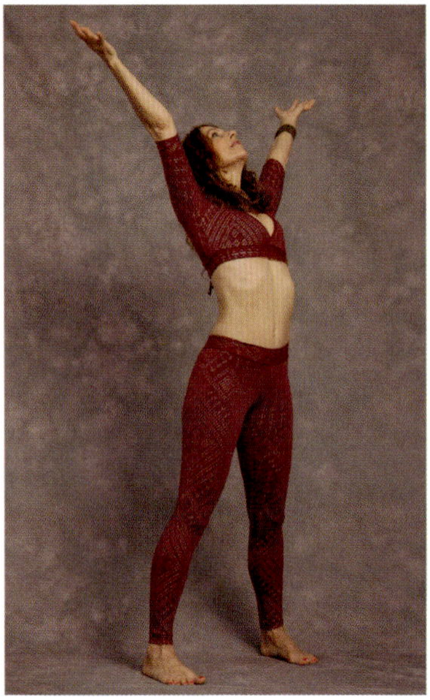

- Nach dem letzten Zyklus stehe aufrecht, die Arme und Handflächen zum Himmel geöffnet. Spüre die Wärme in deinem Solarplexus, die Freude, die von deinem Womb Space bis in die Fingerspitzen aufsteigt. Fühle deinen kreativen Puls und die Lebendigkeit, die durch deinen ganzen Körper strömt. Spüre die Verbindung mit der unendlichen Quelle der Schöpfung in dir.

- Ausgerichtet zwischen Himmel und Erde, gut verwurzelt, atme tief in deinen Bauchraum ein. Goldene Schöpfungsenergie strömt über deine Kopfkrone in deinen Körper und wird in deinem Womb Space zu einer goldenen Spirale, die durch jede Zelle deines Körpers tanzt.

- Mit jeder Einatmung nimmst du reine Schöpferinnenkraft auf und verbindest dich mit deiner Vision, mit jeder Ausatmung manifestierst du diese in allen Farben vor deinem inneren Auge in der Welt.

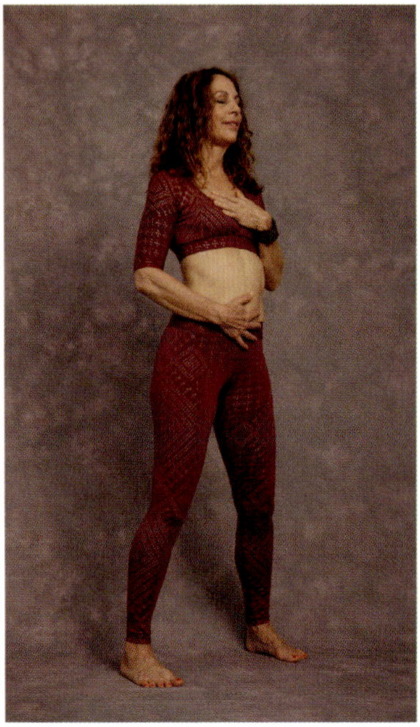

- Lege zum Abschluss eine Hand auf dein Herz, die andere auf deinen Womb Space und wiederhole drei Mal: »Ich bin mit meiner schöpferischen Quelle verbunden. Meine Creatrix ist erwacht. Ich bin bereit zu erschaffen.«

- Komm jederzeit zu dieser Breath of Joy Aktivierung zurück, wenn du dich mit deiner Kreativität verbinden willst, Inspiration brauchst oder wenn du deine Visionen mit neuer Schöpferinnenkraft und Freude füllen möchtest.

Sacred Womb Awakening Ritual: Verbinde dich mit deiner Schöpferinnenkraft

Das folgende Ritual erweckt deine Creatrix, die schöpferische Kraft in deinem Womb Space, und verbindet dein kreatives Zentrum mit deinem Herz- und Hals-Chakra.

Sacred Womb Awakening Ritual

Vorbereitung

Erschaffe einen Raum mit Symbolen deiner weiblichen Schöpferinnenkraft wie Wasser, Blüten, Kristallen und einer Kerze. Wähle sinnliche Düfte und inspirierende Musik. Trage etwas, das deine Weiblichkeit betont, und setze dich mit geschlossenen Augen auf ein schönes Kissen oder ein Fell.

Womb Space Clearing

- Lege beide Hände auf deinen Unterbauch.
- Nimm drei tiefe Atemzüge und verbinde dich mit deiner Kreativität und inneren Weisheit. Sprich für dich: »Ich betrete den heiligen Tempel meines Womb Space, in dem alle Erfahrungen meiner Weiblichkeit gespeichert sind.«
- Visualisiere einen goldenen Lichtwirbel, der in deinem Bauch zu kreisen beginnt. Deine Hände folgen intuitiv dieser zirkulären Energie. Mit dem kraftvollen Wirbel lösen sich alle Energien, die dir nicht mehr dienen: Scham, Schuldgefühle, alte Verletzungen und Wut, die hier gespeichert sind.
- Mit jeder Ausatmung ziehe mit deinen Händen diese alten Energien energetisch heraus, schüttle sie ab und gib sie der Erde zurück. Wiederhole drei Mal.

Womb Heart Connection

- Lege deine rechte Hand auf deinen Unterbauch, die linke auf dein Herz.
- Visualisiere pinkfarbenes Licht der Liebe, das in dein Herz strömt und sich dort ausweitet.

- Führe nun deine linke Hand zum Bauch und visualisiere, wie das pinkfarbene Licht diesen Raum mit Kreativität und Heilungsenergie erfüllt.

- Bringe deine Hand wieder zurück auf dein Herz, so entsteht ein Energiekreislauf zwischen Herz und Bauch. Bade darin, diese Verbindung ist essenziell für die Entfaltung deiner Schöpferinnenkraft.

- Bringe dann deine linke Hand zu deinem Halszentrum und visualisiere eine Spirale in Form einer Acht zwischen Bauch, Herz und Hals-Chakra (der Kanal deiner kreativen Visionen).

- Nimm tiefe genussvolle Atemzüge, bis die Verbindung ganz natürlich weiterfließt.

- Wiederhole für dich: »Mein Womb Space ist meine Quelle, mein Herz ist mein Gefäß, meine Stimme ist mein Ausdruck. Ich bin verbunden mit meiner Creatrix und der pulsierenden Schöpferinnenkraft in mir.«

- Wiederhole dieses Mantra drei Mal. Wenn du bereit bist, forme mit deinen Händen ein nach unten gerichtetes Dreieck (Yoni Mudra, siehe Seite 174) über deinem unteren Bauch.

- Atme tief ein durch die Nase und seufzend aus durch den Mund.

Womb Space als heiliger Tempel und Integration

- Zeichne mit beiden Händen einen Kreis im Uhrzeigersinn um deinen Womb Space, um diesen Bereich als heiligen Tempel deiner Creatrix zu ehren.

- Wiederhole für dich: »Ich beanspruche diesen Raum als heiligen Tempel meiner Creatrix. Hier wohnt meine wilde, freie, schöpferische Kraft.«

- Visualisiere, wie dieser Kreis golden leuchtet, gefüllt mit deiner einzigartigen Creatrix-Frequenz. Dein gesamter Körper ist das Gefäß für diese kreative Energie. Dein Bauchraum ist jetzt ein strahlender Tempel, dein Herz ein Kanal der Liebe, dein Hals dein Instrument, um deine Wahrheit auszusprechen. Vielleicht kommt spontan ein Satz oder eine andere Form des Ausdrucks, um diese Verbindung zu verankern. Erinnere dich: Deine Natürlichkeit und Echtheit ist dein größtes Geschenk an die Welt.

Verweile noch einige Minuten in Stille. Praktiziere dieses Ritual, wann immer du dich mit deiner kreativen Energie verbinden möchtest. Mit jeder Praxis vertiefst du die Verbindung zu deiner ungezähmten weiblichen Schöpferinnenkraft.

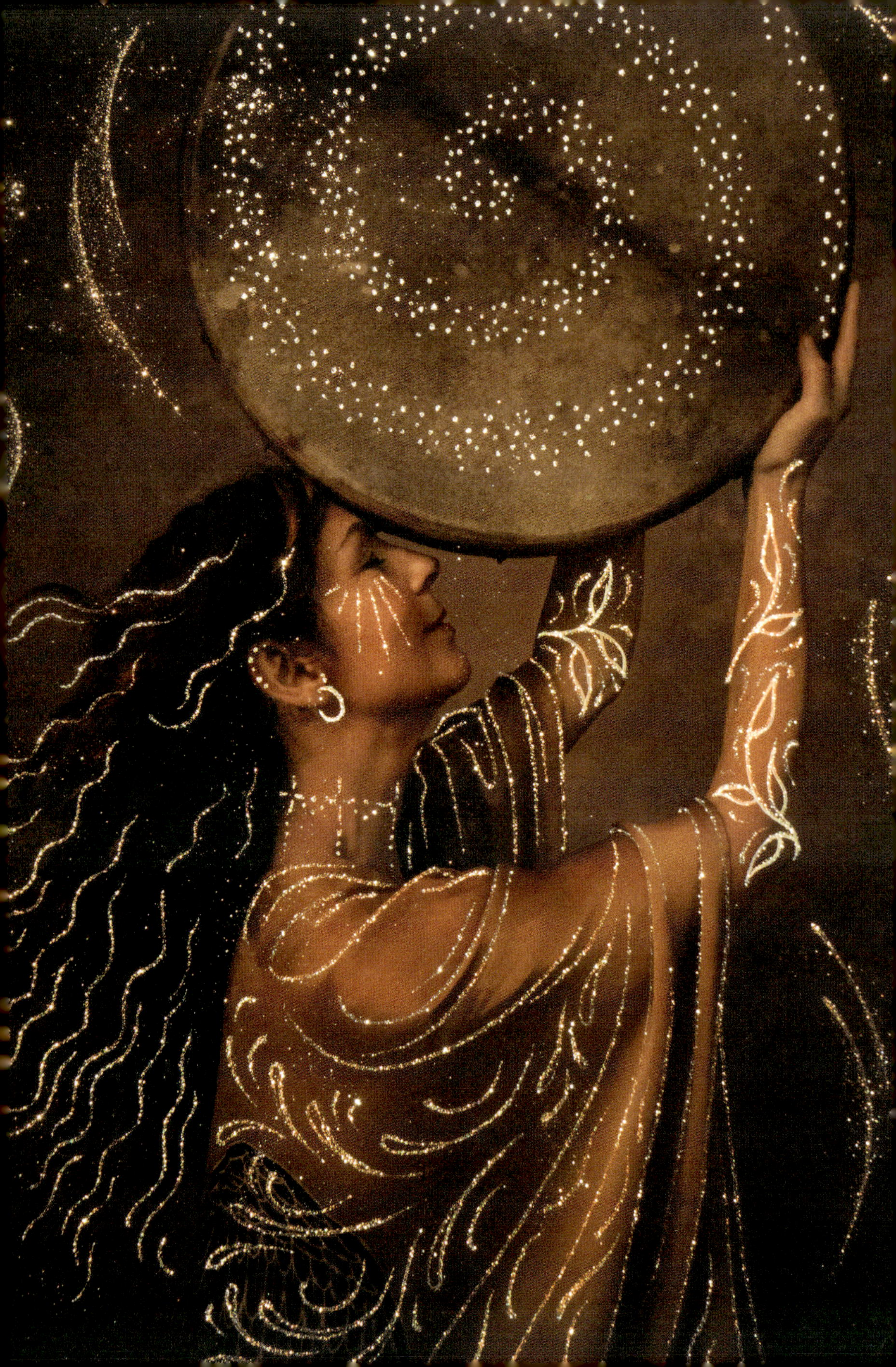

Die weise Frau und Medizinfrau

A Medicine Woman's Prayer

I will not rescue you
for you are not powerless.
I will not fix you
for you are not broken
I will not heal you
for I see you in your wholeness.
I will walk with you through your darkness
so you remember your light.

Unbekannt

Ahnenkraft und Hüterin deiner Seelenweisheit

Die weise Frau und Medizinfrau ist ein kraftvoller weiblicher Archetyp, der in vielen Kulturen weltweit verehrt wird. Als Heilerin, Mystikerin, Seherin und Visionärin verkörpert sie die Tiefe des weiblichen Lebenszyklus. In alten Kulturen suchten Stammesführer stets den Rat dieser weisen Frauen, bevor sie wichtige Entscheidungen trafen. Sie waren hochgeschätzte, essenzielle Mitglieder ihrer Gemeinschaft, Quellen des Wissens und der Führung. Diese Kraft verbindet auch dich mit der Linie deiner Ahninnen. Jede Frau in deiner Blutlinie hat ihre eigene Medizin entwickelt und weitergegeben. In deiner DNA schlummert das Wissen von Generationen weiser Frauen, die Prüfungen bestanden haben, geheilt und gewachsen sind.

Jenseits aller gesellschaftlichen Erwartungen

Spirituelle Praktiken sind tief in das Leben der weisen Frau verwoben und bilden die Grundlage ihres Seins. Sie besitzen ein tiefes Verständnis für die Zyklen des Lebens. Rituale und Zeremonien prägen ihren Alltag, für sich selbst und im Dienst für andere. Wie Bäume im Herbst ihre Blätter abwerfen, so hat auch die weise Frau gelernt, sich vom Unwesentlichen zu lösen. Befreit von gesellschaftlichen Erwartungen bezüglich Alter und Erfolg geht sie selbstbewusst ihren einzigartigen Weg. Dadurch wird sie zum Vorbild für alle, die noch in überholten Mustern gefangen sind. Sie inspiriert, authentisch zu leben.

Je mehr Frauen in diese Kraft zurückkehren, mit dem Wissen der Generationen verbunden sind und die Weisheit jeder Lebensphase annehmen, desto weniger Macht hat das Marketing der ewigen Jugend und die enge Definition weiblicher Erfüllung über uns. Die weise Frau erinnert uns: Wahre Schönheit erwächst aus Authentizität, Lebenserfahrung und innerer Weisheit. In ihrer höchsten Ausprägung verbindet die Medizinfrau das uralte Wissen ihrer Ahnenlinien mit ihrer eigenen Erfahrung. Sie ist Hüterin vergessener Heilweisen und gleichzeitig offen für neue Erkenntnisse. Durch ihre tiefe Verbundenheit mit der Natur, den Elementen, den Menschen und den feinstofflichen Welten wird sie zur Brücke zwischen dem Sichtbaren und dem Unsichtbaren, dem Alltäglichen und dem Heiligen.

Die moderne Medizinfrau in dir hat ihr Wirken an die heutige Zeit angepasst, für das Wohl aller und unsere Rückkehr zur Ganzheit. Mit ruhiger Präsenz ist sie ein Anker für ihre Gemeinschaft, eine Quelle der Weisheit, die erst lauscht, bevor sie spricht. In einer Zeit, in der viele ihre Wurzeln vergessen und den Wert ihrer Weiblichkeit verloren haben, bietet die weise Frau und Medizinfrau einen kraftvollen Weg zur Wiederverbindung mit unserer tiefsten Essenz und dem Wissen unserer Ahninnen.

Die weise Frau und Medizinfrau in der Mythologie

Die mythologischen weisen Frauen verkörpern eine zeitlose Weisheit. Sie laden uns ein, in tiefe Verbindung mit unseren Ahninnen zu treten – und die transformierende Kraft dieser heiligen Überlieferungen in uns selbst lebendig werden zu lassen.

White Buffalo Calf Woman erschien dem Lakota-Volk in einer Zeit großer Not als geheimnisvolle, strahlende Lehrerin. Sie brachte die heilige Pfeife und die sieben Riten, die bis heute das spirituelle Fundament der Lakota-Kultur bilden. Diese Riten lehren die Heiligkeit aller Verbindungen zur Erde, zu den Ahnen, zu unserer Gemeinschaft und zu uns selbst. Ihr spirituelles Fundament ruht auf der Erkenntnis »Mitakuye Oyasin«: Wir sind alle verwandt, alle Dinge sind miteinander verbunden. White Buffalo Calf Woman verkörpert die Medizinfrau als Brückenbauerin zwischen den Welten, als Lehrerin zeitloser Weisheit und Hüterin heiliger Traditionen. Ihre Präsenz erinnert uns, dass wahre Heilung immer eine spirituelle Dimension hat und in jeder Krise das Potenzial für tiefgreifende Transformation verborgen liegt.

Pachamama – »Mutter Erde« – ist die große Weise der indigenen Völker der Anden, Hüterin der Ahnen und der natürlichen Zyklen. Als Erdgöttin verkörpert sie Fruchtbarkeit, Fülle und Schutz. Bei jeder Aussaat wird sie angerufen, denn sie ist die Quelle allen Lebens – sie gibt, nährt und nimmt zurück im ewigen Kreislauf der Natur. Pachamama erscheint mal als junges Mädchen, mal als alte oder schwangere Frau, um alle Aspekte des Lebens zu verkörpern. Sie inspiriert uns moderne Frauen, unsere eigene schamanische Kraft durch die Verbindung mit unseren Ahnenlinien und den Elementen zu entdecken. Sie ermutigt uns, kleine Zeremonien in unseren Alltag zu integrieren, und erinnert uns, dass das Göttliche direkt unter unseren Füßen und in jedem Atemzug zu finden ist.

Changing Woman ist die zentrale Göttin des indigenen Volks der Navajo/Diné im Südwesten der USA. Sie verkörpert die Kraft weiblicher Wandlung im Einklang mit den Zyklen der Natur. Im Osten erscheint sie als Erdfrau, im Süden als Bergfrau, im Westen als Wasserfrau und im Norden als Maisfrau. Jedes Jahr wird sie im Frühling geboren, erscheint im Sommer als junge Frau, wird im Herbst zur Mutter und im Winter zur alten Frau, bevor sie wiedergeboren wird. Changing Woman ist lebendiger Ausdruck dafür, dass jede Lebensphase ihre eigene Schönheit und Kraft birgt.

Sie inspiriert uns, Übergänge bewusst zu zelebrieren und unsere zyklische Natur als kostbare Ressource zu nutzen – denn jede Phase und jeder Wandel bergen eine einzigartige Weisheit, Kraft und Schönheit in sich.

Die weise Frau und Medizinfrau: Geschichten, die das Leben schreibt

Treten wir nun ein in die Welt moderner weiser Frauen und Medizinfrauen, die das uralte Wissen in unsere Zeit tragen. Diese Frauen inspirieren uns durch ihr Wirken und Sein, die weise Frau und Medizinfrau in uns selbst zu entdecken.

Susun Weed ist eine moderne Medizinfrau und Hüterin uralten Kräuterwissens. Die Begründerin der »Wise Woman Tradition« vermittelt seit Jahrzehnten einen ganzheitlichen Heilungsansatz, der Frauen zu ihrer ursprünglichen Kraft zurückführt (siehe Anhang). In ihren Büchern (und Workshops) weckt sie unser Verständnis für Selbstheilung und zeigt uns, wie wir Pflanzen als Verbündete in unseren Alltag einladen können. Im Wise Woman Center, das sie als heiligen Raum für Frauen geschaffen hat, wählt jede Schülerin während ihres Aufenthalts einen Göttinnen-Archetyp und eine Pflanze als Verbündete für ein Jahr. Der Ort dient dazu, den heilenden Mantel der Ahninnen neu zu weben und die Wise Woman Tradition lebendig zu halten.

Der Rat der 13 indigenen Großmütter vereint weise Frauen aus allen vier Himmelsrichtungen. Sie haben sich zusammengefunden für eine kraftvolle gemeinsame Vision: Heilung unseres Planeten. Als Medizinträgerinnen und spirituelle Älteste aus Traditionen wie den Maori, Ojibwe, Hopi, Maya und Sufi bewahren sie ein Wissen, das über Jahrtausende weitergegeben wurde. Die symbolische Zahl 13 – wie die 13 Monde eines Jahres – spiegelt ihre tiefe Verbindung zu den kosmischen Rhythmen der Erde. In Zeremonien, Gebeten und Lehren setzen sie sich für Umweltschutz und Menschenrechte ein. Ihre zeitlose Weisheit ermutigt uns, die verlorene Verbindung zu unseren inneren Kraftquellen und unserem Planeten wiederherzustellen – eine Entscheidung, die du und ich in jedem Moment treffen können.

Und dann ist da die schwedische Umweltaktivistin **Helena Norberg-Hodge**. Als Wegbereiterin der Lokalisierungsbewegung öffnet sie unseren Blick für eine tiefere Wahrheit: Heilung entfaltet sich dort, wo Menschen in lebendiger Verbindung mit der Natur und miteinander stehen. Mit ihrem gefeierten Film *Economics of Happiness* und ihrer Organisation Local Futures webt sie eine Vision, in der Gemeinschaft und ökologisches Gleichgewicht wieder ins Zentrum rücken. Als moderne Medizinfrau zeigt sie uns, wie wir lebendige regionale Kreisläufe von Nahrungsmitteln bis zu handwerklicher Kunst wiederbeleben können, und erinnert uns, dass wahre Heilkunst immer auch die Heilung unserer Beziehung zur Erde einschließt, ein Wissen, das seit Jahrtausenden von weisen Frauen gehütet wird.

Meine weise Frau und Medizinfrau spricht mit mir

Die weise Frau und Medizinfrau ist mir schon lange vertraut. Bereits als junges Mädchen zogen mich die »Natürlich leben«-Bücher meiner Mutter magisch an. Simple Weisheiten wie »Begrüße den Tag am offenen Fenster mit tiefen Atemzügen« sind für mich immer noch spannend, da ich heute Breathwork-Trainings anbiete. Ich balancierte Bücher auf meinem Kopf für eine gute Haltung und entdeckte früh, dass Tanz und Bewegung meine wichtigste Medizin sind.

Mich zog es zu ursprünglichen Lehrern, Hütern des alten Wissens: zu den taoistischen Healing Arts bei Meister Mantak Chia, Thai Massage im Lao Village und Ayurveda-Training in Sri Lanka, mit Besuch bei der indigenen Bevölkerung Sri Lankas. In Kalifornien praktizierte ich Qigong am Strand, in Indien absolvierte ich meine erste Yogalehrerausbildung. Meine wichtigste Yogamentorin, Feuerhüterin und Freundin Shiva Rea lernte ich kennen, weil ich in Ron Teeguarden's Dragon Herbs bei ihrem Ex-Mann Kräuterkurse belegte.

Heute weiß ich: Die wahre Weisheit liegt nicht im Außen. Sie lebt in jeder von uns, übertragen durch unsere Ahninnen. Die Natur ist unsere größte Lehrmeisterin und zeigt uns, wie wir unserem eigenen Rhythmus vertrauen können. Wenn wir uns im Kreis versammeln, erwacht diese uralte Kraft in uns. Du kennst diese besonderen Momente, wenn wir weisen Frauen zusammenkommen, jede in ihrer Einzigartigkeit, uns austauschen und das uralte uns innewohnende Wissen erinnern und erwecken. Wir werden zu Trägerinnen einer lebendigen Tradition. In jedem Atemzug, in jeder Berührung, in jedem heilenden Wort lebt die Medizinfrau, in dir und in mir.

Die Magie der weisen Frau und Medizinfrau

Vielleicht sind dir beim Eintauchen in diese Welt bereits innere Bilder oder Impulse begegnet und du konntest die Heilerin, Schamanin, Intuitive oder Visionärin in dir erkennen. Lass uns gemeinsam in einige ihrer kraftvollen Qualitäten eintauchen. Spüre, welche Aspekte bereits natürlich in dir verankert sind und welche noch stärker erinnert werden und durch dich zum Ausdruck kommen möchten.

Tiefe Verbindung zur Natur und ihren Zyklen

Die weise Frau und Medizinfrau lebt im Rhythmus der Natur. Sie erkennt sich in den Zyklen von Sonne und Mond, den Jahreszeiten und dem ewigen Kreislauf von Werden und Vergehen. Sie spürt den Puls der Erde in ihrem Körper und tanzt mit den Elementen in heiligem Austausch. Diese Verbindung schenkt ihr die Fähigkeit, ihre Bedürfnisse und inneren Prozesse mit allen Sinnen wahrzunehmen. Sie weiß, dass dunklere Phasen wie Rückzug, Stille und scheinbarer Stillstand ebenso wertvoll sind wie Zeiten des Wachstums und der Blüte. Die Medizinfrau weiß tief in ihrem Herzen:

Indem sie mutig ihrem natürlichen Rhythmus folgt, nährt sie nicht nur ihre Seele, sondern kommt in Harmonie mit dem großen Ganzen, im Innen wie im Außen.

Weisheit der Ahnenlinien und der Anderswelt

Die weise Frau und Medizinfrau steht in einer langen Linie von Heilerinnen und Seherinnen. Mit tiefem Respekt nimmt sie das alte Wissen aller Frauen auf, die den Weg vor ihr gegangen sind. Viele der Blockaden und Ängste, die wir in uns tragen, haben ihren Ursprung in den Geschichten unserer Vorfahren. Doch in der Verbindung mit unseren weisen Ahninnen kann sich ein tieferes Verständnis unserer eigenen Bestimmung entfalten. Eine Frau, die sich mit ihrer Ahnenweisheit verbindet, ist unaufhaltsam. Sie entdeckt eine tief verwurzelte innere Stärke und Klarheit.

Hüterin der Übergangsrituale und heiligen Räume

Die weise Frau und Medizinfrau begleitet uns durch die großen und kleinen Übergangsrituale des Lebens. Sie kennt die besondere Kraft der Schwellenzustände, jener kostbaren Zeiten zwischen dem Alten und dem Neuen, in denen wir besonders offen sind für tiefe Transformation. Ihre täglichen spirituellen Praktiken bilden das Fundament ihres Wirkens als lebendige Brücken zwischen dem Alltäglichen und dem Heiligen, der persönlichen Reise und dem universellen Weg. Sie schafft heilige Räume, in denen sich Menschen sicher und gehalten fühlen. Mit Hingabe hilft sie ihnen, die tiefere Bedeutung jeder Lebensphase zu erkennen und das Erlebte zu integrieren.

Die Schatten der weisen Frau und Medizinfrau

Auch die weise Frau und Medizinfrau zeigt sich nicht immer in ihrer vollen Kraft. Ihre Schatten entstehen oft, wenn deine tiefere Weisheit belächelt wurde oder wenn du dich von deinem ursprünglichen Wissen entfremdet hast. Diese Schatten sind nicht unbedingt etwas Negatives, sondern oft der Ort der tiefsten Heilung, in dem unsere wertvollsten Gaben verborgen liegen. Hier einige der häufigen Schattenaspekte und wie du sie integrieren kannst.

Isolation und Verlust der Verbundenheit

Wenn die weise Frau ihre spirituelle Reife nicht vollständig entwickelt hat, kann sie sich von anderen isoliert fühlen. Sie nimmt sich als anders, unverstanden, nicht dazugehörig wahr. Vielleicht hat sie das Gefühl, dass niemand ihre Weisheit würdigt. Oder sie glaubt, immer stark erscheinen zu müssen. Das schafft dann emotionale Distanz statt Vertrauen oder Nähe. Sie verliert die Fähigkeit, Menschen in ihrer Essenz zu sehen, nimmt sich selbst zu wichtig und vergisst, dass echte Weisheit in Gemeinschaft wächst.

Integration: Erinnere dich, dass deine tiefste Weisheit durch lebendige Verbindungen genährt wird. Öffne dich neugierig für Menschen mit anderen Erfahrungen und schenke ihnen deine volle Aufmerksamkeit, ohne Ratschläge zu geben oder zu belehren. Erschaffe einen regelmäßigen Frauenkreis, in dem du sowohl geben als auch empfangen kannst. Wenn du deine Verletzlichkeit und Stärke teilst, öffnest du auch für andere den Raum für Authentizität. Begegne Menschen mit liebevollen Augen der Akzeptanz, jenseits von Urteilen. In diesem heiligen Raum des Sehens und Gesehenwerdens geschieht wahre Verbindung und Heilung.

Arroganz und Bedürfnis nach Anerkennung

Die weise Frau im Schatten kann arrogant wirken, weil sie meint, mehr zu wissen als andere. Sie vermittelt das Gefühl, dass ihre Wahrheit die einzig gültige ist. Statt zuzuhören, spricht sie selbst – und statt sich von ihrer inneren, verbindenden Weisheit leiten zu lassen, ist sie geführt von ihrem Ego, das trennt. Dieser Schatten spiegelt oft tiefe Unsicherheiten wider: Die treibende Kraft hinter der vermeintlichen Überlegenheit ist dann eine Suche nach Bestätigung im Außen.

Integration: Sei offen und neugierig. Lasse Situationen entstehen. Das ist der Weg der Medizinfrau, der weibliche Weg. Teile deine persönlichen Erfahrungen oder stelle Fragen. Erinnere dich, liebe Frau: Wir alle tragen die Weisheit unserer Ahninnen und damit unsere Antworten in uns. Als weise Frau musst du dich niemandem beweisen, denn du kennst deinen Wert. Verbinde dich täglich mit dir – durch Meditation, bewusstes Atmen, Rituale oder Dankbarkeit. Diese Praktiken stärken deine Verbindung zur Natur, zu deinen Ahnenlinien und zu deinem intuitiven Wissen.

Fehlendes Vertrauen in die eigene Weisheit

In diesem Schatten hast du den Zugang zu deiner weisen Frau und dem Wissen deiner Ahninnen vergessen. Du bewunderst andere für ihre intuitive Verbindung und projizierst so deine innere Führung nach außen. Oder du wertschätzt ausschließlich Logik und Verstand, wodurch du dich von deiner eigenen Intuition entfremdet hast. Vielleicht belächelst du Spiritualität als esoterischen Unsinn und blockierst dir so den Zugang zu deinen tiefsten Ressourcen.

Integration: Sei dir bewusst, dass wir das weibliche Prinzip genauso brauchen wie das männliche. Verbindung und Gefühl sind ebenso wichtig wie Klarheit und Verstehen, ganz so wie auch Tag und Nacht nicht in Konkurrenz zueinander stehen. Erschaffe kleine tägliche Rituale: Beginne mit intuitiven Bewegungen, lasse deinen Atem frei fließen, spüre, wie dein Körper sich ausdrücken möchte. Finde Momente der Stille und nimm alles wahr, was in dir auftaucht. Verbinde dich mit einem symbolischen Gegenstand, der dich an das Wissen deiner Ahninnen erinnert. Erinnere dich, liebe Frau: Deine Intuition ist wie ein Muskel, der durch regelmäßige Übung stärker wird. Beobachte, wie dein Vertrauen in deine innere weise Frau mit jedem kleinen Schritt wächst.

Festhalten an alten Mustern und Widerstand gegen Wandel

Dieser Schatten zeigt sich, wenn du dich zu sehr mit deinem Wissen identifizierst und Schwierigkeiten hast, dich auf Neues einzulassen. Du hältst an veralteten

Überzeugungen, vergangenen Erfolgen oder Traditionen fest, anstatt den Moment zu erspüren, möglicherweise aus Sorge, deine Relevanz oder die Verbindung zu deiner inneren Weisheit zu verlieren. Dieser Schatten kann sich auch als Angst vor dem Älterwerden zeigen und als Versuch, den Idealen ewiger Jugend zu entsprechen, statt die Schönheit und Weisheit jeder Lebensphase in dir wertzuschätzen.

Integration: Übe dich im Loslassen festgefahrener Vorstellungen. Bewahre dir das Kindliche und erlaube dir, jeder Situation mit einem Gefühl der Unschuld zu begegnen und neugierig jeden Moment völlig neu zu erleben. Lass dich überraschen, wie sich Situationen entfalten, wenn du ganz bei dir bist, im Moment, mit deinem Körper und Atem verbunden. Zelebriere bewusst die Veränderungen in deinem Leben als heilige Portale in neue Dimensionen deines Seins, verbunden mit dem Wissen deiner Ahninnen. Deine weise Frau weiß: Die einzige Konstante ist der Wandel, und Weisheit ist die Kunst, diesen spielerisch zu navigieren.

Soul Coaching: Verbinde dich mit deiner weisen Frau und Medizinfrau

Nimm dir einen ruhigen Moment mit deinem Journal. Verbinde dich mit deinem Atem und deinem Körper. Öffne dich mit jedem Atemzug für das intuitive Wissen deiner inneren Weisen und Medizinfrau und lausche den weisen Worten, die aus der Tiefe deiner Seele zu dir sprechen.

Welche Bedeutung hat die weise Frau und Medizinfrau in deinem Leben?

- Welche ihrer Qualitäten spürst du bereits in dir?
- Welche möchtest du mehr zum Ausdruck bringen?
- Wie kannst du heute einen ersten Schritt tun, um ihre zeitlose Weisheit in deinem Alltag zu erwecken?

Welche inneren Überzeugungen halten deine intuitive Natur noch im Verborgenen?

- Wo zweifelst du an deiner inneren Weisheit, an deiner Fähigkeit, Dinge zu erspüren?
- Wie könnte sich dein Leben verändern, wenn du deiner Intuition mehr vertraust und dich mit dem Wissen deiner Ahninnen verbindest?
- Welche weisere Version von dir möchte sich zeigen?

Wann spürst du bereits die Essenz deiner weisen Frau und Medizinfrau?

- Wann fühlst du dich verbunden mit deiner Weisheit, deiner intuitiven Klarheit und den Zyklen des Lebens?
- In welchen Situationen fließt heilende Energie durch deine Hände, deine Worte, dein Sein?
- Wann spürst du, dass alles da ist, was du brauchst?

Welche Schattenaspekte rufen danach, gesehen zu werden?

- Wo verlierst du dich in Isolation oder urteilst über andere?
- Wo vertraust du den Stimmen im Außen mehr als deiner inneren Stimme oder hältst an analytischen Sichtweisen fest?
- Welche Aspekte deiner weisen Frau dürfen integriert werden?

Welche Visionen und Bilder erscheinen, wenn du deine weise Frau und Medizinfrau rufst?

- Stelle dir vor, wie du in deiner vollen Kraft als weise Frau und Medizinfrau lebst. Was verändert sich?
- Wie gehst du mit Herausforderungen um, wie wirkt es sich auf deine Beziehungen aus?
- Welche Botschaft hat sie für dich?
- Was ist dein nächster Schritt, um diese Vision zu verwirklichen?

Nimm dir Zeit für diese Fragen, meine Liebe. Lass deinen Gedanken freien Lauf und spüre bewusst nach. Vertraue darauf, dass jede Einsicht eine liebevolle Führung ist, die dich durch große Lebensentscheidungen und durch kleine Alltagsmomente mit mehr Klarheit und Vertrauen führen kann.

Magic Tools: Die weise Frau und Medizinfrau in dir erwachen

Die folgende Praxis verbindet die heilige Geometrie des Medizinrads der Q'ero-Tradition mit Lunar-Flow-Pranams, rituellen Verneigungen. Die Q'ero sind die direkten Nachfahren der Inka in den peruanischen Anden. In ihrer Weisheit stehen die vier Himmelsrichtungen für unterschiedliche Energiequalitäten und Krafttiere, die uns an tiefe Aspekte unseres Seins erinnern.

Lunar-Flow-Pranams in vier Himmelsrichtungen

Dieses Movement-Ritual lädt dich ein, die verschiedenen Facetten deiner weisen Frau und Medizinfrau zu verkörpern. Lasse uns beginnen!

Body Prayer – Medicine Wheel

Vorbereitung

- Stehe in der Mitte eines imaginären Kreises.

- Spüre, wie sich dein Energiefeld zu einem heiligen Kreis ausweitet. Verbinde dich mit Pachamama (Mutter Erde) und Wiraqocha (Vater Himmel).

- In jede Himmelsrichtung praktizieren wir drei Lunar-Flow-Pranam-Zyklen (Niederwerfungen). Du findest auf den nächsten Seiten die genaue Abfolge, die du dann in alle vier Himmelsrichtungen praktizieren wirst.

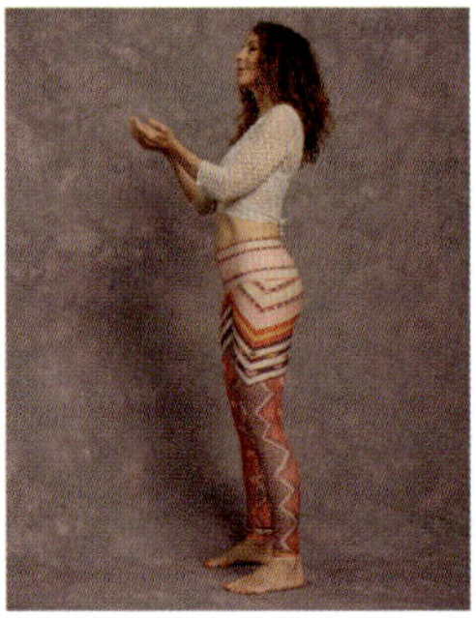

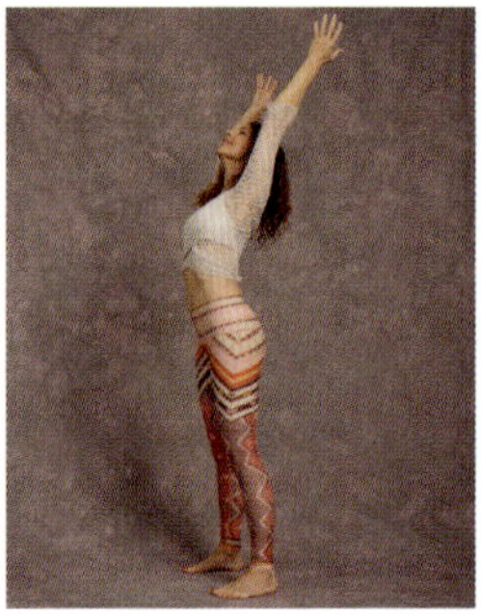

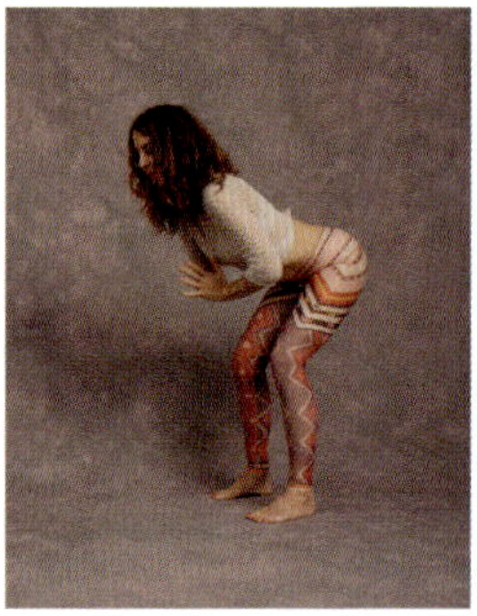

- Bringe die Hände in Pushpaputa Mudra (Hand-voller-Blumen-Geste) vor dein Herz. Diese Mudra symbolisiert Empfänglichkeit, Demut und Hingabe. Die Kleinfingerseiten berühren sich vor dem Herzen, während die Hände wie eine Schale nach oben geöffnet sind, als wollten sie eine Opfergabe oder einen Segen empfangen. In buddhistischen Klöstern nutzen Mönche diese Mudra beim Empfang von Almosen, sie steht für den Zustand des Annehmens mit offenem Herzen.

- Atme ein und hebe deine Arme über die Seiten nach oben, während sich deine Füße fest mit der Erde verwurzeln.

- Atme aus und bringe deine Hände entlang der Mittellinie zur Erde. Nimm einen entspannten Atemzug und lasse deine Wirbelsäule lang werden.

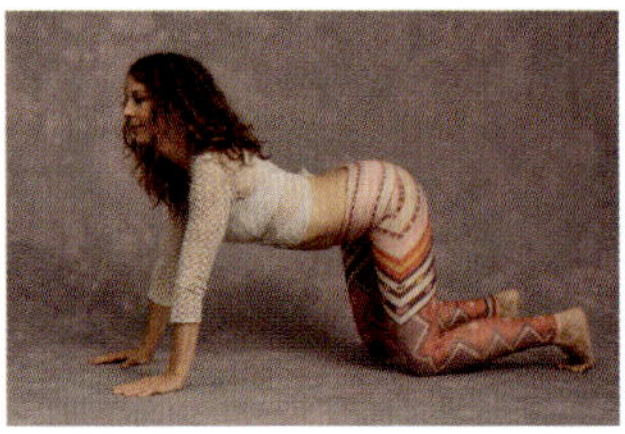

- Mit der nächsten Ausatmung setze deine Hände und Knie im Vierfüßlerstand auf die Erde.

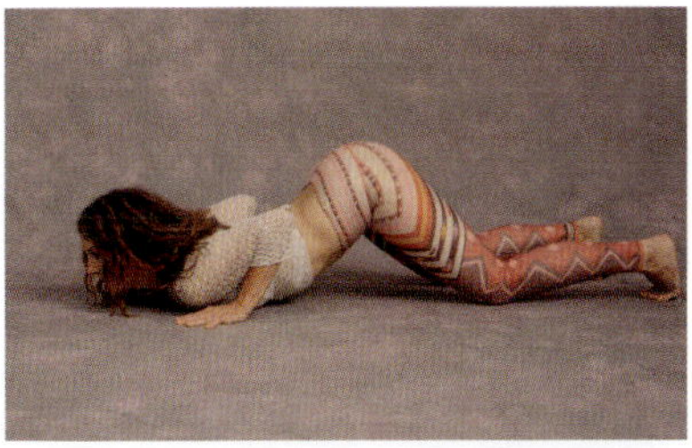

- Komme über Knie, Brust und Kinn in die Bauchlage, spüre die Verbindung zu Pachamama, Mutter Erde.

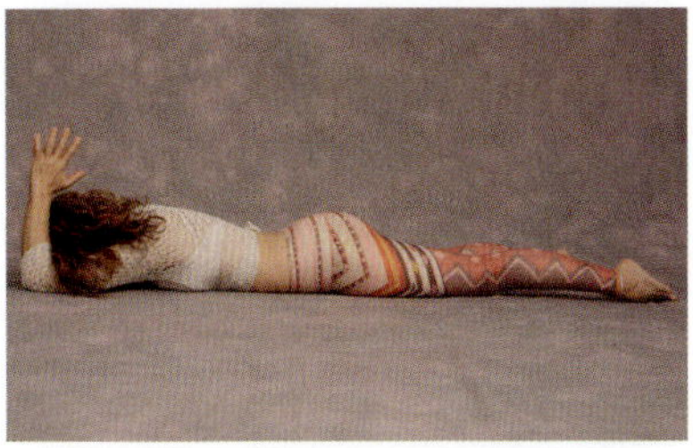

- Atme ein, strecke deine Hände mit gebeugten Armen in Gebetshaltung über deinen Kopf. Bleib hier für einige Atemzüge und werde ganz ruhig.

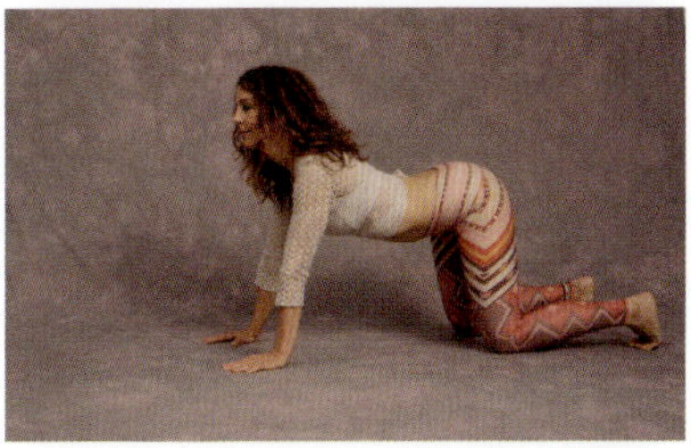

- Atme aus und schiebe dich zurück in den Vierfüßlerstand. Atme hier noch einmal tief ein, deine Hände sind etwas vor deinen Schultern schulterbreit fest in die Erde verwurzelt.

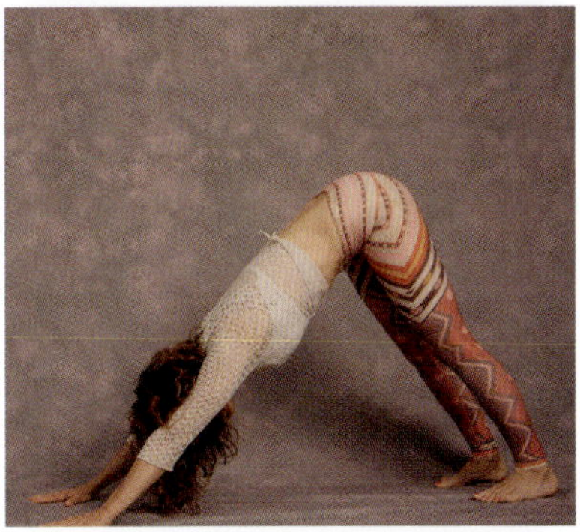

- Atme aus, stelle deine Füße auf, hebe deine Knie und schiebe kraftvoll deine Sitzknochen weit nach hinten oben in den Herabschauenden Hund (Adho Mukha Svanasana).
- Spüre die Verlängerung von den Handflächen bis zu den Sitzknochen, deine Oberschenkel ziehen kraftvoll zurück, deine Fersen ziehen sanft Richtung Erde.

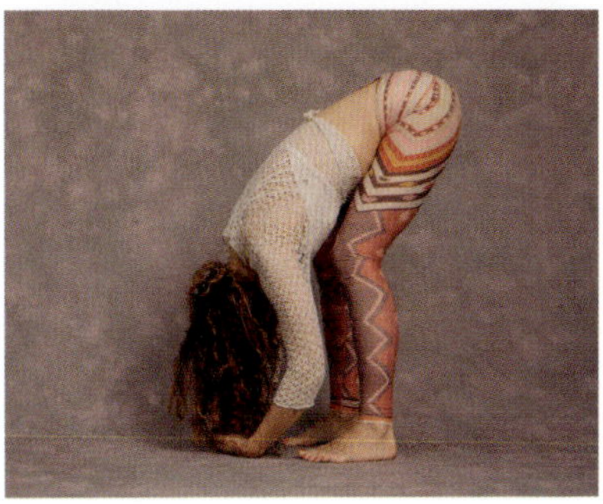

- Laufe mit deinen Händen nach ein paar Atemzügen zurück zu deinen Füßen. Atme tief ein und lasse deinen Oberkörper mit der nächsten Ausatmung ganz natürlich in der Vorbeuge Richtung Erde schmelzen.

- Atme ein und rolle mit gebeugten Beinen Wirbel für Wirbel nach oben zum Stehen, während sich deine Arme weit geöffnet über deinen Kopf heben. Atme aus und bringe deine Hände langsam zurück zu deinem Herzen.

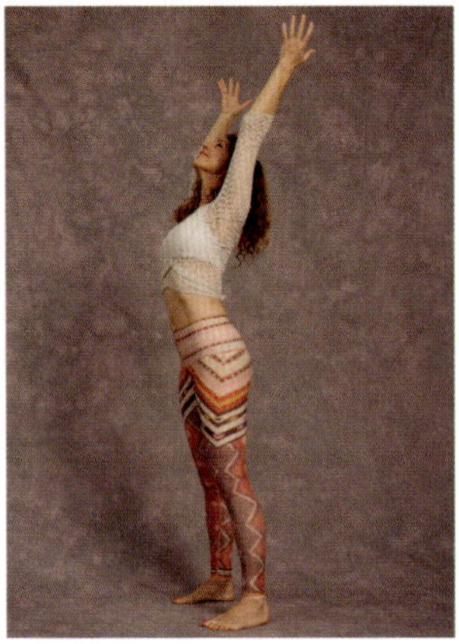

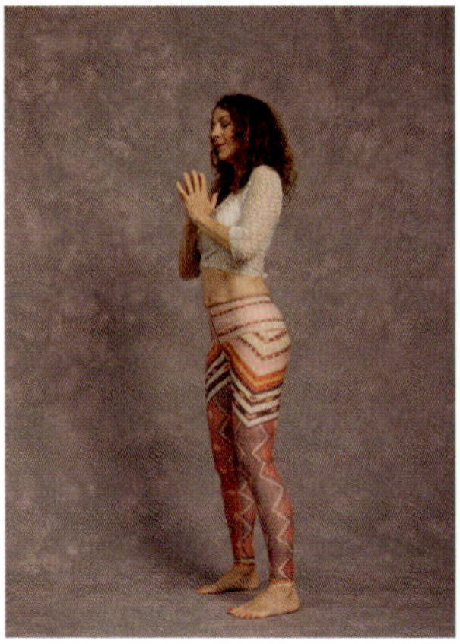

Süden – die Seherin (Schlange/Sachamama)

Drehe dich nach Süden, der Richtung der inneren Transformation. Die Schlange lehrt uns, alte Häute abzustreifen und mit klarer Wahrnehmung Wahrheit und Illusionen zu unterscheiden – wie die Seherin in dir. Öffne deine Arme weit nach oben – bereit, ihre Qualitäten zu empfangen.

Praktiziere drei Pranams – Niederwerfungen wie oben beschrieben, und visualisiere, wie die Seherin in dir erwacht, wie deine Fähigkeit, Wahrheit zu erkennen und Visionen zu empfangen, in deinem dritten Auge aktiviert wird. Die Schlange erinnert dich, dass wahre Weisheit durch Transformation und die Bereitschaft entsteht, das Alte loszulassen.

Westen – die Medizinfrau (Jaguar/Otorongo)

Drehe dich nach Westen, der Richtung innerer Kraft und Heilung. Der Jaguar lehrt dich Präsenz und die Medizin der Schatten, die Fähigkeit, in dunkle Bereiche des Bewusstseins einzutauchen und dort verborgene Heilkräfte zu finden. Öffne deinen Herzraum weit, um dich mit dieser Energiequalität zu verbinden.

Praktiziere drei Pranams und visualisiere, wie die heilende Kraft der Medizinfrau in dir erwacht, wie ihre Fähigkeit, jenseits des Materiellen zu sehen und Gleichgewicht wiederherzustellen, in dir lebendig wird. Der Jaguar erinnert uns, dass wahre Heilung aus dem Mut und der Bereitschaft entsteht, unseren Schatten zu begegnen.

Norden – die Botschafterin der Ahninnen (Kolibri/Siwar Q'enti)

Drehe dich nach Norden, der Richtung der Ahnen und der Anderswelt. Der Kolibri lehrt uns, zwischen den Welten zu reisen und den Nektar der Weisheit zu sammeln, die Botschafterin der Ahninnen in dir, die Zugang zum Wissen der weisen Frauen vor dir hat. Öffne die Arme, verbunden mit deiner Bauch- und Herzenergie.

Praktiziere drei Pranams und visualisiere, wie die Botschaften deiner Ahninnen durch dich fließen, wie ihre Weisheit in deinen Zellen erwacht. Der Kolibri erinnert uns, dass wir Brücken zwischen den Welten bauen und süße Nahrung auch dort finden können, wo andere nur Dornen sehen.

Osten – die weise Frau (Kondor/Kuntur)

Drehe dich nach Osten, der Richtung der Morgendämmerung und höheren Weisheit. Der Kondor lehrt dich den Überblick, die Weitsicht und Verbindung zum Ganzen wie die weise Frau in dir. Bringe deine Hände übereinander auf deinen unteren Bauch, dem Sitz deiner tiefsten Weisheit.

Praktiziere drei Pranams und visualisiere, wie die zeitlose Weisheit der weisen Frau dich durchströmt, wie ihre Fähigkeit, mit Gelassenheit durch alle Lebensstürme zu navigieren, in deiner Seele erwacht. Der Kondor erinnert uns, dass wahre Weisheit aus der Fähigkeit entsteht, sowohl die Details als auch das große Ganze zu sehen.

Rückkehr zur Mitte – Integration

Kehre ins Zentrum zurück und spüre alle vier Himmelsrichtungen in dir. Mit Pushpaputa Mudra (siehe Seite 155) vor dem Herzen sammle Mondlicht in deinen Händen, öffne deine Arme und lasse die nährende Mondenergie über die Kopfkrone in deinen Körper strömen und über dein drittes Auge in dein Herz fließen. Verankere die Weisheit über deine Hände in deinem Herzen. Dieses und weitere Mudras sind zusätzlich zu den Bildern als Tutorial im Anhang über einen Link auf meinem YouTube-Kanal zu finden.

Spüre alle vier Qualitäten der weisen Frau und Medizinfrau in dir: die klare Vision der Seherin, die heilende Kraft der Medizinfrau, die Weisheit deiner Ahninnen und die Gelassenheit der weisen Frau. Erinnere dich: Diese Qualitäten stehen dir jederzeit zur Verfügung. Nutze dieses Body Prayer Ritual jederzeit, um dich bewusst mit diesen Energien zu verbinden.

Medicine Woman Awakening

Der schamanische Atem ist eine der ältesten Methoden, um die Brücke zwischen alltäglichem und erweitertem Bewusstsein zu überqueren. Diese Praktiken ermöglichen Heilung und Zugang zu innerer Weisheit, helfen, Visionen zu empfangen, mit Ahnen zu kommunizieren und mit verborgenen Weisheitsquellen in Verbindung zu treten. Diese vereinfachte Version des schamanischen Atems ermöglicht dir, einen ersten Einblick in diese kraftvolle Praxis zu gewinnen.

Schamanisches Breathwork Ritual

Vorbereitung

Finde einen ruhigen, ungestörten Ort und schaffe dir einen heiligen Raum. Du kannst eine Kerze anzünden, einen kleinen Altar errichten oder einen Gegenstand, der dich mit deiner weisen Frau verbindet, vor dich legen. Nimm eine bequeme Sitzposition ein oder komme auf einem Fell oder einer Yogamatte zum Liegen.

Schamanischer Atem

- Schließe sanft deine Augen und verbinde dich mit der Erde unter dir und dem Himmel über dir. Spüre dich zwischen diesen Welten, als Kanal der Weisheit.

- Beginne deinen ersten Zyklus mit 33 Atemzügen; zum Einstieg gern auch mit 11 oder 22 Atemzügen.

- Atme in zwei Etappen durch die Nase erst in deinen Bauch- und dann in deinen Herzraum ein.

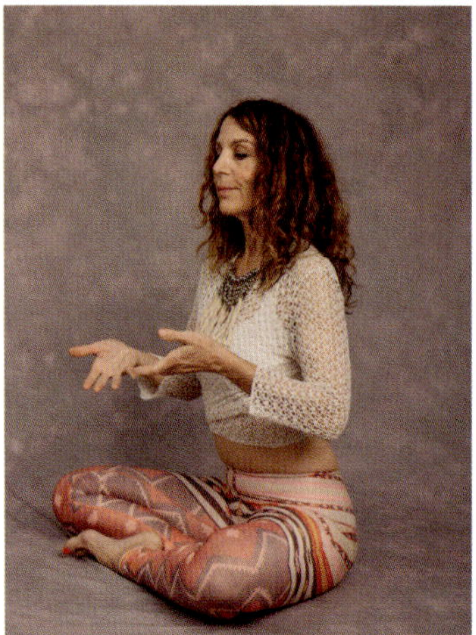

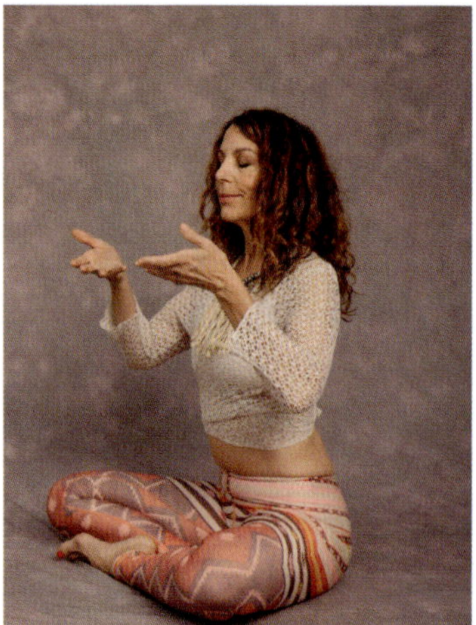

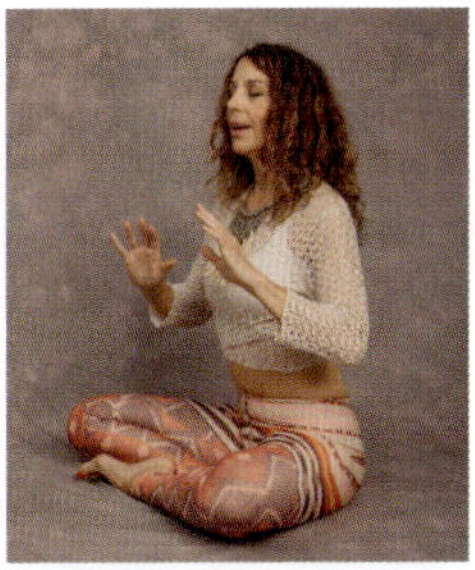

- Atme durch den geöffneten Mund aus.

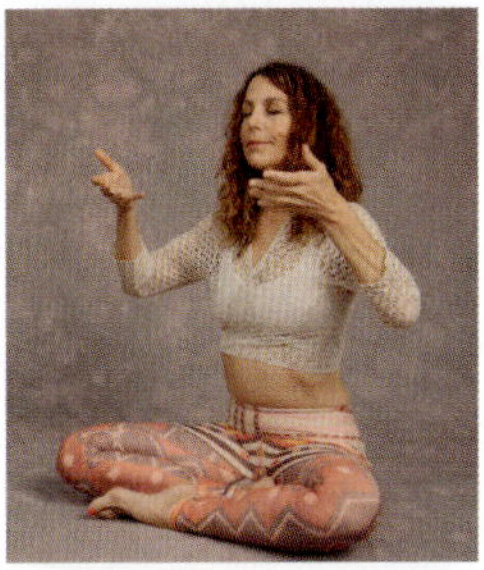

- Atme tief ein und halte deinen Atem für einige Momente in der Atemfülle. Nimm wahr, wie die Shakti-Energie entlang deiner Wirbelsäule aufsteigt und dich mit der Essenz deiner weisen Frau und Medizinfrau verbindet. Spüre die Frequenz in jeder Zelle deines Körpers.

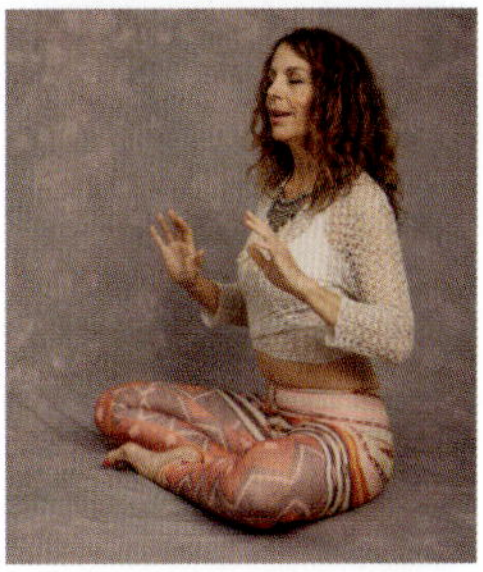

- Atme langsam und vollständig mit Geräusch durch den Mund aus und finde Stille in der Atemleere am Ende deiner Ausatmung.

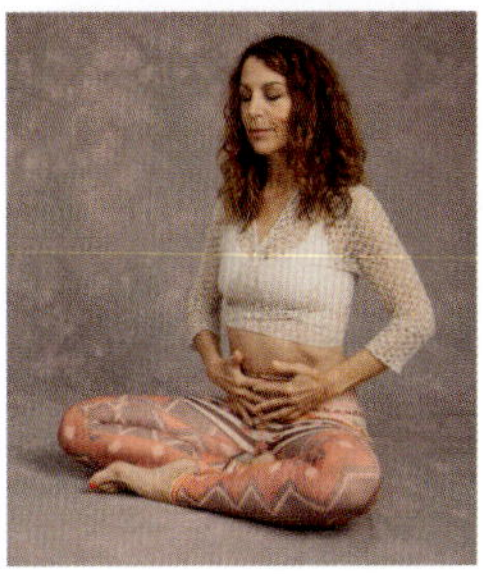

- In dieser Atempause öffne dich für die Stimme deiner weisen Frau. Spüre ihre Präsenz, ihre Ruhe und ihre zeitlose Weisheit. Lausche tief.

- In dieser Stille zeigen sich oft wertvolle Erkenntnisse, Bilder, Gefühle oder Antworten. Sei ohne Erwartung, lass alles geschehen.

- Nach der Pause nimm wieder einen tiefen Atemzug ein und beginne den zweiten Zyklus. Erlaube dir, dich immer tiefer mit deiner Medizinfrau zu verbinden, mit ihrer Heilkraft, ihrer Intuition und ihrer tiefen Weisheit.

- Nach dem dritten Zyklus bleibe in Stille sitzen. Spüre, wie die Energie deiner weisen Frau und Medizinfrau durch deinen Körper fließt. Was möchten sie dir mitteilen? Was darf geheilt, angenommen oder losgelassen werden? Vertraue allem, was kommt, auch wenn es subtil ist. Die richtige Medizin ist oft ganz leise und einfach.

Kehre langsam und bewusst zurück. Nimm dir Zeit zum Schreiben oder um in der Energie zu baden. Du kannst diesen Raum jederzeit wieder öffnen. Je häufiger du es tust, desto tiefer wird eure Beziehung. Trinke viel Wasser und bleib verbunden mit deiner sinnlichen Wahrnehmung.

Schamanische Reise zum Rat deiner Ahninnen

Eine schamanische Reise ist ein Eintauchen in tiefere Bewusstseinsebenen jenseits unseres alltäglichen Denkens. Dort können wir uns mit unserer inneren Weisheit, mit natürlichen Kräften und mit dem zeitlosen Wissen unserer Ahnenlinien verbinden. Diese Praxis ermöglicht dir direkten Zugang zur Weisheit deiner weisen Frau und Medizinfrau und zu deinen Ahninnen.

Vorbereitung
Schaffe einen heiligen Raum. Zünde eine Kerze an, versprühe ein paar Tropfen ätherisches Öl (Zeder, Salbei oder Rose) oder platziere Naturgeschenke um dich herum. Lege dich bequem hin, die Arme leicht vom Körper, die Beine leicht geöffnet, sodass Energie frei fließen kann. Decke dich gern mit einer leichten Decke zu. Stelle einen Timer auf 15 bis 30 Minuten. Halte schamanische Trommelmusik mit gleichmäßigem Rhythmus (etwa 180 bis 220 Schläge pro Minute) oder sanfte, rhythmische Musik ohne Text bereit. Wenn du eine spezifische Frage hast, die du deinen Ahninnen stellen möchtest, sprich sie nun aus. Halte deine Intention einfach und präzise.

Der Pfad in die Anderswelt

Schließe deine Augen, spüre bewusst deinen Atem und lasse deinen Körper immer schwerer und entspannter werden. Visualisiere einen Ort in der Natur, der dir heilig ist – eine Waldlichtung, eine Höhle oder einen alten Baum als deinen persönlichen Zugang zur Anderswelt. Erlebe ihn mit allen Sinnen – Farben, Düfte, Geräusche. An diesem Ort findest du einen Pfad. Mit jedem Schritt entfernst du dich von der alltäglichen Welt und trittst ein in einen zeitlosen Raum.

Der Rat der Ahninnen

Der Pfad führt dich zu einem Kreis aus glatt geschliffenen Steinen. In der Mitte brennt ein kraftvolles Feuer. Um das Feuer sitzen Frauen – deine Ahninnen aus allen Zeiten. Manche erkennst du, andere sind fremd und doch vertraut. Unter ihnen siehst du eine Frau mit besonderer Ausstrahlung: die weise Frau und Medizinfrau deiner Ahnenlinie. Nähere dich dem Kreis und finde deinen Platz. Spüre, wie du willkommen geheißen wirst.

Geben und Empfangen

Überbringe ihnen ein Geschenk, eine Geste – das kann so simpel wie ein Lächeln sein. Frage sie: »Was kann ich euch geben? Was braucht ihr von mir?« Manchmal bitten die Ahninnen um Erinnerungen, bestimmte Handlungen in deinem Leben oder das Weitertragen vergessener Weisheit. Lausche ihren Wünschen und biete großzügig deine Gaben an. Wenn du eine Frage mitgebracht hast, ist jetzt der Moment, sie zu stellen. Schenke deine Aufmerksamkeit der Medizinfrau. Sie mag zu dir kommen oder dich zu sich rufen. Bleibe vollständig präsent. Öffne dich ohne Erwartungen. Vielleicht lässt sie dich durch ihre Augen sehen, damit du eine Situation neu betrachten kannst, oder leitet sie eine Heilungszeremonie für dich. Folge ihrer Führung und vertraue dem Prozess.

Abschied und Dankbarkeit

Am Ende bedanke dich bei der Medizinfrau für ihre Weisheit. Frage noch einmal: »Wie kann ich euch dienen? Was kann ich in die Welt tragen?« Höre aufmerksam auf ihre Antworten und nimm sie in dein Herz auf. Wende dich dann dem Kreis der Ahninnen zu und spüre ihre kollektive Unterstützung. Danke ihnen dafür, dass sie dich in deinem Alltag begleiten und ihre Weisheit zur Verfügung stellen.

Rückkehr und Integration

Wenn deine Reise sich dem Ende zuneigt oder dein Timer dich zurückruft, verabschiede dich. Folge dem Pfad zurück zu deinem heiligen Ort in der Natur. Kehre langsam in deinen Körper zurück. Spüre den Boden unter dir, die Luft auf deiner Haut. Bewege sanft deine Finger und Zehen, dehne und strecke dich. Wenn du bereit bist, öffne sanft deine Augen.

Nimm dir nach der Reise Zeit zum Reflektieren. Schreibe deine Erfahrungen auf oder bewege dich intuitiv, um das Erlebte zu verankern. Erinnere dich: Die schamanische Reise ist kein linearer Prozess – Antworten können sich auch Tage oder Wochen danach zeigen. Bleibe aufmerksam für Zeichen und achte auf deine Träume.

Diese Reise zum Rat deiner Ahninnen kannst du wiederholen, wenn du Führung, Heilung oder Inspiration brauchst. Mit jeder Reise wird deine Verbindung zu deiner Medizinfrau und deinen Ahninnen stärker und klarer. Erinnere dich, liebe Frau: Du bist immer verbunden und gehalten.

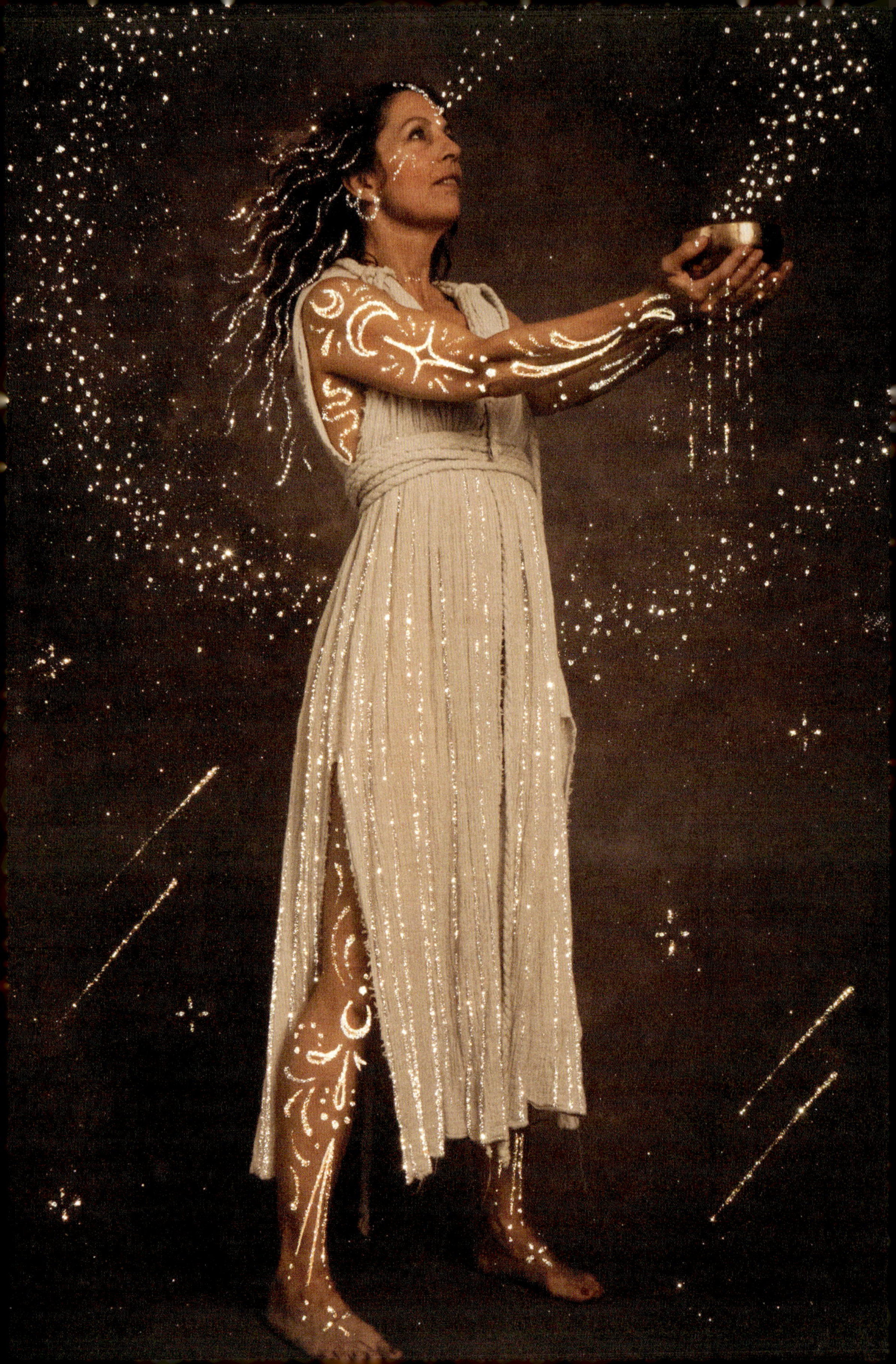

Die Priesterin

Wenn du den Weg der Priesterin gehst,
erinnerst du dich daran,
dass jeder Moment heilig ist,
jedes Wort ein Gebet,
jede Handlung eine Zeremonie
und jede Geste ein Geschenk an die Welt.

Christine May

Weibliches Leadership und Mittlerin der Welten

Die Priesterin verkörpert eine der ältesten und kraftvollsten weiblichen Archetypinnen. Von den Tempeln Mesopotamiens bis zu den heiligen Stätten Ägyptens, von den Orakeln Griechenlands bis zu den Heiligtümern Roms – Priesterinnen waren die verehrten Mittlerinnen zwischen Erde und Himmel. Als lebendige Verkörperung göttlich-weiblicher Energien bewahrten sie Wissen über kosmische Zyklen, Naturgesetze und die Mysterien des Lebens. Der Begriff »göttlich« ist dabei mit keiner Religion verknüpft, sondern weist auf die Quelle oder höhere Bewusstseinsebenen hin. Du kannst ihn jederzeit durch einen für dich stimmigen Begriff ersetzen, vielleicht universelles, natürliches, spirituelles Bewusstsein oder was immer für dich passt.

Heilige Lebensenergie

In ihrer Weisheit verstand die Priesterin Lebensenergie als heilig. In den Tempeln der Ishtar und den Kulten der Aphrodite wurden rituelle, sinnlich-erotische Praktiken als Weg zur Vereinigung mit dem Göttlichen gefeiert, was später vom Patriarchat als »Tempelprostitution« fehlgedeutet wurde. Diese heiligen Zeremonien öffneten Wege zu höherem Bewusstsein, für Heilung und Manifestation. Die Priesterinnen bewohnten ihren Körper als Tempel und nutzten ihre Sinnlichkeit als Brücke zwischen dem Weltlichen und Göttlichen. Durch Rituale, Tanz, Gesang und Trance erschuf die Priesterin heilige Räume der Transformation. Sie leitete Initiationszeremonien, deutete Träume und erweckte in anderen die Kraft ihrer eigenen göttlichen Verbindung. Als Deuterinnen heiliger Symbole wurden sie zu unverzichtbaren spirituellen Führerinnen ihrer Gemeinschaften.

Auch du verkörperst heute als moderne Priesterin diese Verbindung zu höheren Welten, indem du Brücken zwischen dem Alltäglichen und deiner gelebten Spiritualität baust, durch Rituale, Meditation, Gebet oder dein Embodiment. Du übersetzt deine Erkenntnisse in gelebte Weisheit. Die Zeit ist gekommen, du Liebe, um die Ängste loszulassen, die dich hindern, in deiner vollen Kraft zu strahlen. In den Fußstapfen der Priesterinnen hast du Zugang zu tieferen Dimensionen und kannst diese innere Führung in alles einbringen, was du tust. Du bist hier, um deine Erkenntnisse mit der Welt zu teilen, für deinen ureigenen Seelenweg, für dich und als Geschenk für die Welt.

Die Priesterin in der Mythologie

Priesterinnen waren über Jahrtausende die Hüterinnen des Heiligen, verbunden mit Tempeln, Göttinnenkulten und spirituellem Wissen. Sie erinnern dich, dass auch in dir eine Quelle unermesslicher Weisheit, Präsenz und Hingabe fließt.

Ishtar, Göttin der Liebe und Macht, strahlt als heller Venusstern über den Tempeln des alten Mesopotamiens. In ihrem Wesen vereint sie mühelos, was wir oft als Gegensätze erleben: Leidenschaft und Kraft, Sinnlichkeit und Stärke, Zärtlichkeit und Mut. In ihren Tempeln dienten Priesterinnen als ihre irdischen Vertreterinnen, weise, hochgebildete Frauen, deren Wissen Astronomie, Heilkunst und Erkenntnisse der tiefen Mysterien des Lebens umfasste. Diese Priesterinnen praktizierten Rituale der heiligen Vereinigung zur Verbindung mit dem Göttlichen. Ishtar erinnert dich, dass deine Sinnlichkeit heilig ist und du heute deine Lebensenergie als schöpferisches Feuer nutzen kannst. Durch die Verbindung der Polaritäten in dir, Hingabe und Führung, Sinnlichkeit und spirituelle Autorität, kannst du das kosmische Gleichgewicht wiederherstellen, das heute in der Welt so gebraucht wird.

Als Göttin der Weisheit verkörpert **Sophia** die schöpferische Kraft des göttlich-weiblichen in gnostischen und mystischen Traditionen. Ihre Priesterinnen waren Mystikerinnen und Lehrerinnen, die das verborgene Wissen (Gnosis) hüteten und weitergaben. In geheimen Kreisen leiteten die Priesterinnen Einweihungen, die eine direkte Erfahrung des Göttlichen ermöglichten. Sie sahen unsere physische Welt als Spiegelung höherer Wirklichkeiten und lehrten, dass tiefe Erkenntnis nur durch eigene innere Erfahrung möglich ist. Sophia erinnert uns, dass wahre Weisheit nicht erlernt, sondern erinnert werden will, denn sie wohnt bereits in unserem Herzen. Sie lädt auch dich ein, deiner Intuition so zu vertrauen wie deinem Verstand und deine einzigartige Weisheit als moderne Mystikerin mit der Welt zu teilen.

Maria Magdalena war Jesu engste Vertraute und Apostelin der Apostel. Gnostische Texte offenbaren sie als spirituelle Führerin mit tiefem Wissen. Als Priesterin verkörperte sie das heilige Feminine im frühen Christentum, den Aspekt, der später aus der offiziellen Lehre entfernt wurde. Insbesondere die Passagen über spirituelles Wissen, innere Autorität und ihre tiefe Verbindung zu Jesus fehlen im Evangelium der Maria Magdalena. Sie war nicht nur spirituelle Lehrerin, sondern Eingeweihte, Seelengefährtin und gleichwertige Trägerin des göttlichen Wissens: ein Aspekt des heiligen Weiblichen, der später systematisch aus der kirchlichen Lehre entfernt wurde.

In Südfrankreich entstanden Kulte, die sie als Verkörperung der göttlich-weiblichen Kraft und des heiligen Grals verehrten, ein Symbol, das die Fähigkeit des Weiblichen darstellt, spirituelles Wissen zu empfangen und weiterzugeben. Ihre Anhängerinnen führten diese Tradition im Verborgenen fort und bewahrten die Idee des heiligen Kelchs als Symbol der Transformation. Sie erinnert uns moderne

Frauen daran, unsere angeborene spirituelle Autorität wiederzuentdecken und der Stimme unserer Seele zu lauschen. Und sie ermutigt dich, dein volles Potenzial zu leben, deinen Körper und deine innere Weisheit als Portal zum Göttlichen zu ehren und deinen ganz eigenen Weg der Priesterin zu gehen: weise, in Selbstliebe, verletzlich und souverän.

Die Priesterin: Geschichten, die das Leben schreibt

Öffnen wir den Raum für drei moderne Priesterinnen: Frauen, die heilige Räume für Transformation schaffen und Brücken zwischen Alltag und Spiritualität bauen. In unserer fragmentierten Welt erinnern sie uns, dass Priesterin-Sein keine elitäre Rolle ist, sondern Ausdruck authentischen weiblichen Leaderships, das aus dem Herzen wirkt und andere einlädt, ihrer inneren Weisheit zu vertrauen.

Kaia Ra verkörpert als spirituelle Lehrerin und Channel der Sophia-Mysterien die zeitlose Rolle der Priesterin als Mittlerin göttlicher Weisheit. Mit ihrem Bestseller *The Sophia Code* (siehe Anhang) hat sie einen modernen Einweihungsweg geschaffen, der spirituell Suchende mit der Kraft der göttlichen Sophia und ihren aufgestiegenen Meisterinnen verbindet. Durch ihre Arbeit erweckt sie die uralten Tempeltraditionen in einer Sprache, die für unsere Zeit zugänglich ist. Sie hält einen heiligen Raum, in dem Menschen sich mit ihrem göttlichen Kern verbinden können. Kaia Ra lädt dich ein, deine eigene spirituelle Führung zu erwecken und die Schlüssel deiner inneren Kraft anzunehmen. Ihr Weg zeigt, dass wahre Souveränität aus der Verbindung zur eigenen inneren Quelle erwächst, in tiefer Liebe, Klarheit und spiritueller Integrität.

Die Journalistin und Autorin **Regina Meredith** (Link siehe Anhang) ist Pionierin der Bewusstseinsforschung und wurde bekannt als Moderatorin der Sendung *Open Minds* auf Gaia TV, in der sie führende spirituelle Denker und Visionäre interviewt. Regina ist selbst tief in spirituelle Praktiken eingetaucht: Sie erforscht Remote Viewing, multidimensionales Bewusstsein und Wege innerer Transformation. Sie öffnet Räume für tiefere Bewusstseinsprozesse und hat entscheidend dazu beigetragen, alternative Perspektiven der Spiritualität einer breiten Öffentlichkeit zugänglich zu machen. Sie erinnert uns, dass Priesterinnen aller Zeiten Trägerinnen des Wissens waren, Hüterinnen einer Weisheit, die sich uns offenbart, wenn wir mit offenem Herzen lauschen. Sie lädt dich ein, deiner inneren Wahrheit zu vertrauen und den Mut zu finden, diese Erkenntnisse mit der Welt zu teilen.

Als spirituelle Katalysatorin für tiefe emotionale Transformation verkörpert die Autorin und spirituelle Lehrerin **Teal Swan** (siehe Anhang) die moderne Priesterin. Geprägt von ihren eigenen intensiven Erfahrungen in ihrer Kindheit, eröffnet sie Räume für tiefgreifende Heilung. Mit ihrem Completion Process hat sie einen Weg geschaffen, um unsere verdrängten Seelenanteile zurückzuholen. Sie verkörpert die Lichtträgerin, die mutig durch die Dunkelheit führt, und zeigt, dass bewusste Integration der Schlüssel zur Rückkehr in deine Ganzheit ist. Ihre Arbeit erweckt die uralte Aufgabe der Tempelhüterin, bewusst Übergänge zu begleiten, von Angst zu Mut, von Fragmentierung zu Ganzheit. Sie erinnert dich, dass du in deinem Inneren einen heiligen Raum trägst, in dem du dir begegnen und deine wahre Kraft entfalten kannst.

Meine Priesterin spricht zu mir

Die Verbindung zu meiner inneren Priesterin zeigt sich durch eine magnetische Anziehung zu tiefen spirituellen Praktiken. Ich spüre eine starke Anziehungskraft, das Leben in der Tiefe mystisch zu begreifen, mich mit Meisterinnen der Spiritualität zu umgeben und in Verbindung mit der höchsten Quelle der Schöpfung der Welt zu dienen. Immer wieder durfte ich durch dieses Verlangen die Verbindung zum Göttlichen in vielen kleinen Momenten erfahren. In meiner Zeit in Los Angeles führte mich mein Weg ins Tao-Haus nach Venice Beach, wo ich wöchentlich an buddhistischen Teachings und Meditationen teilnahm, umgeben von einer inspirierenden spirituellen Community. Besonders berührend war ein Intensiv-Retreat mit dem erleuchteten Meister aus China. Dort erlebte ich, wie junge Mädchen als Channel für Buddha dienten: Sie schrieben seine Botschaften mit erstaunlicher Geschwindigkeit in eine Sandtafel. Als reiner Kanal empfingen sie Nachrichten aus höheren Ebenen, die für die Menschen oder Gemeinschaft wichtig sind. Auch ich erhielt dort eine Buddha-Message, die mich tief berührte.

In Sri Lanka durfte ich dem traditionellen Sanni Yakuma beiwohnen, einem uralten Heilritual zur Reinigung von Häusern. Mein singhalesischer Partner brachte mich zu dieser Zeremonie, bei der ein Schamane (Kattadiya) durch schnelle Kopfbewegungen in Trance fiel. Fast eine Stunde wirbelte er seinen Kopf in rasanter Geschwindigkeit im Kreis, bis er plötzlich wie ein Stock nach hinten umfiel. Danach bewegte er sich mit übernatürlicher Kraft durch Haus und Grundstück, um negative Energien und Geister (Yakshas) zu vertreiben. Seine Präsenz war kaum mehr menschlich - beängstigend und faszinierend zugleich.

Auch ein Feuerlauf-Ritual der Kataragama-Tradition in Sri Lanka hat mich tief berührt. Hunderte Menschen nahmen gemeinsam Essen von Palmblättern zu sich, nachdem ein Mann das Essen rituell in einem riesigen Topf zubereitet und lange gerührt hatte. Anschließend ging ein Schamane in tiefe Trance, um Heilenergie für die Gemeinschaft zu kanalisieren und den Feuerlauf zu unterstützen, ein Akt der spirituellen Reinigung und des Vertrauens in höhere Kräfte.

All diese Erfahrungen haben mir gezeigt, dass die Verbindung zu spirituellen Welten nicht nur einigen Auserwählten vorbehalten ist. Die Göttinnen und erleuchteten Meister dienen uns als Vorbilder und erinnern uns, dass auch wir zwischen den Welten wirken können.

Die Magie der Priesterin

Wie du bereits durch die inspirierenden Beispiele sehen konntest, entfaltet sich die Essenz der Mittlerin zwischen den Welten auf vielfältige Weise. Die Priesterin in dir trägt das uralte Wissen bereits in sich, es geht nicht darum, Neues zu lernen, sondern darum, dich zu erinnern und dein inneres Wissen zu erwecken. Durch Rituale, Stille und bewusste Verbindung öffnest du dich für die spirituelle Dimension, in der dieses Wissen lebendig ist.

Tiefe Verbindung zum Mysterium des Lebens

Die Priesterin lebt aus ihrer unmittelbaren Verbindung zu den höheren Bewusstseinsebenen und erfährt jede Handlung als Teil eines heiligen Kreislaufs. In ihrer Gegenwart verschmilzt das Sichtbare mit dem Unsichtbaren, das Alltägliche wird zur Zeremonie. Sie folgt dem inneren Ruf ihrer Seele und schöpft ihre Kraft aus dem Vertrauen in die größeren Zusammenhänge des Lebens. Wenn du die Priesterin in dir erweckst, beginnt jede Geste, jedes Wort von heiliger Absicht getragen zu sein. Du erkennst, dass dein Leben selbst ein Gebet ist, eine fortwährende Einladung, dich mit dem großen Mysterium zu verbinden und aus dieser Quelle heraus zu handeln und dem großen Ganzen zu dienen.

Hüterin spiritueller Weisheit und heiliger Sexualität

Die Priesterin in dir bewahrt und verkörpert uraltes Wissen über Rituale, Heilung und spirituelle Praktiken. Mit Feingefühl und intuitiver Klarheit liest und deutet sie die Zeichen des Lebens und baut Brücken zwischen der sichtbaren und unsichtbaren Welt. Sie empfängt Botschaften, die dem alltäglichen Blick verborgen bleiben, und bringt sie als lebendige Weisheit ins Hier und Jetzt. Sie weiß, dass deine sexuell-sinnliche Energie eine heilige Ausdrucksform schöpferischer Lebenskraft ist, eine kraftvolle Quelle für Heilung, Ganzwerdung und spirituelles Wachstum. Sie erinnert dich daran, dass dein Körper ein lebendiger Tempel ist, durch den Licht, Liebe, Heilung und Weisheit fließen.

Weibliches Leadership: Leading from the Heart

Die Priesterin führt aus der Tiefe ihrer Intuition und der Weisheit ihres Herzens. Ihr Leadership zeichnet sich durch radikale Authentizität aus und ihre besondere Gabe, Räume zu öffnen, in denen Menschen sich an ihre tiefste innere Wahrheit erinnern können. Mit vollkommener Präsenz und tiefer Anbindung erkennt sie das Wesentliche und bringt es kraftvoll zum Ausdruck. Sie erinnert dich: Wenn du durch deine Hingabe an die Liebe führst und die Verbindung zu beiden Welten pflegst, offenbart sich dir eine zeitlose Weisheit, die den Weg für dich und andere erhellt.

Die Kraft aller Archetypinnen und heilige Selbstliebe

Die Priesterin vereint die Kraft aller Archetypinnen: die Verbundenheit mit den Zyklen der Wild Woman, die magnetische Ausstrahlung der Liebenden, die Entschlossenheit der Amazone, das Leadership und die Weisheit der Königin, die schöpferische Ausdruckskraft der Creatrix, die Heilkunst der weisen Frau und Medizinfrau. Diese Integration aller Aspekte wird getragen von tiefer Selbstliebe und radikaler Annahme ihrer Licht- und Schattenanteile. Für die Priesterin ist jedes Wesen heilig, jedes Leben Ausdruck des Göttlichen. In kompromissloser Hingabe folgt sie dem Ruf ihrer Seele und trägt die Weisheit der Quelle in die Welt. Sie erinnert dich an deine eigene Vollkommenheit und lädt dich ein, diese Wahrheit in jedem Augenblick zu leben.

Die Schatten der Priesterin

Auch die Priesterin trägt Schattenaspekte in sich, die oft entstehen, wenn deine spirituelle Tiefe und Sensitivität nicht willkommen waren. Durch ihre Integration kannst du deine Gaben und verborgenen Kräfte erwecken – deinen inneren Schatz, der nur darauf wartet, von dir ans Licht geholt und verkörpert zu werden.

Spiritueller Bypass: Verlust der Erdung

So wie wir zu sehr in der materiellen Welt verhaftet sein können, kann es uns auch mit der spirituellen Welt gehen. Du nutzt dann deine spirituelle Praxis, um die weltlichen Themen zu vermeiden und dich nicht mit deinen Ängsten oder Herausforderungen auseinanderzusetzen. Das führt dazu, dass du versuchst, nur im Licht und in der Positivität zu sein, dabei aber deine Emotionen unterdrückst und dich von deinem Körper und deinem Umfeld entfremdest. Oder du urteilst über andere, die nicht so weit entwickelt sind wie du.

Integration: Erinnere dich: Das Göttliche ist in jedem Lebewesen und auch in dem, was nicht perfekt scheint. Verbinde dich täglich bewusst mit der Erde. Gehe barfuß, spüre den Boden unter deinen Füßen, atme tief in deinen unteren Bauch. Verbinde deine Spiritualität mit dem Alltag, segne dein Essen oder praktiziere Gartenarbeit als Meditation. Finde Tag für Tag Möglichkeiten, etwas mit deinen Händen zu tun, zu tanzen oder dich über deine Stimme kraftvoll auszudrücken. Denn: Wahre Weisheit ist gelebte, verkörperte Weisheit.

Angst, gesehen oder verurteilt zu werden

Es ist kein Wunder, dass viele von uns Angst haben, in unserer intuitiven Verbindung und Weisheit gesehen zu werden. So oft in der Vergangenheit waren Frauen nicht sicher, wenn sie in ihrer Kraft standen. Die Weisen und Medizinfrauen wurden verfolgt, verbrannt oder nicht ernst genommen. Diese Angst wohnt noch heute in uns.

Integration: Frage dich, liebe Frau: Was ist das Schlimmste, das passieren kann, wenn du dich in deiner Kraft zeigst und mit der Welt deine Gaben teilst? In der heutigen westlichen Welt ist es meist sicher, dies zu tun. Finde den tieferen Grund in deinem Herzen, warum du dein Wissen und deine Weisheit teilen möchtest. Mit einem starken Warum kannst du diese Ängste überwinden, dich der Welt zeigen und ihr dienen. Beginne mit kleinen Schritten.

Vergleich, Neid und Bewunderung der Meister und Gurus

In diesem Schattenaspekt siehst du immer die Weisheit, Schönheit und Vollkommenheit in anderen. Du stellst sie auf ein Podest, bewunderst oder beneidest sie und meinst, dass sie etwas haben, was du nicht hast. Social Media ist hierfür eine ideale Plattform: Alles sieht perfekt aus, und es scheint, als ob alle anderen intuitiv, verbunden, erfolgreich und glücklich seien.

Integration: Schreibe alles auf, was du an Schönheit, Weisheit und Gaben in anderen siehst, die du als heilig, erfolgreich oder spirituell entwickelt wahrnimmst. Nimm dir Zeit für eine Self-Love-Meditation und reflektiere, was dir diese Menschen zeigen. Welche dieser Qualitäten möchtest du in dir mehr leben? Sei dir bewusst, dass alles, was du in anderen siehst, auch in dir wohnt. Lasse es ans Licht kommen. Verbinde dich täglich mit deinem Körper und finde kreative Wege, deine Inspirationen in deiner einzigartigen Weise mit der Welt zu teilen.

Der Ruf nach Bestätigung

Wenn du dich in deinem spirituellen Wirken von äußerer Anerkennung abhängig machst, kannst du dich schnell verlieren. Du orientierst dich dann an dem, was andere von dir erwarten oder was gut ankommt, statt aus deiner tiefen inneren Verbindung und Authentizität zu schöpfen. Dies kann dazu führen, dass du deine wahre Essenz und Botschaft verwässerst oder verlierst.

Integration: Nimm dir regelmäßig Zeit für die Verbindung mit deiner inneren Quelle. Frage dich: Was würde ich teilen, selbst wenn niemand zuhören oder applaudieren würde? Führe ein Wisdom-Journal, in dem du deine Erkenntnisse festhältst, unabhängig von äußerem Feedback. Suche dir einen Frauenkreis oder eine Community, in der ihr euch gegenseitig in eurer Stärke und Verletzlichkeit seht und haltet. Im geschützten Raum der Gemeinschaft können wir unsere wahre Stimme finden und uns gegenseitig ermutigen, authentisch zu sein, frei von der Sucht nach Bestätigung und in vollem Vertrauen auf unseren einzigartigen Wert für die Welt.

Soul Coaching: Verbinde dich mit deiner Priesterin

Nimm dir einen ruhigen Moment mit deinem Journal. Verbinde dich mit deinem Atem und deinem Körper, mit Himmel und Erde – und lasse die Worte deiner inneren Priesterin aus der Tiefe deiner Seele zu dir sprechen.

Welche Bedeutung hat die Priesterin in deinem Leben?

- Inspiriert sie dich oder spürst du eher Abneigung?
- Welche ihrer heiligen Qualitäten möchtest du mehr verkörpern?
- Ihre Fähigkeit, intuitiv Situationen zu erspüren, mit dem Herzen zu führen oder deinem Alltag durch simple Rituale mehr Tiefe zu geben?
- Was wäre heute ein erster Schritt, um ihre Weisheit zu verkörpern?

Welche inneren Überzeugungen halten deine spirituelle Tiefe noch im Verborgenen?

- Wie hältst du dich zurück aus Angst, nicht ernst genommen zu werden oder dass deine Stimme nicht von Bedeutung ist?
- Wie könnte sich dein Leben wandeln, wenn du alle Facetten deiner Priesterin - ihre Licht- und Schattenseiten - integrierst und dich traust, dich in deiner Ganzheit zu zeigen?

In welchen Momenten spürst du bereits die Essenz deiner Priesterin?

- Wann fühlst du dich verbunden mit dem Leben, den Menschen, der Natur, dem Kosmos?
- In welchen Situationen fühlst du dich im Fluss und empfängst tiefere Wahrheiten? Was unterstützt dich, dir zu vertrauen?

Welche Schattenaspekte deiner Priesterin bist du bereit anzunehmen und zu integrieren?

- In welchen Bereichen versteckst du deine spirituelle Seite hinter klugen Konzepten und Rationalität?
- Wen bewunderst du für ihre Weisheit oder verurteilst du als zu abgehoben?
- Wie zeigen sich diese Aspekte in dir?

Welche Visionen erscheinen, wenn du deine Priesterin rufst?

- Male ein lebendiges Bild mit allen Sinnen: Wie fließt deine spirituelle Weisheit in deine Arbeit, deine Beziehungen und deinen Alltag ein?
- Welche einzigartige Medizin möchte die Priesterin durch dich mit der Welt teilen?

Nimm dir Zeit für diese Fragen, meine Liebe. Beantworte sie aus der Tiefe deines Herzens. Vertraue den Antworten und gehe bewusst Schritte, um den Qualitäten deiner inneren Priesterin mehr Raum in deinem Leben zu geben.

Magic Tools

In den alten Tempeln in Ägypten, Indien, Griechenland und Babylon wurden Movement- und Mudra-Rituale genutzt, um die Tempelhüterin auf die Zeremonien vorzubereiten und ihren Körper als Portal für höhere Energien zu aktivieren. Diese Temple Body Activation erlaubt dir, das Heilige zu verkörpern und in deine alltäglichen Handlungen zu integrieren.

Die Priesterin in dir erwacht

Die Priesterin-Embodiment-Praxis ehrt deinen Körper als heiligen Tempel und aktiviert deine Energiezentren. Deine Priesterin hat die Fähigkeit, die spirituelle und materielle Welt zu vereinen und als Gefäß zu agieren, um höhere Weisheiten zu empfangen.

Sacred Temple Body Activation

Vorbereitung
Zünde eine Kerze, Räucherwerk oder eine Duftlampe mit Sandelholz, Weihrauch oder Myrrhe an und gebe ein heiliges Öl wie Rose oder Jasmin auf Stirn, Herz und Hände. Wähle fließende Kleidung, die deine Präsenz und souveräne Weiblichkeit unterstreicht.

Opening

- Sitze aufrecht mit deinen Händen auf deinem Herzen.
- Spüre die Erde unter dir und den Himmel über dir. Sei dir bewusst: Du bist der Kanal zwischen diesen Welten.
- Atme tief ein und sprich deine Intention: »Ich öffne mein Herz und meinen Geist, um die Weisheit der Quelle zu empfangen und durch mich wirken zu lassen.«

Movement Activation

- Fest verbunden mit den Sitzknochen auf der Erde beginne langsam, aus deinem Becken spiralförmig zu kreisen. Lasse dich führen von deinem Atem: mal sinnlich, mal kraftvoll, immer frei und fließend. Spüre, wie jede Bewegung dich tiefer mit der kosmischen Weisheit verbindet. Erlaube dir, durchlässig und empfänglich zu werden.

Tempel-Mudra und Incantation Flow

Mudras sind Handgesten, die Energien lenken und Bewusstseinsräume öffnen. Verweile in jeder Mudra für einige Atemzüge oder gern länger und sprich drei Mal die Incantation.

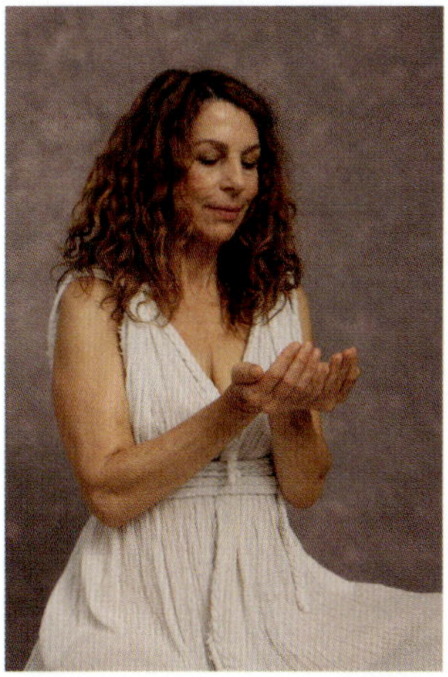

- **Pushpaputa Mudra:** Bringe deine Hände in Pushpaputa Mudra (Hand-voller-Blumen-Geste) vor dein Herz. Die Kleinfingerseiten berühren sich, während deine Hände wie eine Schale nach oben geöffnet sind, um die Botschaften der höheren Welt zu empfangen.

- Incantation: Ich öffne mich für Botschaften in mir und aus der höheren Welt.

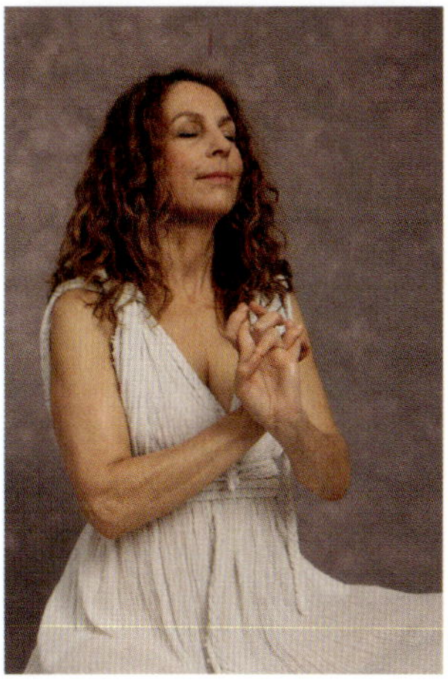

- **Abhaya Hridaya Mudra:** Bringe deine Handrückseiten zueinander, verhake Zeige-, Mittel- und kleine Finger, die Daumen- und Ringfingerspitzen formen einen Kreis.

- Incantation: Ich folge mutig der Weisheit meines Herzens.

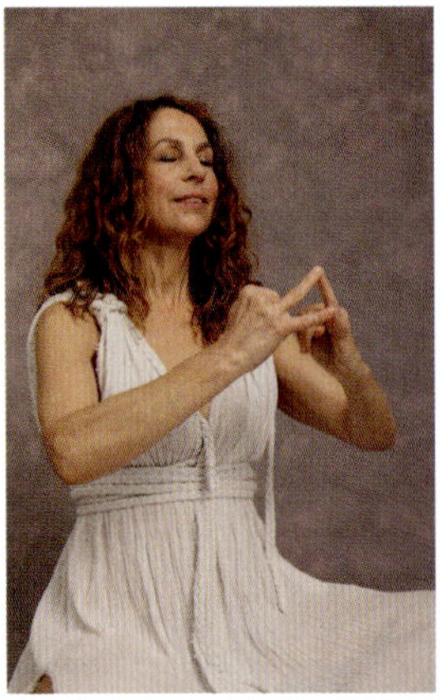

- **Shakti Mudra:** Deine Daumen sind eingerollt in deine Hand. Lege Zeige- und Mittelfinger über die Daumen, kleine und Ringfingerspitzen berühren sich vor dem Bauchraum, die Handgelenke sind weit geöffnet.
- Incantation: Ich bin geführt von der weiblichen Energie des Universums.

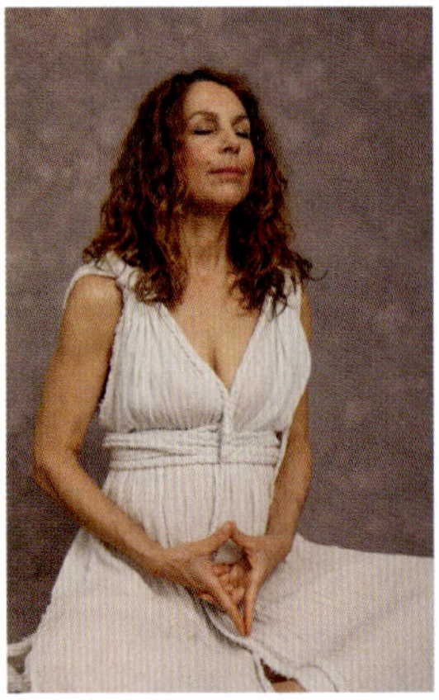

- **Yoni Mudra:** Lege die Daumen nach oben zeigend auf den Bauchnabel und richte die Zeigefingerspitzen nach unten aus. Die anderen drei Finger sind verschränkt.
- Halte die Mudra über deinen heiligen inneren Bauchraum, deinen Womb Space.
- Incantation: Ich bin verbunden mit meiner Schöpferinnenkraft. Sie fließt und wirkt durch mich.

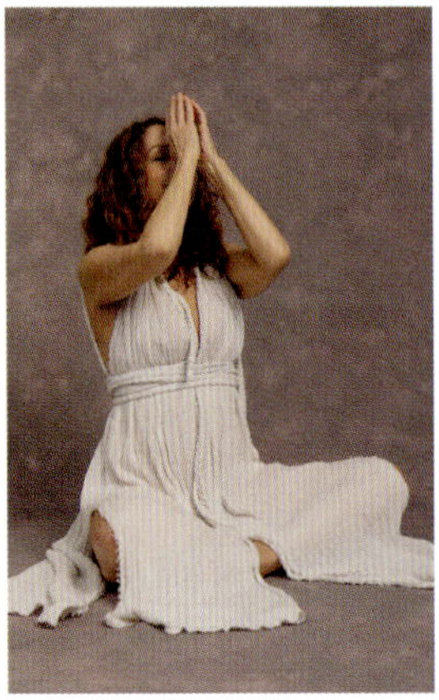

- **Anjali Mudra:** Halte die Hände in Gebetshaltung vor der Stirn.
- Incantation: Meine Visionen führen mich, sodass ich zum Wohle aller wirken kann.

Integration und Dankbarkeit

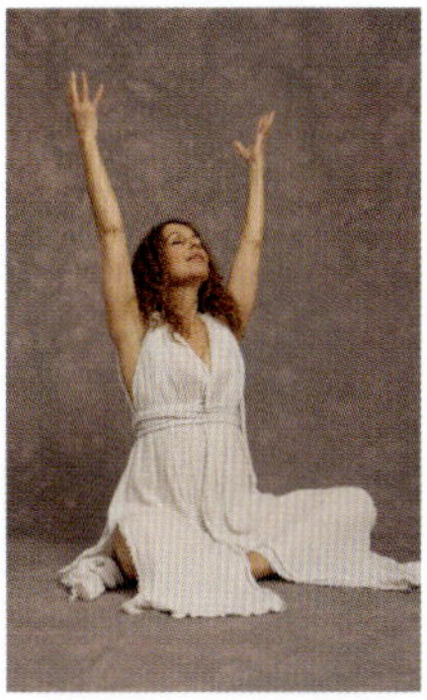

- Richte dich nochmal vollständig auf und öffne die Arme weit nach oben, deine Handflächen zeigen zum Himmel.
- Incantation: Ich bin verbunden mit der höchsten Weisheit. Wir sind alle verbunden. Wir sind alle eins.

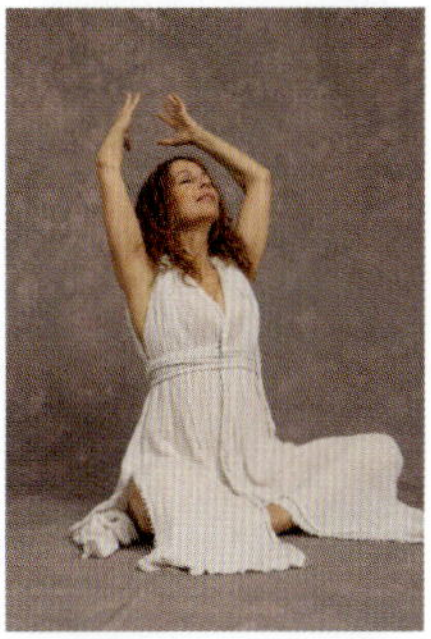

- Lasse weißes oder goldenes Licht über dein Kronenchakra in deinen Körpertempel fließen, bis du gefüllt und umgeben bist von strahlendem Licht.
- Incantation: Ich bin ein lebendiger Tempel, durch den die Kräfte von Himmel und Erde fließen und wirken.

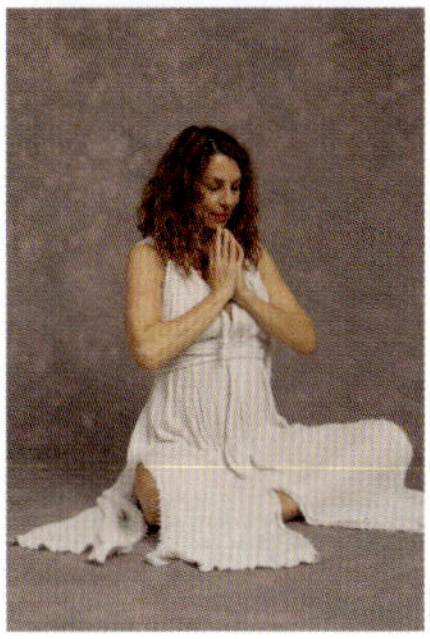

- **Anjali Mudra:** Halte die Hände in Gebetshaltung vor dem Herzen.
- Incantation: Ich verbeuge mich vor Mutter Erde und der Weisheit aller Schöpfung.

Bleibe in Stille sitzen. Genieße diese tiefe Verbindung. Streiche dir liebevoll über dein Gesicht und deinen Körper und komme langsam zurück. Schreibe deine Erkenntnisse in dein Journal. Bring diese kraftvolle Energie in den Tag und teile sie großzügig mit der Welt durch deine Präsenz, deine Worte und deine Handlungen.

Priestess Oracle Breath Ritual

Bewusstes Atmen war seit jeher ein heiliger Schlüssel der Priesterinnen, um Empfänglichkeit zu kultivieren, in einem Raum zwischen den Welten, in dem Einsichten und Visionen empfangen werden konnten. Das Oracle Breath Ritual lädt dich ein, deine intuitive Wahrnehmung zu vertiefen und die Weisheit deiner inneren Stimme zu empfangen.

Vorbereitung
Erschaffe einen heiligen Raum. Zünde eine Kerze an, versprühe ätherisches Weihrauch- oder Rosenöl und lege einen kraftvollen Amethyst oder Bergkristall vor dich. Setze dich aufrecht hin, mit deiner Wirbelsäule als Kanal zwischen Himmel und Erde.

Orakel-Aktivierungsatem

- Schließe sanft die Augen und stelle dir vor, wie du in einem alten Tempel sitzt, umgeben von der zeitlosen Energie der Priesterinnen. Beginne nun mit dem Ankh-Atem, inspiriert vom heiligen ägyptischen Symbol des Lebens. Das Ankh, ein Kreuz anstelle der vertikalen oberen Linie mit einer ovalen Schlaufe, wurde in Ägypten als Symbol des göttlichen Lebenshauchs verehrt. In Darstellungen halten Gottheiten es an Mund oder Nase des Empfangenden, um den göttlichen Lebensatem zu übertragen. Die Verbindung zwischen irdischer und spiritueller Welt wird zum Rhythmus deines Atems und öffnet die Tore zwischen dem Sichtbaren und dem Unsichtbaren.

  - Atme langsam durch die Nase in deinen Bauch- und Herzraum.
  - Halte den Atem und spüre, wie sich weißes oder goldenes Licht vom Herzen ausweitet und in deinen ganzen Körper strömt.
  - Öffne die Lippen und atme mit einem langen, sanften Ton aus. Stelle dir dabei vor, wie die Schleier zwischen deiner Alltagswelt und höheren Bewusstseinsebenen durchlässiger werden und dich mit der Weisheit der Priesterinnen aller Zeiten verbindet.
  - Wiederhole diesen Zyklus neun Mal: eine heilige Zahl, die in vielen Priesterinnen-Traditionen Vollständigkeit symbolisiert.

Bhramari Pranayama: Die Bienenatmung

- Atme tief durch die Nase in Bauch- und Herzraum ein und fülle dich vollständig mit Lichtenergie.

- Nun atme mit sanft geschlossenen Lippen summend aus. Das sogenannte Bienensummen (Bhramari Pranayama) bringt jede Zelle in Schwingung und löst limitierende Glaubenssätze auf. Es aktiviert deinen Vagusnerv, beruhigt dein Nervensystem und öffnet dein Hals-Chakra – das Zentrum deines Ausdrucks und deiner Wahrheit.

- Setze diesen Atem für drei bis neun Minuten fort. Spüre, wie dein Halszentrum sich klärt und öffnet.

- Stelle dir vor, wie sich ein goldener Kelch in deinem Hals mit kosmischem Licht füllt, um deine Stimme als Instrument deiner Wahrheit einzustimmen. In diesem erweiterten Bewusstseinszustand öffne dich für alle Antworten, Fragen und Bilder, die du bereit bist zu empfangen.

Integration
Beende deine Praxis mit drei tiefen genussvollen Atemzügen, atme durch die Nase ein und genussvoll durch den Mund mit einem Ton oder Seufzen aus. Kehre langsam zurück, reibe deine Hände und lasse die warme Energie deiner Hände über Gesicht, Kopf und Körper fließen. Notiere deine Wahrnehmungen und Erfahrungen. Komme so regelmäßig wie möglich in diesen heiligen Raum deiner Weisheit zurück und verbinde dich mit deinem Atem. Trinke viel Wasser und verweile noch einige Momente in der heiligen, inspirierenden Energie deiner inneren Priesterin.

Transformationsreise und Zeremonie

Die folgende kraftvolle innere Reise wurzelt im babylonischen Mythos vom Abstieg der Göttin Ishtars in die Unterwelt und ihrer erneuerten Rückkehr. Sie steht für die Essenz des Priesterin-Weges: die Fähigkeit, zwischen den Welten zu wandeln und transformiert zurückzukehren. In den Tempeln Mesopotamiens wurde diese Reise als heiliges Initiationsritual praktiziert. Die Priesterinnen durchlebten Ishtars Abstieg als spirituelle Schulung, als Weg des Loslassens, der Begegnung mit ihren Schatten und ihrer transformierten Rückkehr. Dieser tiefe Einweihungsprozess formte ihr Verständnis als Mittlerinnen zwischen den Welten.

Ishtars Abstieg und Aufstieg

Vorbereitung
Erschaffe einen heiligen Raum mit sieben Kerzen für die sieben Tore der Unterwelt. Platziere einen Granatapfel als Symbol für Wiedergeburt, einen Spiegel und eine kleine Glocke auf deinem Altar. Trage Objekte, die du während deiner Reise in die Unterwelt symbolisch ablegen kannst, wie einen Schal oder Schmuck.

Ishtars Reise in die Unterwelt

- Finde einen bequemen Sitz, schließe sanft deine Augen und atme tief in deinen Bauch.

- Rufe Ishtar an, die Königin des Himmels und der Erde, Hüterin der heiligen Weiblichkeit. Sehe sie in ihrer kraftvollen Präsenz, umgeben von Löwen und gekrönt mit ihrem achtzackigen Venusstern, Symbol kosmischer Weisheit. Spüre ihre göttlich-weibliche Kraft, während du vor das erste Tor der Unterwelt trittst: massiv, alt, mit mystischen Symbolen verziert.

- An jedem der sieben Tore fordert dich nun seine Hüterin auf, etwas abzulegen, was nicht echt oder authentisch ist. Spüre hin, was du genau dort loslassen willst.

Erstes Tor: Die Krone
Die Hüterin des ersten Tores fordert dich auf, deine Krone abzulegen. Sprich gern laut: »Ich lege meine Identifikation mit Status und Titeln ab und erinnere mich an meine wahre Essenz.«

Zweites Tor: Der Halsschmuck
»Ich lege die Masken angepasster Kommunikation ab und drücke meine Wahrheit durch die authentische Stimme meiner Seele aus.«

Drittes Tor: Das Herzamulett
»Ich lege die Schutzmauern meines Herzens ab und erlaube mir, vollständige Verletzlichkeit und meine tiefste Wahrheit zu fühlen.«

Viertes Tor: Die Armreifen
»Ich lasse begrenzende Gewohnheiten und Handlungsmuster los und erschaffe neue authentische Wege, mein Leben zu gestalten.«

Fünftes Tor: Der Gürtel
»Ich löse mich von meinem Bedürfnis nach Kontrolle und vertraue dem Fluss des Lebens.«

Sechstes Tor: Die Fußketten
»Ich verabschiede mich von überholten Routinen und ausgetretenen Pfaden und erforsche mutig neue Wege.«

Siebtes Tor: Der letzte Schleier
»Ich enthülle die tiefsten Anteile meiner Seele und stehe in meiner absoluten Wahrheit.«

In deiner reinsten Essenz, ohne Masken und Schutz, betrittst du den innersten Raum der Unterwelt. Hier begegnest du deinen Schatten, den Anteilen, die du verdrängt oder abgelehnt hast. Komme ihnen näher, denn hier liegt ein vergessener Schatz. Umarme deine Schatten mit bedingungsloser Liebe und spüre, wie Heilung geschieht.

Ishtars Aufstieg

An jedem Tor empfängst du beim Aufstieg deine abgelegten Gegenstände zurück, transformiert und kraftvoll aufgeladen. Du kehrst nicht als dieselbe zurück, die hinabgestiegen ist. Vielleicht spürst du an jedem Tor Qualitäten oder Erkenntnisse, die du mitbringst, oder lasse sie einfach in ihrer eigenen Zeit wirken und sich entfalten. Du bist vollständiger, integrierter, wahrhaftiger.

Beim Durchschreiten des letzten Tores höre die Glocke drei Mal läuten. Atme tief ein und spüre, wie die vereinte Kraft beider Welten, Licht und Schatten, durch dich fließt. Fühle die Wärme und tiefe Verbindung zum Leben selbst in deinem Herzraum. Erkenne deine Ganzheit, deine Schönheit, deine Weisheit.

Integration
Kehre langsam zurück und öffne deine Augen. Gib dir eine Selbstumarmung und erkenne: Alles, was du brauchst, ist bereits in dir. Schreibe deine Erfahrungen in dein Journal. Erinnere dich: Die Priesterin kennt und ehrt beide Welten. Ihre tiefste Weisheit erwächst aus der Integration von Licht und Schatten. Lasse deine Erkenntnisse in jedes Wort, jede Handlung und jede Begegnung fließen.

21-Tage-Kurs mit sieben weiblichen Archetypen

Diese 21 Praktiken sind deine Begleiterinnen auf dem Weg in deine authentische weibliche Kraft. Du kannst linear von Tag 1 bis 21 praktizieren und alle Magic Tools der Archetypinnen einmal praktizieren, perfekt für deine erste Reise durch diese Energien. Oder du folgst deiner Intuition und wählst genau die Praktiken, die dich gerade rufen: Beschäftigst du dich intensiv mit der Liebenden, praktiziere gern 21 Tage oder länger nur ihre drei Magic Tools und tauche tief in ihre Energie ein. Schreibe jeden Tag in dein Journal, was sich verändert und wie sie sich in deinem Leben, in deinem Körper, in deinen Beziehungen zeigt und was sich von Tag zu Tag verändert. Lasse dich überraschen.

Die Praktiken sind spezifisch auf die Archetypinnen abgestimmt und haben eine große transformative Kraft, wenn du dir erlaubst, ganz einzutauchen und dich darauf einzulassen. Erlaube dir, neugierig und offen zu sein. Ich wünsche dir viel Freude, Verbindung, Ekstase, Erkenntnisse und eine tiefe Verbindung zu dir, deiner Weisheit, deiner Schönheit und zu deinem ganz einzigartigen Weg.

Magic Tools: Die Wild Woman in dir erwacht

1. Wild Woman Dance: Dancing the Elements (ab Seite 65)

2. Breathwork Ritual für die Wild Woman: Somatic-Release-Praxis (ab Seite 68)

3. Dein Wild Woman Medicine Walk (ab Seite 70)

Magic Tools: Die Liebende in dir erwacht

Magic Tools: Die Amazone in dir erwacht

Magic Tools: Die Königin in dir erwacht

10. Lasya Dance Variation: Embodying your Queen (ab Seite 118)

11. Breathwork-Ritual für die Königin: Dragon Breath Atemritual (ab Seite 121)

12. Dein goldener Thron: Königinnen-Meditation mit Isis (ab Seite 122)

Magic Tools: Die Creatrix in dir erwacht

13. Creatrix Freedom Flow – Awaken your Connection to Source (ab Seite 134)

14. Breath of Joy – Creatrix Breathwork Activation (ab Seite 138)

15. Sacred Womb Awakening Ritual: Verbinde dich mit deiner Schöpferinnenkraft (ab Seite 141)

Magic Tools: Die Weise und Medizinfrau in dir erwacht

16. Body Prayer – Medicine Wheel: Lunar-Flow-Pranams in vier Himmelsrichtungen (ab Seite 154)

17. Schamanisches Breathwork Ritual – Medicine Woman Awakening (ab Seite 158)

18. Schamanische Reise zum Rat deiner Ahninnen (ab Seite 160)

Magic Tools: Die Priesterin in dir erwacht

19. Sacred Temple Body Activation (ab Seite 172)

20. Priestess Oracle Breath Ritual (ab Seite 176)

21. Transformationsreise und Zeremonie – Ishtars Abstieg und Aufstieg (ab Seite 178)

Anhang

Literatur & Quellen

Frauenbilder, Archetypen & weibliche Weisheit

Clarissa Pinkola Estés, Die Wolfsfrau: Die Kraft der weiblichen Urinstinkte, 2022

Sylvia Brinton Perera, Inannas Abstieg zur dunklen Schwester: Eine Initiation für Frauen, 2018

Marion Woodman, Die verletzte Frau: Aussteigen aus der Berg- und Talfahrt der Gefühle, 1998 (antiquarisch)

Marion Woodman, Dancing in the Flames: The dark goddess in the transformation of consciousness, 1997

Marion Woodman, Leaving My Father's House: A Journey to Conscious Femininity, 1992

C. G. Jung, Archetypen: Urbilder und Wirkkräfte des kollektiven Unterbewussten, 2024

Barbara Black Koltuv, The Book of Lilith, 1986

Adrienne Mayor, Amazons: Lives and Legends of Warrior Women across the Ancient World, 2016

Göttinnen, Mythologie & matriarchale Kulturen

Erich Neumann, Die Große Mutter: Bilder und Symbole des Weiblichen, 2022

Marija Gimbutas, Die Sprache der Göttin: Das verschüttete Symbolsystem der westlichen Zivilisation (antiquarisch)

Marija Gimbutas, Die Zivilisation der Göttin, 1996 (antiquarisch)

Die Held*innenreise & psychologische Entwicklung

Maureen Murdock, Der Weg der Heldin: Eine Reise zur inneren Einheit, 1999 (antiquarisch)

Joseph Campbell, Der Heros in tausend Gestalten, 2022

Joseph Campbell, Die Kraft der Mythen: Bilder der Seele im Leben des Menschen, 1994 (antiquarisch)

Polaritäten, Animus & Partnerschaftsdynamiken

David Deida, Der Weg des wahren Mannes: Ein Leitfaden für Meisterschaft in Beziehung, Beruf und Sexualität, 2024

Sidra Stone, The Shadow King: The Invisible Force That Holds Women Back, 2000

Psychologie, Traumaheilung & persönliche Transformation

Terri Cole, Boundary Boss: Meine Grenzen setze ich selbst! Klarheit finden und endlich selbstbestimmt leben, 2024

Byron Katie, Lieben, was ist: Wie vier Fragen Ihr Leben verändern können, 2002

Stefanie Stahl, Das Kind in dir muss Heimat finden, 2015

Diane Poole Heller, Tief verbunden: Wie wir alte Bindungsmuster auflösen und dauerhafte Partnerschaften eingehen, 2020

Nicole LePera, Heile. Dich. Selbst., 2024

Lynne Twist, Die Seele des Geldes, 2017

Martha Beck, Das Polaris Prinzip, 2002

Martha Beck, The Way of Integrity, 2021

Radha Agrawal, Belong: Find Your People, Create Community and Live a More Connected Life, 2018

Marianne Williamson, Rückkehr zur Liebe: Harmonie, Lebenssinn und Glück durch »Ein Kurs in Wundern«, 2016

Teal Swan, Den Schatten umarmen: Verletzungen der Seele heilen, 2016

Brené Brown, Die Gaben der Unvollkommenheit: Lass los, was du glaubst, sein zu müssen, und umarme, was du bist, 2024

Brené Brown, Verletzlichkeit macht stark: Wie wir unsere Schutzmechanismen aufgeben und innerlich reich werden, 2017

Oprah Winfrey, Was ich vom Leben gelernt habe (Geschenkausgabe), 2020

Thomas Hübl, Kollektives Trauma heilen: Verborgene Verletzungen der Seele verstehen und transformieren, 2023

Eugene T. Gendlin, Focusing: Selbsthilfe bei der Lösung persönlicher Probleme, 1998

Weibliche Spiritualität & sonstige Weisheitslehren

Maya Angelou, Ich weiß, warum der gefangene Vogel singt, 2018

Caroline Myss, Sacred Contracts, 2002

Clarissa Pinkola Estés, Der Tanz der Großen Mutter: Von der Jugend des Alters und der Reife der Jugend, 2012

Tom Kenyon, The Magdalen Manuscript: The Alchemies of Horus & The Sex Magic of Isis, 2022

Susun S. Weed, HeilWeise, 2002 (antiquarisch)

Meggan Watterson, Mary Magdalene Revealed: The First Apostle, Her Feminist Gospel & the Christianity We Haven't Tried Yet, 2021

Kaia Ra, The Sophia Code: A Living Transmission from The Sophia Dragon Tribe, 2016

Pema Chödrön, Wenn alles zusammenbricht: Hilfestellung für schwierige Zeiten, 2001

Ken Wilber, Eros, Kosmos, Logos: Eine Jahrtausend-Vision, 2001

Elizabeth Gilbert, Eat, Pray, Love: Eine Frau auf der Suche nach allem quer durch Italien, Indien und Indonesien, 2007

Leadership & weibliches Leadership

Richard Strozzi-Heckler, The Art of Somatic Coaching: Embodying Skillful Action, Wisdom and Compassion, 2014

Megan Dalla-Camina, Women Rising: The Forces That Hold Us Back and The Tools To Help Us Rise, 2024

Monty Moran, Love is Free. Guac is Extra: How Vulnerability, Empowerment, and Curiosity Built an Unstoppable Team, 2023

John Gerzema & Michael D'Antonio, The Athena Doctrine: How Women (and the Men Who Think Like Them) Will Rule the Future, 2013

Dave Logan, John King, Halee Fischer-Wright, Tribal Leadership: Leveraging Natural Groups to Build a Thriving Organization, 2011

John Hope Bryant, Love Leadership, The New Way to Lead in a Fear-Based World, 2009

Bernard M. Bass und Ronald E. Riggio, Transformational Leadership: A Comprehensive Review of Theory and Research, 2006

Brené Brown, Dare to lead, Führung wagen: Mutig arbeiten. Überzeugend kommunizieren. Mit ganzem Herzen dabei sein, 2023

Medien, Projekte & Impulse

Film

Eat, Pray, Love, Regie: Ryan Murphy, 2010

TEDx Talks

Brené Brown: The Power of Vulnerability – https://www.ted.com/talks/brene_brown_the_power_of_vulnerability

Regina Meredith: www.reginameredith.com

Gaia – Open Minds: www.gaia.com/de/person/regina-meredith

TreeSisters: Women Seeding Change

TreeSisters ist eine globale, weiblich geführte Bewegung für ökologische Wiederaufforstung, tiefenökologisches Bewusstsein und kollektive Heilung durch weibliche Führung. www.treesisters.org

Christine May

Webseite: www.christinemay.de
Melde dich auf meiner Homepage für meinen Newsletter an und erhalte kostenlos mein Ebook „Die 4 Phasen der Mondin und Mondritual" sowie einen Vollmond Göttinnen Video-Flow.
Instagram: @christinemayyoga
Kostenlose 21 Tage Yoga Challenge – Yoga, Atem & Meditation – für 0 € hier anmelden: https://christinemay.de/21-tage-challenge/

Christines YouTube-Kanal
Christines Youtube Kanal: www.youtube.com/@ChristineMayYoga
Kostenlose Meditationen und Yoga Nidras mit Christine auf der Insight Timer App: https://insighttimer.com/christine.may

Christine May Yoga – YouTube Tutorials
Pancha Mukha Mudra Tutorial
Shakti Mudra Tutorial
Anjali Mudra Tutorial
Abhaya Hridaya Mudra Tutorial
Padma Mudra – Lotus Mudra

Photography & Artwork

www.detlefschneider.com
www.luciadami.com

Danke

Mein Herz ist voller Wertschätzung für all die kraftvollen Frauen und alle Menschen, die mich dazu inspiriert haben, dieses Buch zu schreiben. Ihr habt mir immer wieder gespiegelt, welch transformierende Kraft in der Arbeit mit den weiblichen Archetypen, im bewussten Atem, in der Verbindung zu unserem Körper und in alltagstauglichen Ritualen liegt.

Meine wunderbare Freundin und Musikerin Sabine hat mich auf allen Ebenen durch den Buchprozess begleitet und kraftvoll unterstützt. In Momenten des Zweifelns bei der Auswahl der passenden Weisheiten, der stimmigen Fotos und so vielem mehr. Deine Unterstützung war ein echtes Geschenk.

Meine Herzensfreundin Nadja hat mich mit ihrem untrüglichen Sinn für Ästhetik phänomenal bei Foto- und Farbauswahl wie auch bei der Titelfindung beraten. Deine liebevolle Unterstützung in so vielen Momenten in diesem Prozess hat mir viel Kraft gegeben.

Claudi, meine langjährige Schülerin, Support und Freundin, danke für dein wertvolles Feedback bei den manchmal sehr ausufernden Textpassagen, besonders in der Anfangsphase. Ich schätze deine Fähigkeit, Dinge auf den Punkt zu bringen, und noch so viel mehr.

Auch Hind, meine Freundin und Osteopathin, hat auf körperlicher Ebene und mit ihren weisen Fragen bei unseren Sitzungen immer wieder alles Stagnierte in Fluss gebracht. Und meine Freundin und chinesische Ärztin Andrea war speziell am Anfang als erfahrene Buchautorin mit Rat und Tat für mich da.

Tatjana, meine langjährige Freundin aus Los Angeles Zeiten, hat mich mit viel Herz und Humor in unserem so lustigen Buchtitel-Brainstorming begleitet und meine Freundin Kristina hat mir immer wieder Empowerment geschenkt - du hast mich gelobt und bestärkt im Prozess und immer an mich geglaubt - danke dafür. Auch meine Freundin Sibylle war mit liebevollen Worten und ihrer herzlichen Präsenz eine wertvolle Begleiterin auf dieser Reise. Und auch die wunderbare Bea unterstützte mich auf vielfältige Weise in diesem Prozess.

Giulio, meinem Partner, danke ich für sein Verständnis und seine Geduld, als ich noch weitere intensive Schreibmonate in Italien bei ihm verbrachte, in denen weiterhin wenig Zeit für uns blieb.

Auch meine liebe Schwester Marion darf nicht fehlen, denn du bist immer für mich da, wenn ich Unterstützung und ein offenes, liebevolles Ohr brauche.

Ein tiefer Dank geht an all meine wunderbaren Lehrer*innen und Mentor*innen, die mir auf so vielen Ebenen - körperlich, emotional, energetisch als auch auf Herzebene so viel gegeben haben. Durch eure Weisheit und euer gelebtes Embodiment konnte ich meine Verbindung zu mir selbst, zu meinem Körper und meinem Atem vertiefen und mich daran erinnern, dass bereits alles in mir vorhanden ist, was ich brauche.

Meine langjährige Freundin, Mentorin und Aktivistin Shiva Rea verkörpert für mich eine wahrhaftige Wild Woman, danke für dein lebendiges Vorbild, deine Authentizität, deine Freundschaft und dein Sein. Turiya und Rafa, euch danke ich für eure fundierte und feinfühlige Begleitung im (körperorientierten) Somatic Counseling. Anthony Abbagnano, der mich in die Kunst der Breathwork eingewiesen hat danke ich für sein großes, warmes Herz und seine ego-freie Art zu führen - das schätze ich sehr.

Anodea Judith hat mir neben vielen anderen inspirierenden Mentor*innen kostbare Einblicke in die Welt des »feminine Leadership« geschenkt. Auch Marija Gimbutas danke ich für ihren unermüdlichen Einsatz, das verlorene Wissen matriarchaler Kulturen wieder ans Licht zu bringen. Und noch viele weitere besondere Frauen und Lehrer*innen, die du zum Teil auch als Beispiele für moderne Archetypinnen in den Seiten dieses Buches findest, haben mich auf meinem Weg immer wieder inspiriert.

Inga Heckmann – du bist die beste Lektorin, die man sich wünschen kann. Danke, liebe Inga, dass du mich gefragt hast, dieses Buch zu schreiben. Deine fröhliche, unkomplizierte Art, deine Kompetenz und Geduld und dein immer positiver Blick auf alles waren wie Sonnenstrahlen im gesamten Entstehungsprozess. Auch deine und Sven Beiers Offenheit für meine oft ungeplanten Ideen habe ich enorm wertgeschätzt.

Auch mit meiner zweiten Lektorin Catrin Meyer war es eine wunderbare Zusammenarbeit. Eine Frau mit viel Feingefühl und Verständnis für alles, was mir am Herzen lag. Selbst wenn du meine manchmal sehr ausufernden Texte kürzen musstest - wir hatten einen wirklich schönen gemeinsamen Flow.

Für die wunderschönen Fotos in diesem Buch sende ich ein großes Dankeschön an Detlef Schneider, der mit großem Einsatz, viel Können, Humor und Feingefühl alles gegeben hat, damit wir die vielschichtige Energie der Archetypinnen durch die Kamera so wunderbar einfangen konnten.

Ein weiteres herzliches großes Dankeschön geht an Lucia Dami, die einzigartige Künstlerin, die die sieben Hauptbilder der Archetypinnen mit ihrer wunderschönen Kunst veredelt hat und damit den Ausdruck und die Qualitäten der Archetypinnen noch mehr zum Strahlen gebracht hat.

Und schon jetzt möchte ich allen Leser*innen von Herzen danken. Durch eure Wertschätzung und hoffentlich auch eure Begeisterung für die Inhalte dieses Buches dürfen die kraftvollen Praktiken und Impulse durch euch auf vielen Wegen weiter in die Welt fließen.

Ich wünsche mir von ganzem Herzen, dass die Inhalte dieses Buches viele Frauen und alle, die sich angesprochen fühlen, dabei unterstützen können, sich an ihre authentische, strahlende, einzigartige feminine Kraft zu erinnern und ihren wahren Wert zu erkennen. Möge dieses verkörperte Wissen an die nächsten Generationen weiterfließen und zur Heilung unserer Ahnenlinien beitragen.

In tiefer Verbundenheit und Dankbarkeit an euch alle

Christine

Notizen

Impressum

Alle Ratschläge in diesem Buch wurden vom Autor/von der Autorin und vom Verlag sorgfältig erwogen und geprüft. Eine Garantie kann dennoch nicht übernommen werden. Eine Haftung des Autors/der Autorin beziehungsweise des Verlags und seiner Beauftragten für Personen-, Sach- und Vermögensschäden ist daher ausgeschlossen.

1. Auflage

produktsicherheit@penguinrandomhouse.de
(Vorstehende Angaben sind zugleich Pflichtinformationen nach GPSR.)

Projektleitung: Inga Heckmann
Redaktion: Catrin Meyer
Fotos: Detlef Schneider Photopraphy, München, www.detlefschneider.com
Artwork Kapitelaufmacher: Lucia Dami, London, www.luciadami.com
Umschlag: OH JA!, München, unter Verwendung eines Motivs von ©Detlef Schneider Photopgraphy/artwork: ©Lucia Dami
Satz: OH JA!
Druck und Bindung: Pixartprinting, Lavis
Printed in Italy

FSC
www.fsc.org
MIX
Papier | Fördert gute Waldnutzung
FSC® C147178

Penguin Random House Verlagsgruppe FSC® N001967
ISBN 978-3-424-15480-1

www.Irisiana-verlag.de